常见妇产科疾病科普知识荟萃

马建婷◎主编

科学技术文献出版社
SCIENTIFIC AND TECHNICAL DOCUMENTATION PRESS
·北京·

图书在版编目（CIP）数据

常见妇产科疾病科普知识荟萃 / 马建婷主编 . —北京：科学技术文献出版社，
2022.7

ISBN 978-7-5189-8869-3

Ⅰ.①常… Ⅱ.①马… Ⅲ.①妇产科病—常见病—诊疗 Ⅳ.① R71

中国版本图书馆 CIP 数据核字（2021）第 280545 号

常见妇产科疾病科普知识荟萃

策划编辑: 薛士滨 责任编辑: 钟志霞 周可欣 责任校对: 张吲哚 责任出版: 张志平

出 版 者	科学技术文献出版社	
地　　　址	北京市复兴路15号　邮编　100038	
编 务 部	(010) 58882938，58882087（传真）	
发 行 部	(010) 58882868，58882870（传真）	
邮 购 部	(010) 58882873	
官 方 网 址	www.stdp.com.cn	
发 行 者	科学技术文献出版社发行　全国各地新华书店经销	
印 刷 者	北京虎彩文化传播有限公司	
版　　　次	2022 年 7 月第 1 版　2022 年 7 月第 1 次印刷	
开　　　本	710×1000　1/16	
字　　　数	329千	
印　　　张	20.25	
书　　　号	ISBN 978-7-5189-8869-3	
定　　　价	98.00元	

编委会

主　编：马建婷

副主编：刘秋兰　宋学军　杨春林　张　彧

编　委：（按姓氏首字母排）

陈银萍　陈赟　杜静　方群　冯银宏　龚璐琼
谷颖颖　何刚　黄桑桑　黄炜炜　何燕　胡园园
罗清清　卢霞飞　陆杏仁　娄颖　茅味蓉　梅园园
牛红梅　钱晶晶　邱玲玲　任梦佳　苏雪锋　施姚
孙颖超　屠丽丽　吴炯　吴丽娜　王兰英　王妙芬
王琴　邬远野　许亚芳　杨恩　杨洪　余燕维
姚燕燕　郑锦丽　张生枝　张星光　赵小清

前　言

医学科普是国家预防卫生战略的重要环节。在党的十九大提出的"全面实施健康中国战略"中，坚持预防为主、减少疾病发生是其核心思想。然而近期《中国居民健康素养检测报告》指出，我国具备基本健康素养的居民仅占总人口的23.15%，医学科普素养处于较低水平。甚至一些女性朋友受虚假医学知识的误导，出现问题也没有及时去正规医疗机构治疗，从而错过了最佳的治疗时机。

各级医疗卫生系统是开展健康管理，普及医学知识，推动健康促进的重要阵地，特别是在实施"健康中国"战略大背景下，公众对医学科普有了更为清醒的认知和迫切的需求。为了更好地普及妇产科医学知识，让女性朋友拥有健康的生活方式和正确的生活态度，从根本上提高医学科学素质，提升生活质量，我们特此编写了《常见妇产科疾病科普知识荟萃》。

本书是在拥有较多"粉丝量"的阳明妇产公众号的基础上，应广大读者需求，由浙江省余姚市人民医院医学专家团队结合长期工作中的经验和感受，围绕妇产科领域的常见病及民众关心的医学常见问题，精心编写。本书分三大部分：妇科篇、产科篇、儿科篇，妇科篇包括了普通妇科、妇科肿瘤、更年期管理、计划生育四方面，产科篇包括了孕期保健、妊娠期疾病、孕晚期、分娩期、产褥期五方面，使读者不仅了解到这些妇产科常见病的特点，还能知道常见病是如何发生的，以及如何防治，如何预防等。对于患者共同关注的问题：如"各类阴道炎""子宫肌瘤""卵巢囊肿""更年期管理秘籍""异常子宫出血离子宫内膜癌到底有多远？""妇科恶性肿瘤的随访""孕期产检全攻略""前置胎盘是怎么回事？""如何科学坐月子？""新生儿黄疸怎么办？"等，在这里均能找到答案。

本书系统性强，观念先进，不仅适合广大女同胞及关心她们健康的人阅读，也适合基层医院低年资妇产科医护人员阅读。本书旨在推动我国大众健康素养提升，为构建"健康中国"添砖加瓦。各位编者竭尽所能，集思广益，尽最大努力呈现一部贴近老百姓的医学科普精品。在此，谨对参与本书编写的各位同仁表示由衷的感谢！出版之际，恳切希望广大读者不吝赐教，对本书疏漏之处给予批评指正。

目 录

妇科篇

产科篇

育儿篇

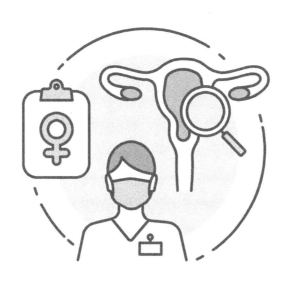

妇科篇

第一章　普通妇科

第一节　月经量越来越少，是怎么了？

在临床工作中时常有患者因为月经多少的问题来就诊，这其中"月经过少"的就诊者比较多。月经过多常是由某种疾病导致的，那么月经过少又是什么原因呢？月经变少是否意味着快要绝经呢？

一、什么是月经

月经是伴随卵巢周期性排卵而出现的子宫内膜周期性脱落及出血。月经初潮是青春期的重要标志，提示卵巢产生的雌激素足以使子宫内膜增殖，在雌激素达到一定水平且有明显波动，引起子宫内膜脱落出现月经。所以，从本质上来说，月经就是血。

二、何为正常月经

月经有四个基本要素：月经周期为 21 ～ 35 天，平均 28 天，经期为 2 ～ 8 天，平均 4 ～ 6 天。经量为一次月经的总失血量，正常月经量为 20 ～ 80 mL。

三、月经的主要成分是什么

95% 的经血来自静脉血和动脉血，其余是组织间渗出的液体和细胞碎片、炎性细胞、宫颈黏液及脱落的阴道上皮细胞。经血的颜色是暗红色。经血只要产生，就要排出了，除非有阻塞。可见，产生的血多，经血就多，产生的血少，经血就少，不存在体内有什么毒素需要从经血排出体外的道理。通常情况下，没有结构性变化时，月经出血量少也不是有其他的血被"憋"在身体某处无法排出的问题。

四、何为月经过少

通常我们认为一个月经周期的经量少于 20 mL 为月经过少。但根据最新的国内外诊疗指南中的定义，当经量少于 5 mL 方诊断为"月经过少"，是指整个经期的失血量加起来少于 5 mL，也就是整个经期的经血加起来湿不了半片姨妈巾。所以，那些整天担心自己月经量少的朋友，你确定自己真的有这么少吗？当然，我这么说并不是让大家对月经量少听之任之，当你发现月经量较之前减少一半以上的时候，即使未达"月经过少"的标准，也应尽快就诊。

五、引起月经过少的原因

1. **通道有问题**　人流手术后造成的宫腔粘连和宫颈粘连，经血流出不畅，表现为经量少，同时或伴有痛经。追问病史可知有人流手术史。

2. **子宫内膜受损**　人流手术容易损伤子宫内膜，特别是无痛人流，由于静脉麻醉后，患者无痛觉，更容易损伤子宫内膜基底层。有人说药物流产更安全，避免了宫腔手术操作。但若流产不全，会使出血时间延长，不仅易造成贫血，而且也易造成宫腔感染，在清除宫腔残留物时一样会造成内膜的损伤。在这里呼吁大家，在不想生育时，一定要严格的避孕，因为内膜损伤会直接导致不孕，治疗起来很难。

3. **感染结核**　子宫内膜感染结核后会使内膜损伤，内膜变薄，导致经量减少，甚至发生闭经。有些患者自幼患盆腔结核，但自己不知道，常以原发闭经就诊。但这类患者因内膜严重损伤，尽管抗结核治疗成功，亦很难受孕。

4. **卵巢功能减退**　当卵巢功能减低时，分泌的雌激素水平降低，影响子宫内膜的增殖，经量减少。可以通过测定血生殖激素以明确诊断。

5. **内分泌疾病**　女性内分泌疾病高泌乳素血症、多囊卵巢综合征，甲状腺功能异常等均会造成经量减少，甚至闭经。可以通过血激素测定及 B 超等相关检查来确诊。

6. **精神、运动、体重下降等因素**　当人体长期紧张、焦虑、劳累、情感变化，或者体重急剧下降（如半年内下降 > 10%）、神经性厌食、长期剧烈运动（如运动员）等，都将出现合成、分泌激素异常，表现为月经量少甚至闭经（半年以上不来月经）。

7. **药物**　如长期口服短效避孕药（是每天口服一片的那种，不是事后紧急避孕药）、放置曼月乐环（一种缓慢释放孕激素的节育环），都容易出现月经量明显减少甚至闭经的现象，不过大家不用担心，这些都是正常现象，并不会伤害你的身体，更没有什么"月经量少就会使体内毒素排不出来"的说法，大可放心。

六、月经过少的治疗

1. **宫颈和宫腔粘连**　通过宫腔镜手术分离粘连，术中宫腔置节育环或气囊，术后应用雌激素 3 个月以便内膜的修复。3 个月后宫腔镜检查，评估内膜情况。

2. **感染结核**　诊断主要依靠内膜活检，对于盆腔结核患者若为活动期，应该积极抗结核治疗。但是很遗憾，目前没有任何方法来使内膜生长，因为内膜基底层已经破坏，内膜对雌激素毫无反应，应用再多的雌激素也不能改变月经问题。

3. **卵巢功能减退**　对于因卵巢功能减退造成经量减少的患者，根本无法通过改变卵巢功能，来增加月经量，目前推崇的卵巢保养是极不科学的。但我们可以应用激素替代来补充雌激素，使子宫内膜增殖，经量增加。

4. **内分泌疾病**　治疗相关疾病即可。多囊卵巢综合征患者减重同时可以应用达因 –35 降雄，恢复规律月经；高泌乳素患者应用溴隐亭降泌乳素，恢复排卵，恢复月经。甲状腺功能低下患者补充甲状腺素片等。

总之，对于有生育要求的经量减少的患者，要根据病因进行治疗。对于无生育要求的患者，无宫腔、宫颈粘连，又无内分泌疾病，卵巢功能正常，经量减少并不是什么大问题，许多患者认为经血可以排出毒素，经量减少使毒素排出不畅，影响健康，使面部色斑产生，面色不佳。患子宫内膜结核的无生育要求的患者，只要卵巢功能正常，根本不用治疗闭经问题。对于卵巢功能衰退的患者，任何试图纠正卵巢功能的治疗均是无益的，但我们可以通过激素替代来补充雌激素，实现规律月经。

（苏雪锋）

第二节　如何辨别月经和异常子宫出血

在妇科，常常会听到就诊患者苦恼这些问题：

"医生，我月经刚结束没几天，又出血了。这是怎么了？"

"医生，我每次月经总是稀稀拉拉，能来个十几天，这是怎么回事啊？"

"医生，我才30岁出头，大姨妈就不太来，一来只有一点点，不会年纪轻轻就绝经了吧？"

本文给大家来介绍一下月经和异常子宫出血那些事儿。

一、什么是月经

月经是指伴随卵巢周期性变化而出现的子宫内膜周期性脱落及出血。规律月经的出现是生殖功能成熟的重要标志。月经第一次来潮称月经初潮。现代女性，月经初潮平均在12.5岁，绝经年龄通常在49.5岁。

二、月经周期多长属于正常

月经周期的长短取决于卵巢周期的长短。一般两次月经间隔21～35天，都属于正常的。月经周期平均28天，提前或者错后7天是正常的，只要能保持一定的规律性就不能认为是月经不调。月经周期超过35天为月经稀发；月经周期短于21天为月经频发。

三、经期、经量多少属于正常

出血时间一般为2～8天，平均4～6天，正常月经量为20～60 mL，超过80 mL为月经过多。但是，月经的失血量不易计算，只能以每日换多少次卫生垫来粗略计算，以月经第2～3天出血量最多。一般女性，每月月经量或许超过80 mL，只要身体能耐受，不用处理。

四、异常子宫出血有哪些

1. 子宫内膜息肉

症状：主要以不规则阴道出血（月经量增多、经期延长、经间期出血、绝经后阴道出血）和不孕为主要表现。约 30% 的患者无明显临床症状。

诊断：好发于育龄期女性，B 超检查可协助诊断，宫腔镜被认为是诊断及治疗子宫内膜息肉的最佳选择。

治疗：子宫内膜息肉术后复发风险约 3.7% ~ 10.0%，宫腔镜切除息肉后联合药物治疗是预防其复发的关键。

2. 子宫腺肌病

症状：经量过多、经期延长和逐渐加重的进行性痛经。还有近 30% 的子宫腺肌症患者无明显症状，只是在健康查体或因其他疾病进行影像学检查时，被偶然发现。

诊断：确诊需病理检查，临床上可根据典型症状及体征、血 CA125 水平增高做出初步诊断，盆腔超声辅助诊断，有条件者可行 MRI。

治疗：应视患者症状、年龄和生育要求而定。药物治疗适用于症状较轻、不愿手术者；病灶挖除术适用于年轻或希望生育的子宫间肌瘤患者；全子宫切除术适用于症状严重、无生育要求或药物治疗无效者。

3. 子宫黏膜下肌瘤

症状：经量增加、经期延长，严重者可继发贫血，出现乏力、心悸等症状。

诊断：通常可经盆腔 B 超、宫腔镜、腹腔镜、MRI 等检查发现，确诊可通过术后病理检查。

治疗：保守治疗适用于无明显症状者，手术治疗适用于月经过多致继发贫血，体积大有压迫症状者，疑有恶变者。

4. 子宫内膜恶变和不典型增生

症状：不规则子宫出血，可与月经稀发交替发生。少数表现为经间期出血，患者常有不孕。

诊断：确诊需行子宫内膜活检病理检查。可选择诊刮术或宫腔镜下内膜活检术。

治疗：子宫内膜不典型增生的处理需根据内膜病变轻重、患者年龄及有无生育要求选择不同的治疗方案。

5. **全身凝血相关疾病引起的异常子宫出血** 包括再生障碍性贫血、各类型白血病、各种凝血因子异常、各种原因造成的血小板减少等全身性凝血机制异常。

症状：月经过多、经间期出血或经期延长等表现。

诊断及治疗：多学科联合，原则上应以血液科治疗为主，妇科协助控制出血。妇科首选药物治疗，药物治疗无效后考虑手术治疗。

6. **排卵障碍引起的异常子宫出血** 排卵障碍包括稀发排卵、无排卵及黄体功能不足，主要由于下丘脑—垂体—卵巢轴功能异常引起，常见于青春期、绝经过渡期，生育期也可因 PCOS、肥胖、高催乳素血症、甲状腺疾病等引起。

症状：常表现为不规律的月经，经量、经期长度、周期频率、规律性均可异常，有时会引起大出血和重度贫血。

诊断：无排卵最常用的手段是基础体温测定、黄体中期血黄体酮水平测定、超声监测等。

治疗：原则是出血期止血并纠正贫血，血止后调整周期预防子宫内膜增生和异常子宫出血的复发，有生育要求者进行促排卵治疗，无生育要求者若药物治疗无效可选择手术治疗。

7. **子宫内膜局部异常所致的异常子宫出血**

症状：月经过多、经间期出血或经期延长。

诊断：目前尚无特异方法诊断子宫内膜局部异常，主要基于在有排卵月经的基础上排除其他明确异常后确定。

治疗：对此类非器质性疾病引起的月经过多，建议先行药物治疗，刮宫术仅用于紧急止血及病理检查。对于无生育要求者，可以考虑保守性手术，如子宫内膜切除术。

8. **医源性异常子宫出血** 指使用性激素、放置宫内节育器或可能含雌激素的中药保健品等因素而引起的异常子宫出血。治疗上主要为对症治疗。

9. **未分类的异常子宫出血** 个别患者可能与其他罕见的因素有关，如动静脉畸形、剖宫产术后子宫瘢痕缺损、子宫肌层肥大等，但目前尚缺乏完善的检查手段作为诊断依据，将这些因素归于未分类的异常子宫出血。

作者提醒：这些疾病不都是单独存在的，有些患者可能同时几种疾病共存，共同引起异常子宫出血。总而言之，月经和异常子宫出血不能混为一谈。异常子宫出血常常是很多妇科疾病的重要信号，必须提高警惕，一旦出现相关症状就要及时就医，以免延误治疗时机。

（张彧）

第三节　高考和痛经撞车，怎么办？

我们知道痛经为最常见的妇科症状之一，指行经前后或月经期出现下腹部疼痛、坠胀，伴有恶心、腹泻、头痛乏力等，严重时面色发白、出冷汗，甚至晕厥，影响生活和工作。

痛经如果在平时，熬熬就过去了。但如果刚好赶上高考时来月经，并且以往有比较严重的痛经，不少考生及家长不免会焦虑，担心身体不适会影响考试成绩，很多家长会来咨询这方面的问题，那么有什么办法可以让经期避开考试吗？

一、痛经不严重

如果痛经症状不严重，对考试不会产生明显的影响，没有必要去人为的调节月经周期。也没有必要担心月经期会影响女性智力的发挥，这些都毫无医学证据。只要考前保证足够的休息和睡眠、规律而适度的锻炼及合理饮食即可。也可以在月经来潮开始服用药物减轻疼痛，如布洛芬、消炎痛片或消炎痛栓等。相反，有些学生会因服用推迟月经的避孕药，出现恶心，呕吐等不良反应而影响成绩的发挥。

二、痛经很严重

如果痛经症状很严重，可以咨询医生，使用调经药物，使月经提前或推迟来潮，避开考试时间。

1. 对平时月经规律的女性来说

可以尝试推迟月经来潮的方法，这样更安全更有把握一些。推迟月经的办法一般有两种。一种是口服孕激素延长黄体支持的时间。建议月经来潮前一周开始服用，每天固定时间口服直至高考结束。这种方法不良反应小，但有时会失败，适用于临近考试才想到推迟月经的考生们。另一种是服用复方短效口服避孕药延长月经周期。这种方法比较可靠，建议考试前一个月经周期月经来潮的第 5 天开始服用，每天一粒，固定时间服用，一盒服用完再接着第二盒直至高考结束。但考虑到有些考生服用避孕药后可能会出现恶心呕吐乳房胀痛甚至头痛等不良反应，所以建议考试前两个月经周期开始服用避孕药。

2. 对月经不规律的女性来说

可使月经提前来潮。但这种办法需在医生的指导下实施，医生会根据考生平时月经周期结合 B 超检查子宫内膜厚度的情况，使用药物使月经提前来潮，避开高考期。

无论采取何种方法，这里温馨的提醒各位女性考生及家长，调整月经最忌讳"临时抱佛脚"，这样失败的可能性就很大。此外，部分痛经是盆腔器质性疾病的后果，考试后应该要及时就诊明确有无盆腔病变。

（施姚）

第四节　痛经的你，别再傻傻硬抗了！

来月经是我们每个女性正常的生理现象，并且这种生理现象会伴随我们很多年，但有不少女性每月随之而来的还有无休无止的疼痛。初潮不久的小女生会痛经，已婚妈妈会痛经，更年期妇女也会痛经，痛经可谓女性"通杀"。能够年复一年、月复一月忍受痛经的女人都是真的勇士！每次门诊上看到痛到吐、痛到虚脱的姑娘，都会感慨万分！但痛经真的没关系吗？

一、痛经是病吗？

大多数女性对痛经缺乏科学的认识，她们大多数选择了忍耐。痛经虽然常见，但"常见"并不等于"正常"。一般痛经分为原发性痛经和继发性痛经两种。

1. 原发性痛经

指生殖器官无器质性病变的痛经，在青春期多见，常在初潮后 1 ~ 2 年内发病。

2. 继发性痛经

由于盆腔或子宫器质性病变引起的经期疼痛，多见于子宫内膜异位症、子宫腺肌病、慢性盆腔痛等引起的痛经。

二、如何确诊自己是原发性痛经和继发性痛经？

首先，根据好发人群判断：原发性痛经多发生在青春期女性和未婚女性，大多数原发性痛经可在分娩后缓解。继发性痛经通常发生于育龄期女性，尤其是在 30 岁后的已婚女性。

其次，根据临床表现判断：原发性痛经多发生在月经来潮后开始，持续 2 ~ 3 天后缓解，多为痉挛性疼痛；继发性痛经疼痛在月经前几天就开始，并持续至经期结束以后；疼痛表现为下腹痛、下腹坠胀、肛门坠痛、性交痛等。

再次，根据临床检查判断：原发性痛经妇科检查、B 超等无阳性发现。如果妇科检查有阳性体征，盆腔超声、CT 及 MRI 等发现内异症病灶等，则考虑为继发性痛经。

三、痛经需要就诊吗？

对于痛经的问题，大部分女性都会的常用方法就是：喝红枣姜糖水，暖宝宝，按穴位……如果这些缓解痛经的方法对于你来说并不管用。

那应该怎么办呢？首先，你可以利用 VAS 评分判断一下你疼痛的程度（图 1–1）：

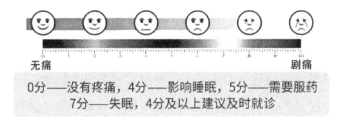

无痛　　　　　　　　　　　　　　　　　　　剧痛

0分——没有疼痛，4分——影响睡眠，5分——需要服药
7分——失眠，4分及以上建议及时就诊

图 1–1 VAS 评分标准

如果痛经严重，已经影响到了你的工作生活，那首先要做的就是查明原因。原发性痛经如果疼痛剧烈而不进行必要的处理，会在很大程度上影响患者的工作和生活；

而子宫内膜异位症、子宫腺肌病等引起的继发性痛经如不及时治疗，则可能导致盆腔严重感染、不孕等严重后果。

如果有痛经的症状，一定去医院行规范的检查和治疗，不要因为痛经的广泛性而忽略了它的危害，听从医生的建议调理自己的身体。根据不同原因进行针对性的治疗。

四、少女痛经，长大了就好了吗？

我们常听老人说"痛经没关系，等结婚、生了孩子以后就会好的。"其实，这种说法并不完全对，而且有可能会引起一些不必要的后果。

老人们说的那种结婚、生育后能自愈的痛经只是原发性痛经的一部分。如有些女性因为宫颈口狭窄，经血流出不畅产生的痛经，在分娩后，宫颈口松弛血液就会容易排出，痛经现象就会消失。虽然，少女痛经有很多是原发性的，可能经过一段时间就能够适应而没那么痛苦；但是，也有一些只是暂时没有发现病变，还处在疾病的早期阶段；另外，随着医学的发展，很多原先没能查出病变的，现在也能找到病变了。所以对于有痛经的年轻女性来说，不应抱着"长大了就会好了"的想法，还是要及早到正规医院就诊，早期诊断疾病，以争取最好的治疗效果。

五、痛经会影响怀孕吗？

原发性痛经即功能性痛经，不伴有明显的盆腔器质性病变，一般认为归咎于以下几点：子宫发育不全、内膜管型脱落、子宫屈曲、体质因素、变态反应等。理论上不会影响怀孕。

继发性痛经通常是由盆腔器官器质性病变所致，常见的原因有子宫内膜异位症、子宫腺肌症、子宫畸形、慢性盆腔炎等。这些都可能会影响怀孕。但影响怀孕的因素不是单一存在的，环境因素、精神因素、输卵管是否通畅、子宫因素、先天性遗传因素等都是影响怀孕的重要环节。

所以，无论你是哪种痛经都需要到医院及时治疗，原发性痛经虽然对怀孕没有影响，但是会严重影响个人生活质量，而一些小的不舒服也可能是某些疾病的前兆，千万不要因为不好意思而贻误病情，使病情加重。

六、痛经服止痛药就行了吗？

为了缓解痛经带来的困扰，很多痛经女性不问缘由就服用止痛药。其实，无论是原发性痛经还是继发性痛经，都应该在医生指导下用药。特别是继发性痛经，如果用药不当，可能酿成大害。因为，即使是同一种生殖器官疾病引起的痛经，也有不同的病因，也可能在用药种类和剂量上有很大的差别，不能一概而论。

目前治疗痛经的方法，包括药物和手术：

1. **非甾体类抗炎药** 可以达到80%～86%的缓解率；不良反应是会延缓及阻碍排卵，所以备孕期的女性建议仅在经期使用；治疗3个月失败则改用复方短效口服避孕药。

2. **口服避孕药** 适合于需要避孕的痛经患者；抑制排卵、降低体内性激素水平、使子宫内膜变薄，从而减少月经量，减少子宫痉挛性收缩，有效缓解率达90%。

3. **曼月乐** 一种含有左炔诺孕酮的宫内节育器，适合已生育的患者。

4. **GnRHa针** 假绝经疗法，短期抑制卵巢功能，减少月经量至停经，促进病灶萎缩。

5. **手术治疗**可以行腹腔镜下的微创手术。

七、继发性痛经治疗后容易复发吗？

由子宫内膜异位症、子宫腺肌症引发的继发性痛经，如果行药物或保守性手术治疗，往往容易复发，治疗后需要长期管理。

痛经的你，别再傻傻硬抗了！不要放弃治疗，早诊断、早控制、早缓解！

（杨春林）

第五节　酷暑来临，小心妇科炎症"侵袭"

夏季来临，气温即将逐渐蹿高，天气又闷又热，妇科门诊又要开始人头攒动了，很多女性朋友来了之后主诉的也不是什么大病，无非是这里痒那里痛的一些妇科炎症。夏天是妇科疾病的高发季，姑娘们一定要重视，不要被"炎"中了。

一、为何夏日容易引发妇科疾病?

1. 气温高，环境潮湿，病原体活跃，易滋生细菌、霉菌；人体消耗大，容易疲劳，极易感染。

2. 夏季容易晚睡早起，睡眠不足，食量减少，过度疲劳，也会使机体抵抗力下降。

3. 相应的户外活动减少，久坐不动，长期待在空调房间等习惯也使得盆腔血液循环不畅，隐私部位无法"透气"。

4. 部分女性洗澡过频，容易破坏阴道内弱酸性的环境，使得抵抗力下降，容易感染。

5. 出汗多饮水少，尿液减少，泌尿道容易受到细菌感染；大量食用冷饮或者冰箱食品，容易诱发盆腔炎。

二、夏日容易诱发哪些妇科炎症?

一些妇科炎症会出现各种不适却又难以启齿的症状，影响生活和工作，甚至一些患者由于不理解或者对疾病的成见而出现心理阴影。

1. **阴道炎**　高发于夏季，发病率名列全年首位的女性疾病是阴道炎。这种疾病常伴有外阴异常瘙痒，时有灼痛感，阴道分泌物增多，有些许异味等典型症状。因为夏天特别热，外阴部出汗多，潮湿环境给细菌繁殖创造了条件，因此阴道炎的发生概率就大大提高。再加上有些人喜欢穿化纤质地的内裤，这会导致下身不透气，更容易滋生细菌。

2. **宫颈炎**　夏天因宫颈炎导致的白带增多，会使女性有非常不适的感觉，尤其在黄梅时节，空气湿度本身就很大，过多的白带会使女性觉得下体有湿湿的感觉，浑身不自在。宫颈炎症是女性常见疾病之一，宫颈炎分为急性宫颈炎和慢性宫颈炎，慢性宫颈炎多由急性宫颈炎未治或治疗不彻底转变而来。

3. 盆腔炎 下腹痛伴发热，若病情严重可有寒战、高热、头痛、食欲不振。月经期发病可出现经量增多、经期延长，非月经期发病可有白带增多。若有腹膜炎，则出现消化系统症状如恶心、呕吐、腹胀、腹泻等。

三、怎样进行妇科炎症的防治呢?

1. 健康的生活方式 规律作息、适当运动、保证充足的睡眠，心情开朗乐观。高温、睡眠减少等容易使人精神萎靡，甚至诱发内分泌失调。尽量减少熬夜、加班、日夜颠倒等情况，有一些女性朋友往往在连续加班后突发妇科炎症的，疲劳过度也容易使得炎症复发。

2. 注意经期卫生 注意保暖，尤其是经期，空调不要温度太低，经期禁止性生活、游泳等。即使游泳池的水比较干净，也经过了消毒，但也依然会有一些细菌残留的。如果女性刚好处在月经期，抑或正好患有妇科炎症的时候，千万不要贪图一时之快去游泳，如果被水里的细菌感染了，会得不偿失的。

3. 改正不良的生活习惯 夏季极易出汗，需要注意清洁卫生，但也不要卫生"过度"了，频繁高度清洁私密处会使自身免疫系统失衡。冷水澡、阴道冲洗等容易破坏阴道自身的抵抗力导致菌群失调。勿穿紧身衣，应穿全棉内衣透气吸汗，洗后太阳晒干更好。

4. 及时诊查 如果这些情况发生在你的身上：尿频、尿急；分泌物增多；白带异味；外阴瘙痒；月经过多或异常等，建议去医院做个检查。正确认识疾病，不要讳疾忌医。恰当的治疗和好的生活习惯让你安然度夏。

（张彧）

第六节 小女孩也会得阴道炎吗？

有个 5 岁小女孩考虑阴道异物引起的阴道炎来余姚市人民医院妇产科住院，经治疗后好转出院。很多人可能会觉得很奇怪，难道小女孩也会得阴道炎吗？其实，婴幼儿阴道炎多发生在 2～9 岁的幼女，是女性婴幼儿的常见病，包括分泌物多、红肿、疼痛、瘙痒、排尿不适和出血。

一、为什么孩子也会有阴道炎？

和成年女性易患滴虫性阴道炎、霉菌性阴道炎及一些性传播疾病不同，绝大多数情况下，女性儿童的外阴阴道炎并没有明确的致病原，但可能的发病因素包括以下四点。

1.**生理解剖特点** 幼女外阴阴道上皮组织薄，易遭受损伤。阴唇小而薄，不能完全覆盖阴道前庭，对前庭保护作用小。

2.**婴幼儿的阴道环境与成人不同** 雌激素水平低，阴道上皮薄，糖原少，pH 升高，抵抗力低，易受其他细菌感染。

3.**局部卫生情况不良** 患儿可能缺乏家长或者保育人员的正确卫生教育，外阴不能保持清洁卫生。

4.**全身疾患** 易导致结石产生。肥胖、全身感染性疾病、免疫疾病、长期使用抗生素导致继发性感染等。

二、保护好你家的"小公举"医生教你六招

1.最重要的就是给孩子做好清洁。每天都要给孩子清洗外阴。光这样还不够，应扒开大阴唇认真清洗，特别是大阴唇和小阴唇之间的"沟壑"部分，容易藏污纳垢。

2.孩子的洗浴用具都应该是单独的，贴身的内衣裤也不可与大人的混在一起洗，衣物尽量在阳光下晾晒。

3.要教孩子掌握生活技能，要重视大小便后的清洁。小便后，应用质量有保证的柔软的卫生纸擦拭尿道口及周围，大便后应由前方向后方擦拭，以免粪渣擦拭进阴

道内。

4. 不管多大的女宝宝，都不要穿开裆裤。避免穿尼龙、化纤或牛仔材料的衣服，尽量穿棉质、透气好、宽松的衣服。

5. 避免孩子的外阴接触真菌感染。特别是母亲患有阴道炎的、家庭成员患有足癣的，都要特别注意。没分床睡的孩子，晚上睡觉要给孩子穿上睡衣睡裤。

6. 妈妈也应该做好宝宝的性教育工作。告诉孩子到外面玩的时候学会保护自己，不要在泥沙地上脱裤子或者用脏手去挠尿尿的地方。

外阴阴道炎是女性婴幼儿、儿童常见的疾患，因婴幼儿自诉能力差及家长忽视等因素，常易延误治疗。请家长们关注生殖健康，从娃娃抓起！

（施姚）

第七节　宫颈机能不全，你了解多少？

众所周知，胎儿在妈妈肚子里的时候，住在一个叫作"子宫"的房子里，这房子的"门"就是宫颈，"门"关不住，就容易发生流产或早产，也就是我们说的宫颈机能不全，这无疑造成了很多家庭的困扰。

一、宫颈机能不全在医学上的定义是什么？

宫颈机能不全又名宫颈内口闭锁不全、宫颈口松弛症、宫颈功能不全。指宫颈无法保留其正常形态及功能至妊娠足月，在未达到足月妊娠前宫颈展平、变薄、宫颈管扩张、变宽的临床状态，最终导致中晚期妊娠流产或者早产。

二、宫颈机能不全的病因是什么呢？

1. 先天性宫颈发育不良　宫颈的胶原蛋白弹性蛋白不足，或者宫颈连接组织结构、力学成分缺乏。常伴有苗勒氏管发育异常，如 T 型子宫、单角子宫、双角子宫、纵隔子宫等。妊娠期已烯雌酚暴露会增加女性子代妊娠期宫颈机能不全的患病率。

2. 获得性宫颈机能不全　多为外科损伤所致，使宫颈管括约肌功能的完整性受损。常见于分娩或引产造成的宫颈裂伤、宫颈扩张过快、宫颈锥切术后，宫颈环形电切术后、以及早期宫颈癌行保留生育功能的手术后。反复的机械性扩张宫颈也构成风险，尤其妊娠晚期，任何明显的宫颈创伤均使宫颈弱化。

三、诊断"宫颈机能不全"的常用方法有哪些呢？

宫颈机能不全患者在妊娠期往往会出现宫颈进行性缩短，伴或不伴宫颈漏斗形成。超声检查是妊娠期诊断宫颈机能不全的常用方法。宫颈的超声测量方式主要有经腹部、经会阴、经阴道超声检查，其中经阴道检查的准确性优于经腹部、经会阴检查。

早期妊娠或者中期妊娠的早期宫颈长度基本都是正常的。宫颈缩短或者漏斗形成常见于 18 ~ 22 周。

对于存在高风险因素、无论是否有过典型病史的患者，宫颈长度开始测量时间应该是 14 ~ 16 周，宫颈长度的临界值为 25 mm。

四、"宫颈机能不全"怎么办？

宫颈机能不全的典型临床表现为孕中期或者孕晚期的宫颈无痛性扩张，伴有妊娠囊膨入阴道，随后不成熟胎儿娩出。目前，宫颈环扎术是治疗宫颈机能不全的最主要、最有效的方法。

五、什么情况下需要行宫颈环扎术呢？

1. 预防性宫颈环扎　一般适用于有 1 次或 1 次以上不明原因妊娠中晚期流产或早产史的患者，手术时间为妊娠 13 ~ 14 周。

2. 紧急宫颈环扎　针对宫口已扩张，胎膜突出宫口甚至脱入阴道内的孕妇的紧急性环扎。对延长孕周，为促胎肺成熟争取时间，增加胎儿存活率也是十分关键的措施之一，在一定程度上降低了早产发生率。

3. 超声随访宫颈长度适时环扎　适用于前次有小于 34 周早产病史的患者，此次妊娠 16 周起需严密随访宫颈长度，孕 24 周前宫颈长度小于 25 mm，进行应急性环扎。

六、妈妈们关心的问题来了，麻醉对宝宝有影响吗？

环扎手术时可以选择无麻醉、静脉麻醉、椎管内麻醉。

任何麻醉药物均属于 C/D 型药物，可能对胎儿有流产、致畸等影响，但是手术一般选在中孕期（12 周之后），在此期间流产和早产风险最低，麻醉药物一般不会造成胎儿器官结构的异常。

无麻醉手术可避免麻醉风险，但可能存在暴露术野时窥阴器撑开阴道带来不适感、缝合针不小心刺到阴道壁带来疼痛感、手术打结刺激迷走神经带来的不适感等。

温馨提示：

事实上，宫颈环扎术不仅给弱化的宫颈结构提供一定程度上的支持，而且环扎后保持了子宫长度和宫颈黏液栓，后者对防止上行感染十分重要。但是流产、早产是多因素的，宫颈环扎术不是万能的，不能保证妊娠足月，术后仍可能出现流产、早产等。规律宫缩、产程启动后缝线来不及拆除，胎儿娩出时可致宫颈裂伤、大出血可能。所以，一旦出现宫缩，需立即就诊，如无产兆，推荐 36 ～ 37 周拆除环扎线，提前待产。

（茅味蓉）

第八节　珍爱子宫，远离宫腔粘连

漂亮的小文最近遇到了烦恼，因一次意外的怀孕做了人流后，3 个月没来月经了，到医院做了检查，医生说是宫腔粘连。小文文很苦恼："我怎么就宫腔粘连了呢？"今天我们一起了解一下"宫腔粘连"这个疾病。

一、什么是宫腔粘连？

宫腔粘连是一些因素导致子宫内膜基底层受损，宫腔部分或全部粘连，内膜纤维化，导致月经异常、不孕或反复流产等。

二、宫腔粘连的主要原因

1. 妊娠期的子宫变得脆弱，内膜基底层更容易受伤，妊娠期子宫损伤可以引起宫腔粘连，如流产、产后出血、胎盘残留、剖宫产、妊娠滋养细胞疾病等。

2. 非妊娠期也可以发生宫腔粘连，如诊断性刮宫术后、子宫肌瘤剔除术后、宫颈活检或息肉摘除术后、镭照射后、宫腔镜纵隔切除术后、宫腔镜下黏膜下肌瘤切除术、双侧子宫动脉栓塞术后、产后出血子宫动脉结扎术后等。

3. 感染，如子宫内膜结核、放置宫内节育器术后引起的继发感染、慢性或亚急性子宫内膜炎等。

三、如何知道自己有没有宫腔粘连？

宫腔粘连的症状可表现为月经量少、周期性下腹痛，甚至闭经，有些患者可表现为不孕或反复流产等。

四、当出现这些症状的时候如何明确是否为宫腔粘连引起的呢？

检查方法有许多，如经阴道二维超声、经阴道三维超声、子宫输卵管造影、宫腔声学造影、子宫 MRI 检查、宫腔镜检查。而其中的金标准是宫腔镜检查术，直观地了解宫腔内有无粘连。

五、检查明确有宫腔粘连如何治疗？

宫腔镜是目前治疗宫腔粘连的有效手段，同时也是诊断的金标准。

根据宫腔镜术中见的粘连程度宫腔粘连分为五度：

Ⅰ度：宫腔内多处纤维膜样粘连带，两侧宫角及输卵管开口正常。

Ⅱ度：子宫前后壁间致密纤维束粘连，两侧宫角及输卵管开口可见。

Ⅲ度：纤维束状粘连致部分宫腔及一侧宫角闭锁。

Ⅳ度：纤维束状粘连致部分宫腔及两侧宫角闭锁。

Ⅴa：粘连带瘢痕致宫腔极度变形及狭窄。

Ⅴb：粘连带瘢痕致宫腔完全消失。

　　根据粘连程度行宫腔镜下宫腔粘连分离术，若粘连严重必要时有腹腔镜或超声辅助下行宫腔粘连分离术。由于宫腔粘连容易复发，复发率可高达62.5%，尤其是Ⅲ度以上的患者，故需再次宫腔镜评估和手术。由此宫腔粘连术后预防复发是治疗成功的关键一环。

六、术后如何预防复发？

　　1.放置球囊导尿管　充水球囊在宫腔内起屏障作用，有效分离子宫前后、上下、左右侧壁，有效防止宫腔再粘连。

　　2.放置宫内节育器　宫内节育器的放置可以预防宫腔粘连，医生会根据宫腔粘连的程度，结合患者情况来放置宫内节育器。

　　3.透明质酸钠　具有机械屏障作用，减少宫腔粘连发生。

　　4.人工周期药物治疗　主要是持续刺激中内膜生长如何有效防止宫腔再粘连。

七、如何预防宫腔粘连？

　　第一、避免反复人流，宫腔粘连多半是多次人流过度刮宫导致的，尽量做好保护措施，避免反复意外怀孕。

　　第二、注意炎症，有些宫腔粘连是因为炎症导致的，炎症多半是因为日常生活中从外部感染蔓延，也有可能是因为术后感染，总之要注意，一旦发现宫腔感染一定要及早治疗。

　　第三、减少不必要的子宫有创操作，若需行子宫的有创操作，可至正规的医院进行，这样可减少因不正规的操作引起的宫腔粘连等。

（马建婷）

第九节　子宫内膜息肉是什么？

　　子宫内膜息肉（endometrial polyps）是妇科的常见病，是由子宫内膜局部过度增生所致，表现为突出于子宫腔内的单个或多个光滑肿物，蒂长短不一。可引起不规则阴道流血、不孕。从育龄期到绝经后的女性，都是子宫内膜息肉的高发人群。今天就子宫内膜息肉的诊断和治疗给大家科普一下。

一、如何诊断子宫内膜息肉?

1. 妇科检查　子宫稍大，如子宫内膜息肉蒂长者，宫颈口可见到或触及赘生物。

2. 超声检查　超声检查在妇产科应用十分普遍，是个简便、快捷、无创的检查，包括经腹、经阴道的二维、三维超声检查，在月经干净后 3 ~ 5 天行超声检查是最常用来检查诊断子宫内膜息肉的方法，可以清楚地显示息肉的大小、位置以及与周围组织的关系。推荐经阴道超声检查，而三维超声检出率比二维超声更高。

3. 宫腔镜检查　宫腔镜是一项新的、微创性妇科诊疗技术，用于子宫腔内检查和治疗的一种纤维光源内窥镜。它是利用镜体的前部进入宫腔，对所观察的部位具有放大效应，以直观、准确成为妇科出血性疾病和宫内病变的首选检查方法。

宫腔镜不仅能确定病灶存在的部位、大小、外观和范围，且能对病灶表面的组织结构进行细致的观察，并在直视下取材或定位刮宫，大大提高了对宫腔内疾病诊断的准确性，更新、发展和弥补了传统诊疗方法的不足。

宫腔镜检查 + 病理组织检查是诊断子宫内膜息肉的金标准。

二、如何治疗子宫内膜息肉?

1. 出院随访　对于小的、无症状的息肉，可暂时不加干预，25% 子宫内膜息肉 (特别是直径小于 1 cm) 的可自行消退。定期随访，无须过度担心。

2. 手术治疗　宫腔镜下息肉切除术是最常用的方法，临床效果良好。宫腔镜借助宫腔镜器械，经阴道进入宫腔，可以清晰地看到手术视野，准确操作，最大程度减少对周围正常组织的损伤。术后引起的并发症少，患者术后恢复快，是治疗该病的首选方式。

3. 手术 + 药物治疗　子宫内膜息肉容易复发，特别是育龄期女性。手术后应定期复查，每 3 个月复查一次，但对无症状者，不必反复手术治疗。术后联合短效口服避孕药或左炔诺孕酮缓释系统可以明显降低复发率。

温馨提示:

子宫内膜息肉可通过多种途径导致不孕，干扰胚胎着床。因此对于无症状的不孕症的女性患者，定期随访不是最好的选择。应先行子宫内膜息肉摘除，再行辅助生殖技术，可以有效提高妊娠率。

（马建婷）

第十节　解读女性输卵管的奥秘

输卵管为一对细长而弯曲的管，位于子宫阔韧带的上缘，内侧经宫角与宫腔连通，外端游离，与卵巢接近，全长为 8 ~ 15 cm。输卵管平时不显山不露水，女性只有当面临不孕时，才会想起它。平时，女性大多只会关注阴道痒不痒、宫颈生不生癌、子宫来月经规不规律、卵巢会不会长囊肿，唯独对输卵管"不闻不问"。但人类繁衍后代，总是需要它的帮忙。

一、输卵管不通

输卵管的通畅是受孕必不可少的条件，输卵管的管腔比较狭窄，最窄部分的管腔直径只有 1 ~ 2 mm。当发生输卵管炎或盆腔炎时，输卵管的最狭窄部分及伞端很容易发生粘连或完全闭锁。这样，精子和卵子就不能在管腔内相遇，因而造成不孕。

二、输卵管妊娠

卵子在输卵管壶腹部受精，受精卵因某些原因在输卵管被阻，而在输卵管的某一部分着床、发育，发生输卵管妊娠。以壶腹部妊娠为最多，占 50% ~ 70%；其次为峡部，占 30% ~ 40%；伞部、间质部最少见，占 1% ~ 2%。

三、输卵管炎

输卵管炎在不孕妇女中较为常见，其病因是病原体感染。最容易发生感染的时间是产后、流产后或月经后。分娩或流产时所造成的产道及胎盘剥离面的损伤或月经期子宫内膜剥脱的创面都是病原体感染内生殖器的途径。性生活过频、月经期性交也都可以引起感染而发生输卵管炎。

四、输卵管积液

输卵管积液是指输卵管受病原体感染引起炎症以后，由于炎细胞的浸润形成内膜肿胀、间质水肿、渗出，输卵管黏膜上皮脱落，黏膜细胞的分泌液积存于管腔内，或因输卵管炎症发生峡部及伞端粘连，阻塞后形成输卵管积脓，当管腔内的脓细胞被吸收后，最终成为水样液体。为慢性输卵管炎症中较为常见的类型。部分输卵管积液与卵巢癌的发生相关。

（杨洪）

第十一节　一起聊聊生命之源——卵巢保养

门诊患者："医生，我才 38 岁，四个月不来月经了，还有晚上睡不好，老是一阵阵发热，是不是绝经了？"在门诊，经常会遇到这样的患者，根据激素六项指标，可以诊断为早发性卵巢功能不全。女性婀娜多姿，青春活力，全都是卵巢的功劳。本文我们就来聊聊生命之源——卵巢保养。

一、什么是卵巢功能不全？

早发性卵巢功能不全是指女性在 40 岁之前出现性腺功能的减退。表现为继发性闭经、不孕，常伴有夜间睡眠过程中出汗、失眠、记忆力减退等围绝经期症状。原因有染色体异常，免疫性疾病、卵巢手术等。

二、卵巢可以提前进行保养吗？

我国女性平均绝经年龄为 50 岁，卵巢保养就是要在绝经前，卵泡没有全部萎缩前进行干预。卵巢保养其核心其实就是保护卵泡，然而女性一生卵泡不能再生，待 400 个左右卵泡排完，卵巢保养就无从说起。最好能在卵泡还有不少的时候，人为的干预，让卵泡萎缩少一些、慢一些，这样卵巢的功能才能保存更长的时间。

三、日常生活中如何保养卵巢？

1. 适量运动　已经有很多研究证实，运动有利于健康。但是过量的运动也不行，反而影响卵巢功能会提前出现绝经。推荐每周 5 天中等量运动（快走、慢跑、广场舞），每次半小时。

2. 合理饮食　多吃水果，适量不饱和脂肪摄入。研究显示，氧化应激会破坏卵巢功能，抗氧化因子 β - 隐黄素能减少卵泡萎缩，有利于保护卵巢功能，推迟绝经。黄色和绿色的蔬菜和水果含有 β - 隐黄素比较多，包括柑橘、橘子、桃子等，另外蔬菜水果还含有其他不少抗氧化因子和植物纤维。长链 n3 不饱和脂肪酸是人体必需的，主要存在于海产品、动物肉类和脏器。但是如果吃得太多，会过早破坏卵巢功能，提前绝经。

3. 戒烟　吸烟对于人体的危害已经十分明确。研究显示，吸烟，尤其是严重吸烟，也会损害卵巢功能，让绝经提前发生。在提早绝经的相关因素分析中，吸烟占了 5% 的比例。

4. 少熬夜　"黑白颠倒"的生活，会使生物钟发生紊乱，神经内分泌系统功能失调，激素分泌不平衡，不仅会对卵巢功能产生影响，还会增加子宫肌瘤、子宫内膜癌的风险。

5. 注意卫生　注意经期卫生及性卫生，防止盆腔感染，盆腔炎症将影响卵巢储备功能和卵泡发育。

6. 健康的胖着　18 岁时候的 BMI 和绝经年龄正相关，也就是说你 18 岁时候越胖，绝经年龄越晚。但是肥胖往往和代谢综合征有密切的关系，有关代谢综合征和卵巢储备功能的影响发现，代谢综合征的患者，卵巢储备功能比正常人明显降低。故要健康的胖着，控制体质量 BMI 小于 24。

7. 多生孩子会保护卵巢吗？　女性最佳生育年龄为 23 ~ 25 岁，研究显示如果 29 岁以后才生育，卵巢功能会受到影响，提前绝经。但是，如果你再多生一个、两个……那么这种影响就会消除。怎么理解呢？如果只生一个，那么请在 29 岁之前生育；假如超过这个岁数，就请至少生 2 胎，这样才不会影响卵巢的功能。

8. 正确处理卵巢肿瘤　卵巢肿瘤分良性囊肿和恶性肿瘤。一旦发现有赘生性囊肿时及时手术，囊肿越大术后对卵巢功能影响越大，行囊肿剥除术医生在术中尽可能保护卵巢，注意止血方式及方法。如果卵巢恶性肿瘤病理类型恶性程度较低，且手术病理分期较早，可以保留生育功能，但必须经医生评估。若因病情需要进行化疗，在化疗之前注射 GNRHa，可减少化疗药物对卵泡的杀伤。

9. 去美容院做卵巢保养不靠谱　美容院的"卵巢保养"项目，通常是将从某些成分不明的精油涂抹在女性下腹部，对某些穴位进行按摩、推拿。但是或廉价或昂贵的精油无论是从植物中提取或是其他来源，其化学结构及成分、进入人体的途径、吸收利用率、代谢途径等，都缺乏严格的科研数据。并且卵巢居于女性盆腔深处，体表用药及按摩对卵巢没有任何直接作用。

愿每一位女性朋友，健康地生活，好好保养卵巢，做自己的女神。如果一旦发现自己月经量减少或突然停经，应及时就诊。

（马建婷）

第十二节　月经不规律，脱发、肥胖、不孕……警惕多囊卵巢综合征

月经稀发、月经量少，甚至闭经等问题对于备孕的姑娘们来说如临大敌。上网求助、医院检查，去寻求帮助的时候，总会听到这样一个名词——多囊卵巢综合征，今天就带大家来了解一下。

一、什么是多囊卵巢综合征？

多囊卵巢综合征是一种内分泌及代谢异常疾病，多好发于育龄期女性。通俗来讲，正常卵巢每个月大约发育 5 个卵泡，并至少排出一个成熟的卵子，但对于多囊卵巢综合征来说，卵巢虽然有窦状卵泡，但不能发育成优势的成熟的卵泡，不能释放出卵子。

二、病因有哪些？

遗传和环境因素都会导致多囊卵巢综合征的发生。国内外研究发现多个遗传基因

与多囊卵巢综合征的发生相关联。同时在如今社会的大环境下，巨大的工作压力、不规律的生活作息、不科学的饮食营养等影响着我们的内分泌系统，从而导致可怜的卵泡宝宝们无法长大。

三、对身体的危害有哪些?

1.近期危害　最容易引起月经异常，如月经稀发，量少，育龄期女性多表现为不孕。此外包括爱美女性关注的肥胖、痤疮、多毛等问题。

2.远期危害　患者不仅对胰岛素作用不敏感，同时存在脂代谢紊乱及血管病变倾向，更容易发生高血脂、高血糖、肥胖和冠心病等疾病。由于长期无排卵，卵巢持续分泌雌激素而无孕激素的拮抗，导致子宫内膜过度增生，久而久之还可能导致子宫内膜癌。

四、临床表现是什么?

1.月经失调　正常的月经周期平均约28天，提前或延后3日左右属正常范围。而有些多囊卵巢综合征的患者会出现稳定的40+天的月经周期，所以总是出现月经延期，经常2～3个月来一次月经也需要就诊检查。

2.多毛、痤疮　如果出现了"小胡子"、皮肤粗糙、面部出油、痘痘顽固、头顶部脱发或是男性化的表现时，需要特别注意，可能是体内雄性激素过多的外在表现。

3.不孕　育龄期妇女由于排卵障碍而导致不孕。

4.肥胖　30%～60%的多囊卵巢综合征患者存在超重或肥胖，同时肥胖也会导致多囊的患病风险增加。

5.黑棘皮病　颈背部、腋下、乳房下和腹股沟等处皮肤皱褶部位出现灰褐色色素沉着，呈对称性，皮肤增厚，质地柔软。

五、多囊卵巢综合征的诊断

医生确诊多囊卵巢综合征主要依靠病史，血生化和B超检查。抽血检查体内性激素六项、抗缪勒管激素等内分泌激素水平是否超标，以及有无胰岛素抵抗等代谢问题；超声检查一侧或双侧卵巢是否存在12个以上的未成熟卵泡。

然后再结合上述的一些临床表现，排除其他可能引起高雄激素或排卵异常的疾病，从而判断你是否真的患有多囊卵巢综合征。

六、如何治疗？

1. **调整生活方式**　不合理的生活方式可以诱发多囊卵巢综合征。例如，高度紧张的工作生活节奏、压力过大、熬夜或昼夜颠倒、缺乏运动、不合理的膳食等，因此，通过调整生活方式治疗多囊卵巢综合征已被证实是行之有效的，甚至有相当一部分的患者，通过调整后，达到良好的生活方式，就能获得良好的疗效。良好的生活方式包括规律作息，进行体重管理。规律作息指不熬夜，制定合理的工作生活计划。体重管理包括合理膳食、适当锻炼，将体重调整至正常范围。

2. **药物治疗**　对于没有生育计划的女士，治疗目标是将月经调节至正常，改善代谢。可以在医生指导下应用孕激素、口服短效避孕药等。如果有生育计划，可以通过药物诱发排卵，获得妊娠。

3. **手术治疗**　手术治疗早已经不作为多囊卵巢综合征的常规治疗方式，只有在因其他疾病需进行盆腔手术的时候，才考虑一并处理。因诱因不易纠正，术后多囊卵巢易复发。

4. **辅助生殖**　对于不孕的女性，如果符合人工授精或试管婴儿的指征，可以考虑行辅助生殖。分娩后如果不纠正诱因，多囊卵巢综合征容易复发。

（苏雪锋）

第十三节　医生为什么给我开了避孕药？——复方短效口服避孕药的其他应用

先给大家看一些案例：

案例1：A同学18岁，高中生，初潮已4年，面临升学，压力大，月经周期为25～35天，量多，经常持续近10天不止，中度贫血，没有男朋友，否认性生活，就诊后医生给开了复方短效口服避孕药。

案例 2：A 女士，33 岁，有多囊卵巢综合征病史，育有一孩，近期想生二胎，但月经周期为 3 ~ 4 月，医生也给开了复方短效口服避孕药。

看到这里，一些初次就诊的患者跟吃瓜群众，是不是都感觉懵了。"明明都没有避孕的需要，为啥都给吃避孕药呢？""是不是医生没把握好指征呢？"如果是复诊的患者，通常就不会抱有这个疑问，因为对于这类情况，医生都会特意解释过，但是就诊时间有限，大家肯定还想了解更多的知识，所以呢，这个问题给大家科普一下。

一、什么是复方短效避孕药（combined oral contraceptive，COC）

它是由雌激素和孕激素组成，而且是以高活性的孕激素为主的一类避孕药物。与所谓的事后紧急避孕药是两码事，千万别混为一谈。目前国内市面上常见的是第三代（代表药物：妈富隆、达英 35）及第四代 COC（代表药物：优思明、优思悦）。通常是 21 片一盒，刚好服用一个周期，每天一片，停药 7 天后继续服下一轮，停药期间会月经来潮。也有 28 片规格的，其中带有部分空白片，一直服用无须停药，以免混淆或遗忘。

二、COC 可以应用于哪些疾病？

1. 子宫内膜异位症和子宫腺肌病　大量研究证实，子宫内膜异位症术后使用促性腺激素释放激素激动剂（GnRH-α）或 COC 可以降低复发率。GnRH-α 长期使用不现实，COC 可以长时间使用，对于术后没有立即妊娠要求的患者，COC 可以作为子宫内膜异位症的二级预防。同时，COC 适用于缓解子宫内膜异位症引起的慢性盆腔疼痛及子宫腺肌病引起的痛经。

2. 子宫异常出血　子宫异常出血的原因众多，对于无排卵型异常子宫出血（案例 1），COC 可以起到止血调经的作用。对于子宫肌瘤导致的月经过多，COC 亦可起到止血作用。由子宫内膜息肉引起的异常出血，COC 可以减少出血和短期应用于预防术后复发。

3. 多囊卵巢综合征（polycystic ovarian syndrome，PCOS）　目前 COC 是治疗 PCOS 月经异常和多毛症的一线药物。即使有妊娠要求的 PCOS（案例 2），短期应用 COC 可以增加卵巢反应性，为后续促排卵或辅助生育技术等助孕手段打下基础。

4. 其他　相关研究表明，长期服用 COC 可以降低卵巢癌和子宫内膜癌的发生率。

部分证据显示 COC 还可以改善和缓解经前期综合征。

"听起来这个药好有用哦，是不是谁都可以吃一吃?""反正既可以避孕，又可预防治疗这些疾病。"

如果你这样想就错了，因为除了上面的适应证，COC 还有相关的禁忌证，下面就来告诉你。

三、哪些人不能使用 COC？

1. 出现动脉或静脉血栓形成 / 血栓栓塞或脑血管意外，或有上述病史。

2. 存在血栓形成的前驱症状或相关病史（如短暂脑缺血、心绞痛等）及血栓形成高风险。

3. 偏头痛病史伴有局灶性神经症状。

4. 累及血管的糖尿病。

5. 严重肝脏疾病，肝功能指标未恢复。存在或曾有肝脏肿瘤（良性或恶性）史。

6. 与重度高甘油三酯相关的胰腺炎或其病史。

7. 重度肾功能不全或急性肾功能衰竭。

8. 肾上腺功能不全。

9. 原因不明的阴道流血；已知或怀疑妊娠。

10. 已知或怀疑存在受性甾体激素影响的恶性肿瘤（生殖器或乳腺）。

11. 对药物成分过敏者。

所以说，如果你是初次用药，请先到门诊就诊，医生了解你的病情后，经过严谨的检查评估，会给你一个合适的用药建议。长期用药的患者，亦谨记每半年需再排查一次，如果有相关不适，尽早请医生评价是否需要停药和作相应处理。

（何刚）

第二章 妇科肿瘤

第一节 子宫肌瘤是留还是不留？

在妇产科医生的日常工作中，常会碰到这样两种情况：

情况一：一位三十岁左右的美女拿着一份诊断报告：子宫平滑肌瘤，脸上写着满满的担心问："医生，瘤是不是就是癌啊？实话说吧！我受得了！是不是需要手术啊？"

情况二：一位近七十岁的大妈，拿着一份报告：子宫巨大占位灶"医生，我的肌瘤已经长了十几年了，没关系，我不需要手术。"

那么子宫肌瘤到底该手术还是不该手术呢？留还是不留？

一、子宫肌瘤是什么？

子宫肌瘤可以说是女性除了乳腺增生，最为常见的困扰了。它的全名是子宫平滑肌瘤，即由子宫平滑肌和结缔组织组成的。30 ～ 50 岁的女性，是子宫肌瘤的高发人群，青春期的比较少见。同年龄的肌瘤，表现的症状也因人因部位而异。

二、子宫肌瘤的病因什么？

发病原因，临床上多认为跟女性的性激素相关，肌瘤组织局部对于雌激素的高敏感性是肌瘤发生的重要因素之一，此外还跟孕激素有一定的关系。

三、同样是子宫肌瘤，为什么有的有症状有的没症状呢？

因为生长的位置不同，按照肌瘤和子宫肌壁的关系，可以分为三类：黏膜下肌瘤、肌壁间肌瘤和浆膜下肌瘤。

很多子宫肌瘤都是因为患者出现月经量增多和月经时间的延长，去医院检查的时候发现的。这个症状多见于比较大的肌壁间肌瘤和黏膜下肌瘤。一些比较小的肌瘤，或者浆膜下肌瘤，它们并不会引起明显的症状，很多时候它们就是默默地存在那里，然后在你可能一次不经意的检查中被发现。

如果肌瘤比较大，会造成腹部的包块和压迫症状。位于子宫前壁下端的肌瘤还可能会压迫膀胱引起尿频尿急；宫颈部位的肌瘤可能会引起排尿困难甚至尿潴留；后壁肌瘤可能会引起下腹部的坠涨，便秘等症状。有时还会伴随有阴道分泌物的增多。

你以为这些就是全部了吗？错！除了这些讨厌的影响，肌瘤还可能发生变性。其中比较让人烦心的就是红色变性和肉瘤样变。

1. 红色样变 多发生在妊娠期或者产褥期。它本质是一种特殊类型的坏死。肌瘤变得暗红，好像半熟的牛肉一样的颜色，这是因为肌瘤内部出现小血管退行性改变，引起了血栓和溶血。患者可能会出现剧烈的腹痛，发热、伴随着恶心呕吐和白细胞计数的升高，妊娠期可出现宫缩，诱发早产，在肌瘤部位触痛比较明显。

2. 肉瘤样变 就是恶变，虽然肌瘤是良性的，但是肉瘤却是恶性。如果到了绝经期，肌瘤并没有萎缩反而增大，疼痛，出血，尽快去医院检查以明确是否出现肉瘤样变。开头就提到的七十岁左右大妈其实就是肉瘤变性。

四、子宫肌瘤留还是不留？

与激素相关的肿瘤等到绝经期，有的肌瘤会钙化，萎缩，所以没有症状的小肌瘤一般不需要治疗，尤其是临近绝经期的妇女，做好随访，绝经后也要定期随访。但是如果想要在围绝经期激素替代治疗的女性，还是把肌瘤切除后替代治疗更安全。

症状明显，如经量增多、经期延长，影响日常生活，就需要治疗。治疗方法：药物治疗和手术治疗。

如果是临近绝经期，全身状态不耐受手术的，可以考虑药物治疗。常用的有促性腺激素释放激素类似物和米非司酮。说通俗点，就是模拟身体的绝经期状态，降低雌激素孕激素的水平，让肌瘤提前遭遇绝经期，从而抑制肌瘤生长，使其萎缩。不过美中不足的是，停药后症状又同以前。

五、手术治疗指征

药物治疗无效、月经过多伴随有贫血、体积过大引起压迫症状、出现了急性的有蒂肌瘤的扭转引起的剧烈腹痛，或怀疑出现恶变。手术方式可以概括为有单纯的肌瘤切除术和子宫切除术。没有生育要求或者怀疑有恶变的，可以考虑后者，目前子宫肌瘤手术很多不再需要进行传统的剖腹手术，使用腹腔镜或宫腔镜微创技术就可以治疗。

六、特殊时期的肌瘤怎么办？

肌瘤对妊娠的影响。黏膜下肌瘤一旦发现以手术治疗为好，它可以引起不孕、经量增多、经期延长；肌壁间肌瘤影响次之，浆膜下肌瘤妊娠影响最小。故备孕阶段的女性朋友发现了黏膜下子宫肌瘤，建议用宫腔镜治疗。

七、妊娠期发现的肌瘤怎么办？

一般不需要处理。妊娠期激素的作用肌瘤会急剧增大，可能会导致流产或早产，宫颈肌瘤会引起产道的阻塞，分娩期影响子宫收缩，一旦妊娠合并子宫肌瘤必须严密产检，及时应对发生的并发症。

八、日常如何预防肌瘤？

不可能把女性标志的雌激素全扔掉，但是在日常生活中，必须记得：不要吃任何来路不明成分不明的保健品和其他三无产品！不要用任何成分不明的私处保养，丰胸药膏！只要是说缩阴，丰胸，让你枯木逢春再青春，80岁老妪用了她们的产品都能重新来月经的，很可能里面含有的就是超剂量的雌激素！另外，既然是跟内分泌有关，平时最好保持一个良好的心情，别有太大压力，情绪不要过分激动，不一时狂喜一时狂怒，保持一颗平常心。

（马建婷）

第二节 子宫肌瘤怎么治？妇科专家来支招！

最近余姚市人民医院妇产科医生为一位王女士剜出了 64 颗肌瘤，保留了子宫，术后恢复良好，1 周后顺利出院。

子宫肌瘤是妇科最常见的良性肿瘤，常见于育龄期女性，患病率可达 25%～50%。主要表现为经量增多，经期延长，周期缩短，经期腹痛，周围脏器压迫症状，影响生活质量，严重者还会出现严重的贫血。那么得了子宫肌瘤我们该怎么办呢？今天我们将通过王女士和医生的"问答"来科普关于子宫肌瘤的知识。

问题一：医生，我平时没什么坏习惯，也没有吃补品、激素，为什么会长那么多肌瘤呢？

答：子宫肌瘤的发病机制目前还不清楚，可能与遗传、性激素水平等有关。例如，你妈妈或者姐妹长有子宫肌瘤，那你长肌瘤的概率就相对偏大，还有就是育龄期妇女雌激素水平相对较高，就比较容易长肌瘤。

子宫肌瘤会引起异常子宫出血（如月经过多）；如果肌瘤生长较快、变性，或者发生子宫肌瘤蒂扭转，则会导致严重的急性或慢性压迫感或疼痛；当膀胱受压引起尿路症状，当直肠受压引起的肠道症状，如便秘。但是很多肌瘤没有任何症状，需要体检发现。

问题二：我看网上说肌瘤有好多种，那我的这种属于哪一种，除了做手术，还有其他方法吗？

答：根据肌瘤长的位置不同，一共分为 9 型，大多数肌瘤是浆膜下的，其次是肌壁间、黏膜下。个别情况下肌瘤位于阔韧带、输卵管或宫颈上。大部分肌瘤是多发性的。由于肌瘤能够受到雌激素的影响，因此在生育期肌瘤会增大，在绝经后会缩小。你整个子宫都长了肌瘤，可能已经包括所有种类肌瘤了。

目前子宫肌瘤可以通过药物控制其引起的症状和使子宫肌瘤体积缩小，如现在比较常用的 GnRH 激动剂、米非司酮、左炔诺酮宫内缓释系统等，但所有药物都不能长期使用，停药后 6 个月肌瘤大小又重新长到治疗前水平，另外还会发生骨质疏松、肝肾功能损害等。还有些新技术可以治疗子宫肌瘤，如高强度聚焦超声、冷冻治疗、射频消融、磁共振引导聚焦超声术、子宫动脉栓塞术等，但疗效有待进一步评价。根据你的 B 超等检查结果，查体子宫有妊娠 4 个月差不多大，需要住院做手术。

子宫肌瘤的手术指征有：

1. 盆腔包块增大迅速。

2. 反复子宫出血且药物治疗无效。

3. 重度或持续性疼痛或压力，增大的子宫在腹腔会引起占位效应，导致泌尿系统或肠道症状或压迫其他器官，造成功能障碍（如肾积水、尿频、性交痛）。

4. 不孕。

5. 反复自然流产。

6. 绝经后未行继续补充治疗但肌瘤仍生长。

问题三：那子宫肌瘤会不会恶变啊？

答：有时肌瘤的生长速度会超过血供能力，会发生变性，玻璃样、黏液瘤样、钙化、红色变性（通常只在妊娠期发生）或者坏死，这是子宫肌瘤的良性变性。子宫肌瘤也会恶变，它的恶变率是 0.5% 左右。所以子宫肌瘤患者不手术也需要严密随访。

问题四：那手术要怎么做，我的子宫能保住吗？

答：子宫肌瘤手术方式：保留子宫的术式：子宫肌瘤剜除术；不保留子宫的术式：子宫全切术或者子宫次全切术。

手术途径：传统开腹手术、腹腔镜下肌瘤剜出术、经阴道肌瘤剜出术、宫腔镜手术。采取何种手术途径，医生会根据你的综合情况，制定治疗方案，尽可能地保留子宫。

最后我们为 37 岁的王女士保留了子宫，保留了生育功能。

温馨提示：

患有子宫肌瘤的女性朋友们，平时不要乱用含有激素类的补品，应多吃蔬菜及应季水果。如果发现子宫肌瘤，建议及时到正规医院就诊。

（钱晶晶）

第三节　当妊娠遇上子宫肌瘤

子宫肌瘤是子宫平滑肌组织增生而形成的良性肿瘤，是女性最常见的良性肿瘤。女性子宫肌瘤的患病率为15%左右，妊娠合并子宫肌瘤的估计发生率为0.1%～3.9%。

随着我国"二孩政策"的实施，高龄产妇增多，妊娠合并子宫肌瘤的孕妇也日益增加。这些孕妇多数在孕期平稳度过，不过，也有个别孕妇会出现一些并发症。别太担心，有症状及时去医院就诊检查。

一、妊娠对子宫肌瘤的影响

引起子宫肌瘤体积增大、变性，妊娠期间，雌、孕激素水平明显增高，刺激子宫平滑肌细胞肥大，子宫肌瘤体积增大迅速。

二、子宫肌瘤对妊娠的影响

易引起流产、早产：由于妊娠期间子宫肌瘤快速增大，肌瘤内血液循环障碍，容易引起子宫肌瘤变性及众多并发症，尤其是大的黏膜下肌瘤和胎盘附着处的肌瘤，如腹痛、发热、阴道出血、胎盘早剥、胎儿生长受限和早产，增加了难产率、剖宫产率、早产率。一旦妊娠期出现腹痛、发热、阴道出血等症状，应及时到医院就诊，医生会根据具体症状、体征、肌瘤大小、部位、制定相应的治疗方案。

三、妊娠期什么情况下子宫肌瘤需要手术？

1.肌瘤短期增长迅速，高度怀疑恶变者。

2. 肌瘤红色变性，经保守治疗无效。

3. 浆膜下子宫肌瘤发生蒂扭转、继发感染等，经保守治疗无效。

4. 肌瘤压迫邻近器官，出现严重症状。

术前应告知孕妇手术的相关风险，做到充分知情同意。手术宜在孕 24 周前进行，并根据孕妇及胎儿情况决定是否终止妊娠。

四、妊娠合并子宫肌瘤是不是一定要剖宫产？

不一定！妊娠合并子宫肌瘤的分娩方式应根据肌瘤大小、部位及母儿情况而定。子宫肌瘤小，不影响产程进展，可选择阴道分娩。子宫肌瘤位于子宫下段、子宫颈等位置，影响胎先露衔接和入盆，阻碍胎儿下降及娩出。可选择足月后择期行剖宫产术。

五、剖宫产术中是否行子宫肌瘤剔除术？

目前尚存争议，应根据肌瘤大小、部位、孕妇的情况、术者的技术熟练程度、医院的输血急救条件等而定。直径＞ 8 cm、多发性肌瘤、不易暴露的肌瘤（如子宫下段、子宫颈肌瘤、黏膜下肌瘤）以及靠近子宫动静脉、输卵管间质部的大肌瘤应谨慎对待。危重孕妇，不主张在剖宫产术同时行子宫肌瘤剔除术。

温馨提示：

妊娠合并子宫肌瘤的孕妈妈们，孕期检查及分娩均需在有输血、急救条件的综合性医院进行，以保障母婴安全！

（邬远野）

第四节　子宫肌瘤、子宫腺肌症、子宫内膜异位症三者有啥亲戚关系？

子宫肌瘤、子宫腺肌症、子宫内膜异位症是妇科常见的三种病。它们之间到底有什么亲戚关系呢？不论是妇科门诊还是妇科病房，很多患者都会反复询问医师这三者之间的关系，搞不清这三种疾病，总是相互混淆。今天笔者就来科普一下。

首先，子宫肌瘤和子宫腺肌症。简单来说，就是一个亲生的，一个捡来的。

子宫肌瘤是最常见的子宫良性肿瘤，发病率为45%，主要是子宫肌层本身的平滑肌增生形成的。

子宫腺肌症不是子宫平滑肌的疾病，而是子宫内膜组织（黏膜下层的缺失）从宫腔跑到子宫肌层而导致子宫弥漫性增大。

通俗的可以这样解释：子宫如果是一间房子，房间内的墙面上刷着涂料，如果这些涂料钻到墙壁里面，就形成了子宫腺肌症。如果腺肌症比较局限，形成子宫肌瘤瘤体的形态，即为子宫腺肌瘤。

再者，子宫腺肌症和子宫内膜异位症。简单来说，就是一个跑得慢，一个跑得快。

它们有一个共同的祖宗——子宫内膜。正常情况下子宫内膜应该待在宫腔里面，但是有些子宫内膜比较调皮，喜欢到处乱窜，到了盆腔、腹腔，就形成子宫内膜异位症。

喜欢走不喜欢跑的那些子宫内膜宅在家里，往自己家的墙壁里钻即黏在子宫肌层，形成子宫腺肌症。

子宫肌瘤、子宫腺肌症、子宫内膜异位症都有哪些危害呢？

子宫肌瘤会不会影响健康，和生长的部位及大小密切相关，不能一概而论。有些情况下，子宫肌瘤不会影响健康，也不需要治疗，如肌瘤较小，小于5 cm，浆膜下肌瘤。但子宫肌瘤有多种类型，各种位置生长，如果长到宫腔内，可以导致经量增多、不孕、流产等问题。

子宫腺肌症和子宫内膜异位症最大的特点是有活性的子宫内膜，不论在体内任一器官，都会随着月经周期改变而增生脱落出血。子宫腺肌症因为内膜在肌层里，每一次月经来潮，没有路径像月经一样排出体外，只能在肌层间隙中越积越多，如气球般被撑胖，子宫变得浑圆。在被撑胖的过程中，50%以上的人会出现经期腹痛，月经量增多，经期延长，且进行性加剧，甚至发现贫血，影响日常生活。子宫腺肌症还可以引起不孕和流产。

子宫内膜异位症的症状因为内膜异位器官不同而不同：异位卵巢影响卵巢功能，引起不孕、痛经，甚至卵巢囊肿破裂；异位膀胱、输尿管引起尿血；异位肠管引起腹泻、便血；盆腔的病灶引起盆腔内广泛粘连。

子宫肌瘤、子宫腺肌症、子宫内膜异位症到底有啥关系，三者都因子宫而缘起。有时候三者一起存在，藕断丝连，为激素依赖性疾病，终极的治疗方法只有一个——切除子宫或者熬到绝经，绝经后定期随访。当然它们还各有各不同的药物治疗和手术保留生育功能的方法，具体何种疾病、哪类治疗还需妇科医生辨析及专业指导。

（马建婷）

第五节　子宫腺肌病手术，一定得切除子宫吗？

这是我在门诊听到最多的提问，从她们语气里可以听出她们渴望得到一种保留子宫的解决方案，毕竟子宫除了产生月经和孕育胎儿的作用，还有一定的内分泌功能。

今天就给大家好好科普一下子宫腺肌病这个"小胖子"。

子宫腺肌病多发生于 30 ～ 50 岁经产妇，常合并内异症和子宫肌瘤，多次妊娠及分娩、人工流产、慢性子宫内膜炎等造成子宫内膜基底层损伤，与腺肌病发病密切相关。子宫腺肌病的主要症状是进行性经期腹痛，疼痛位于下腹正中，常于经前 1 周开始，直至月经结束，同时可有经量过多、经期延长，严重者伴有贫血，部分患者可无典型症状。

那么得了子宫腺肌病，必须切子宫才行吗？

子宫腺肌病的治疗方法如下：

1. 药物治疗　口服避孕药、促性腺激素释放激素治疗，放置炔诺孕酮宫内节育器（曼月乐）均可减少经量，缓解疼痛，但停药后症状可能会复现。

2. 手术治疗　分为保守性手术和根治性手术，保守性手术即为 U 型或 H 型子宫腺肌病病灶切除术 + 子宫成形术，根治性手术即为子宫切除术。

下面重点介绍一下妇科已成熟的保守性手术：U 型切除病灶 + 子宫成形术。

别看手术后的子宫被"五花大绑"，可它恢复后仍旧是一个外形完整的子宫。这样既切除了病灶又保留了子宫的内分泌功能，同时保持了盆底的完整性。

U型或H型病灶切除以后的子宫不建议妊娠，如果意外妊娠，需要严密观察、随访，防止子宫破裂风险发生。最后，提醒广大妇女，千万不要被各种传言或道听途说自己吓自己，要及时就诊，寻求专业的解决方案。

（马建婷）

第六节　阴道镜检查是什么？活检又是怎么一回事呢？

阴道镜是一种具有放大作用的妇科显微镜，能够将宫颈放大 10 ~ 60 倍，通常是宫颈癌筛查的"后备军"，假如 TCT、HPV 检查出现了异常，或者怀疑有宫颈病变，甚至癌变，医生就会让您做阴道镜。

一、哪些情况需要做阴道镜呢？

1. 宫颈癌筛查出现以下几种情况

（1）HPV 报告中 HPV16/18 型阳性，由于 HPV16/18 型与宫颈癌的关系最密切，是高危中的"恐怖分子"，不管 TCT 结果如何，都需要做阴道镜。

（2）除外 HPV16/18 型，感染了其他类型的高危 HPV，结合 TCT 检查，若为 NILM（未见上皮内瘤样病变及恶性细胞），先不要着急，这样的情况持续 1 年以上才需要做阴道镜。

（3）TCT 报告结果为 ASCUS（不能明确意义的非典型鳞状细胞）时结合 HPV 检查报告，若有高危型 HPV 阳性，则需行阴道镜检查，若低危 HPV 阳性或 HPV 阴性，则需一年后复查。

（4）TCT 报告为 LSIL、HSIL、ASCH、AGC 及可疑癌等无论 HPV 结果如何，我们都建议行阴道镜检查。

2. 出现了可疑"征象"

（1）妇科检查中，医生若发现可疑宫颈、阴道或外阴病变时，也需要做阴道镜下活检。

（2）夫妻生活时，不是月经期有异常阴道流血（排除了其他可能引起类似症状的疾病：宫颈炎、宫颈息肉）。

3. 确定手术切除范围　宫颈手术治疗前，往往需要采用阴道镜全面评估宫颈和阴道病变的范围，使手术损伤最小化，治疗精准化。

4. 宫颈、阴道、外阴病变治疗后复查　宫颈病变得到治疗后，需要定期宫颈癌筛查，若筛查过程中发现问题，仍然需要阴道镜的帮助。

二、活检又是怎么一回事呢？

1. 什么是活检？　阴道镜检查时医生使用 3% ~ 5% 醋酸涂抹宫颈（即醋酸白试验），放大观察整个宫颈，用白光及（蓝或绿）滤镜检查，使病变更加清晰可见。使用一种叫作卢戈碘染色的试验，帮助医生明确病变的范围，提高诊断的准确性。

碘过敏的朋友们一定要及时告知医生。拿到报告单时，不要被那个黑乎乎的宫颈给吓到，那是成熟的鳞状上皮细胞被碘染色之后的效果。若这两项试验出现异常应立即活检，也就是在您的宫颈上取一小块组织拿去做病理检查（活检处医生用 12 小时时钟制表示，在您的报告单上会出现 3、7、9 等字样），必要时还需要做宫颈管搔刮，也就是用一根干净的刮匙伸入宫颈正中的小口中，轻轻揪出"藏"在宫颈管里的病变。

2. 活检痛吗？　并没有想象的那么疼，甚至不需要用麻醉药，这是因为宫颈缺乏让您疼痛的感觉神经，取而代之的是轻微疼痛或痉挛不适感，这是检查时间较长和使用醋酸和卢戈碘试剂引起的，这些都是正常现象。有些朋友过于紧张，反而会出现头晕、胸闷等不适。

三、做阴道镜注意事项有哪些？

1. 什么时间可以做阴道镜检查呢？推荐的最佳时间是月经干净后的 3 ~ 7 天，避开月经前一周和月经期就可以，绝经后妇女随时可查。

2. 当有炎症时如急性阴道炎、急性宫颈炎、急性盆腔炎时，先把炎症治好了再查！

3. 检查前 3 天避免同房，所有阴道里面用的药物或药水都要停用哦。

4. 检查回去后要注意阴道出血情况，做完检查后，医生往往会在阴道内放置纱布压迫止血，这块纱布需要在 24 小时内自行取出或到医院取出。如果出现阴道流血较多，一定要及时回医院处理。

5. 要注意半个月之内不可以坐浴洗澡，不可以同房，多注意休息，避免重体力劳动。

6. 检查后一星期左右便可拿到病理报告单，一定要让医生了解病理结果，做出进一步的处理。

（马建婷）

第七节　一文教你读懂宫颈癌筛查报告

随着 HPV 疫苗的兴起，宫颈癌患者的年轻化，大家对宫颈癌防控的意识逐渐加强，越来越多的女性注重宫颈疾病的筛查，但是当拿到 HPV、TCT（宫颈脱落细胞学）报告单时却是一脸迷茫、问号。NILM、ASC-US、ASC-H、LSIL、HSIL 及 HPV 检测中不同的数字如 11、16、42、18 等表示什么意思，难道得了宫颈癌了？今天我们来科普一下，一文教你读懂宫颈癌筛查报告。

一、TCT 检查报告怎么看?

1. NILM：未见上皮内病变细胞或恶性细胞　解读：即宫颈细胞正常，无须特殊处理。

2. 霉菌感染、滴虫感染　解读：表示阴道正常菌群失调，或有滴虫等病原微生物入侵，从而导致有感染。建议：再做一个白带常规和细菌性阴道病检查，然后根据检查结果制定治疗方案。

3. 疱疹病毒感染　解读：单纯疱疹病毒感染可能引起生殖器疱疹，这是一种较常见的性传播疾病。建议：如无症状则无须特殊处理；有症状者可在医生指导下进一步诊治。

4. ASC-US 非典型意义的鳞状细胞或不能明确意义的不典型鳞状细胞　解读：表示这个结果提示不确定这些细胞是否异常。建议：查"高危型 HPV"。（1）HPV 阴性，可以观察 1 年后复查 TCT/LCT；（2）HPV 阳性，建议行阴道镜 + 宫颈活检。

5. ASC-H 非典型鳞状细胞不排除高度鳞状上皮内病变　解读：表示虽不能明确意义，但倾向于有病变。建议：查"高危型 HPV"，行阴道镜 + 宫颈活检。

6. LSIL 低度鳞状上皮内病变　解读：表示可能有宫颈癌前病变，但不用太紧张。建议：查"高危型 HPV"，行阴道镜 + 宫颈活检。

7. HSIL 高度鳞状上皮内病变　解读：表示有可疑癌前病变细胞，需要进一步确诊 + 治疗，不然发展为癌的可能性较大。建议：查"高危型 HPV"，尽快行阴道镜 + 宫颈活检，根据病变程度进行宫颈锥切术。

8. AGC，非典型腺细胞　解读：表示腺上皮病变可能，包括宫颈来源和宫腔来源等。建议：B 超检查子宫内膜，尽快行阴道镜检查 + 宫颈活检 + 宫颈管搔刮术以明确诊断，必要时诊断性刮宫或宫腔镜检查排除内膜病变。

9. 鳞状细胞癌　解读：高度可疑宫颈癌。建议：尽快行阴道镜 + 宫颈活检。

二、如密码一样的 HPV 数字怎么理解？

HPV 即人乳头瘤病毒，HPV 分型目前已被鉴定出 200 多种不同的亚型，较为确定的有 40 个以上型别与生殖道感染有关。根据生物学特征和致癌潜能将其分为两型：

1. 高危型 HPV　主要亚型：HPV16/18/31/33/35/39/45/51/52/56/58/59/66/68/82 等。致病类型：高危型 HPV 的持续感染（即同一患者间隔 12 个月两次或两次以上阴道宫颈检样显示同种类型的 HPV 感染）提示引起 HSIL 及子宫颈癌、普通型外阴鳞状上皮内瘤变及外阴癌、阴道上皮内瘤变及阴道癌等病变的风险增大。

2. 低危型 HPV　主要亚型：HPV6/11/40/42/43/44/55/61/81/83 等，最常见的为 HPV6、11 型。致病类型：低危型 HPV 可以引起生殖器疣及 LSIL，一般不会引起宫颈癌变。其中 HPV16 和 HPV18，具有较强的致癌能力。

三、宫颈癌筛查注意事项

1. 筛查前注意事项

（1）7 天内无阴道局部用雌激素软膏，无阴道灌洗、上药。

（2）在非经期进行，避免阴道流血的干扰。

（3）2 天内无性生活。

2. **筛查不宜过于频繁** 一些女性朋友没隔几周便进行复查，看到结果变成了"阴性"就非常高兴，但这很可能是不准确的哦。宫颈上皮由很多层细胞组成，自内向外生长。想象一下，如果最底层的细胞病变，也需要大约 2 个月的时间才能到达表层，此时的检查结果才是可靠的。

3. **怀孕了，还需要检查吗？** 从宫颈癌的一级预防和优生优育角度看，准备妊娠的女性朋友们应在怀孕前行子宫颈癌的筛查，筛查的方式和非妊娠妇女基本相同。若在孕前未行宫颈癌筛查，则可在孕期行宫颈癌筛查。这时候应该注意由于孕期特殊的免疫状态，HPV 一过性感染较非孕期多见，所以在孕期 HPV 的检测价值不大，还会增加孕妈妈的心理负担，在孕期可单独行宫颈细胞病理学检查。

总之，宫颈癌预防要从妇科体检抓起，不要心存侥幸，定期复查，一旦结果异常，及时寻求医生的帮助；注意生活规律、自爱、无生育要求时戴避孕套、定期完成宫颈癌筛查，远离宫颈癌的发生。

（马建婷）

第八节 感染 HPV 以后，听听医生怎么说

高危型人乳头瘤病毒的持续感染是宫颈癌和宫颈癌前病变发生的重要原因，HPV检测有效地提高了宫颈癌筛查的敏感度，是宫颈癌筛查的重要方法。

随着筛查的普及，给不少女性带来了困扰：HPV 阳性等于宫颈癌前病变甚至宫颈癌吗？

HPV 阳性不等于宫颈癌前病变甚至宫颈癌！需要明确 HPV 检测是筛查宫颈疾病，而不是用于查找病毒有无。

据统计，80% 的妇女一生中都可能感染 HPV，其中大多数是一过性感染，能够被自身免疫系统清除，并不产生病变。也就是说，感染不等于病变。HPV 感染自然转阴率与年龄相关，年龄 < 30 岁的妇女，2 年内的清除率为 91%，年龄 ≥ 30 岁妇女中 2 年内的清除率 79% ~ 80%。故筛查结果只有高危型 HPV 感染，无宫颈组织学病变时不

必惊慌，听从医嘱一年后复查。高危 HPV 感染超过 2 年，医学上称持续感染，持续感染状态的妇女随着年龄增大比例增加，这是对年龄较大或性生活时间较长的妇女进行 HPV 检测更有意义的原因所在。

实际临床工作中感染 HPV 的女性朋友常常会问：老公要不要查？还能不能同房？

老公不必检查，但也有一定的感染率。因为 HPV 感染主要通过性接触传播，其他还有母婴传播和接触传播（如和他人共用毛巾、浴巾、马桶坐便器等）。男性 HPV 感染率与女性相当，年龄不同，感染率存在差异，18 ~ 30 岁性活跃人群感染率高，在我国分别为 14.5% 和 15.6%（男性同性性行为人群比男性异性性行为人群发生 HPV 感染的可能性高）。男性阴茎、包皮、尿道、龟头、阴囊、腹股沟、肛门、肛周均是 HPV 的重要定植部位。尽管男性 HPV 相关肿瘤的发病率比较低，通常没有明显症状，但当男性感染 HPV 病毒后，可通过性生活导致伴侣感染。由于男性阴茎包皮过长或包茎与女性宫颈 HPV 感染有关，可建议行男性阴茎包皮环切，以降低女性宫颈的 HPV 感染率。

能同房吗？能，但应采取男性避孕套的预防措施，安全套具有 70% 的保护作用，以最大限度地降低男性和女性的 HPV 感染率。男性接种宫颈癌预防性疫苗，可减少男性生殖器和精液的 HPV 感染，也可减少 HPV 在两性之间的传播。

当感染 HPV 病毒后还可以注射疫苗吗？

感染过 HPV，如果现在已经转阴性，可以直接接种。根据 4 价 HPV 疫苗的临床研究结果显示，感染过 HPV16/18 亚型又转阴的女性，越年轻接种疫苗的效果越好。如果年龄 16 ~ 26 岁，疫苗对 HPV16/18 亚型的保护仍然有 100%，但是到 24 ~ 45 岁只剩下 66.9% 的保护率。如果正在感染 HPV16/18 亚型，TCT 正常的话，建议观察 6 ~ 12 个月，等转阴后再接种。假如 12 个月后不转阴，根据宫颈疾病诊治指南，通常需要做一下阴道镜检查 + 宫颈活检，排除宫颈病变。如果现在感染的亚型不在 HPV 疫苗包含之内，接种之后还是能够很好预防疫苗包含的 HPV 亚型感染。所以，也可以直接接种。总而言之，疫苗越早打越好。

HPV 感染后有特效药吗？

没有，主要靠自身免疫力。要想提高免疫力，必须保持良好的身体健康状况：均衡饮食、多吃蔬菜水果；保持中等量运动；作息规律、不熬夜；戒烟戒酒等；定期检查，预防宫颈癌发生。

（马建婷）

第九节　切除子宫后 HPV 感染就消失了吗？

在门诊经常碰到这样的患者，因为各种原因切除了子宫，在体检时发现生殖道 HPV 感染，或在门诊被建议行 HPV 和 TCT 筛查时常常质疑：医生，我都已经切除子宫了，为什么还要行 HPV 检查呢？很多女性认为，宫颈疾病通过切除子宫或部分宫颈，就可以同时消除 HPV 的感染。更有一部分患者在术后首次复查没有发现 HPV 感染，认为手术已彻底清除病毒，再无后顾之忧，就疏于定期复查。

其实，这都是大家对 HPV 感染存在的误区！今天就来给大家科普一下：切除子宫后 HPV 感染会彻底消失吗？是否还要定期复查呢？

一、切除子宫就"彻底消灭"了 HPV 病毒吗？

目前研究已证实，高危型 HPV 持续感染是引起宫颈癌的原因，但 HPV 的感染不仅仅局限于宫颈，在人体一些"隐秘的角落"，如阴道、外阴、肛周等生殖道黏膜皮肤都有可能感染 HPV。高危型 HPV 持续感染不仅会导致宫颈癌，也会引起阴道上皮内肿瘤、外阴癌及阴道癌的发生，低危型 HPV 感染则往往会引起生殖道湿疣。

对于 HPV 感染导致宫颈疾病的患者来说，如果 HPV 病毒只存在于发生病变的附近，那做完手术之后，这种局部的感染就被清除掉了。但是，手术的目的并不是治疗 HPV，而是治疗及进一步明确病变。HPV 病毒不仅存在子宫颈上，有时会在生殖道呈"跳跃式"存在，因此手术切除病变部位后，其他部位的 HPV 感染还有可能持续存在。

二、为什么不少人在手术以后 HPV 就转阴了呢？

人体本身就具有对病毒感染的免疫清除机制，有研究表明在通过手术治疗宫颈癌前病变后，有 60% ~ 70% 的患者在 8 ~ 12 个月后 HPV 能够转阴。

但不同患者从做完手术到随访结果转阴的时间往往大相径庭，更有一部分人术后 HPV 不仅不能转阴，甚至持续存在，进而发展为阴道上皮内瘤变、阴道癌等。研究表明：这和患者的年龄、感染 HPV 类型及持续时间、个体免疫因素、阴道微生态环境，甚至性伴侣 HPV 感染情况都息息相关。

三、子宫切除术后如何进行 HPV 和 TCT 筛查？

1. 宫颈癌前期病变术后随访　出于治疗目的将子宫切除的患者，2019 ASCCP 推荐：在治疗后第 12 个月，第 24 个月，第 36 个月进行基于 HPV 的检测。接下来进入长期随访：25 年内每隔 3 年一次基于 HPV 的检测。2019 ASCCP："基于 HPV 的检测"：单独 HPV 筛查或 HPV+TCT（联合筛查）。若结果为 HPV16 或 HPV18 阳性，及 HPV 其他高危型阳性＋ TCT 报告为 ASCUS 及以上，则需要行阴道镜检查。

2. 宫颈癌术后随访　因宫颈癌切除子宫的患者，在术后前 2 年每 3 个月随访一次，随后 3 ~ 5 年每 6 个月随访一次。若 5 年随访无复发，则可以回归到每年正常体检及妇科检查。

3. 子宫良性疾病术后随访　25 ~ 65 岁女性，如果没有不适症状，美国癌症学会推荐每隔 5 年做一次联合 HPV+TCT，或每隔 3 年做一次单独 TCT。65 岁以上女性，以往 25 年里没有合并 CIN2 级或更高级别的病变，过去 10 年里没有阳性筛查结果，可以停止 HPV 和 TCT 筛查。对不符合上述标准的女性，建议继续筛查。

综上所述，HPV 可以同时感染多个部位，使得在子宫切除术后随访中仍可能出现局部 HPV 阳性的结果。所以子宫切除术后的广大女性同胞们绝不能"掉以轻心"，仍需定期复查及随访！

另外大家也别想着用什么药物来杀灭 HPV，各类保健品基本不靠谱。最可靠的是自身的免疫力！要想提高免疫力，必须保持良好的身体健康状况，饮食均衡、多吃蔬菜水果；保持中等量运动；作息规律、不熬夜；戒烟限酒等。更靠谱的预防 HPV 感染的措施是：对于年龄不超过 45 岁的女性，都建议接种 HPV 疫苗。

第十节　宫颈锥切术——小手术，大学问

门诊经常会碰到这样的事儿："医生，你帮我看下病理单：宫颈3、6、12点高级别上皮内瘤变，怎么办啊？需要手术吗？""您需要做宫颈锥切术。""医生，既然怀疑我快发展成宫颈癌了，为什么不干脆把子宫直接切除，却要分两次手术呢？"别急，本文我们来科普一下子宫颈锥形切除术相关知识。

一、什么是宫颈锥切术？

宫颈锥切术是宫颈锥形切除术的简称，也就是圆锥形切除宫颈的一部分，完整地切除容易发生病变的宫颈柱状上皮和鳞状上皮的移行带，然后做全面的病理检查，以确定宫颈病变的性质和严重程度，也是切除病变的一种治疗方法。

二、哪些情况下需要进行宫颈锥切术？

1.宫颈刮片细胞学检查多次发现有恶性细胞，阴道镜检查无异常，宫颈活检或分段诊刮阴性者，应做宫颈锥切进一步确诊。

2.宫颈活检已确诊是宫颈高级别上皮内病变（HSIL，包括 CINII– Ⅲ，宫颈原位癌），宫颈原位腺癌，显微镜下发现有宫颈癌微小浸润（宫颈癌 Ia1），为了确定手术范围，可以先做宫颈锥切，切下宫颈组织作进一步的病理检查，明确病变程度，指导手术范围的选择。

3.慢性宫颈炎患者宫颈肥大、增生、外翻者，经保守治疗效果不佳者，可作小范围宫颈锥切术治疗。

三、宫颈锥切手术后可能会出现哪些情况？

1.**残端出血**　发生率高达 30%，早期出血多因创面电凝结痂脱落或结扎不紧，所以要求患者在宫颈锥切手术早期少活动（而一般手术鼓励尽早活动）；术后 2 周左右出血多是因为缝线吸收、张力消失所致，创面感染也可引发或加重出血。对于锥切后出

血患者，轻者（少于月经量）可观察并使用止血药物；重者需直视检查寻找出血部位，压迫止血，必要时缝合。

2. 创面感染 发生率 5% 左右。除了强调手术前检查阴道清洁度，治疗已经存在的阴道炎症外，术后适当使用抗生素。

3. 宫颈管狭窄 发生率大约 4%。患者需要注意术后月经情况，如果出现经血不畅或腹痛应及时就诊，必要时行宫颈管扩张术。

4. 关于定期随诊 建议宫颈锥切后 3 个月复查，主要是检查创面愈合情况，发现异常及时处理，在术后第 6 个月，复查宫颈细胞学或人乳头瘤病毒；第 12 个月分别再复查，项目同前；第 2 年还要继续复查，若前几次都正常，则每年复查一次。术后 3 个月内禁止性生活，以免引起宫颈创面感染和出血。

四、宫颈锥切对生育有影响吗？

宫颈锥切本身并不影响精子和卵子的结合过程。建议可在术后 1 年开始备孕，在这之前，建议全程避孕套做好防护。宫颈锥切切除了部分宫颈组织，减少了宫颈机械承托力，有发生晚期流产和早产的可能。破坏了宫颈黏液栓使天然的抗感染屏障减弱，增加了上行性感染的危险性，可能会有胎膜早破和羊膜腔感染的风险。少数患者术后可能并发宫颈管粘连，需及时就医，否则可能影响受孕。宫颈锥切术，未必会导致宫颈性难产，不应成为剖宫产的指征。

这个手术可以切除病变组织，这看似不幸，实则幸运，因为这部分患者属于早期的隐匿性宫颈癌患者，病灶极为早期和隐匿，但通过锥切术得以早期诊断，并能接受早期治疗，这往往让患者拥有更好的预后，很多患者可以达到治愈的目标，然后便是术后的定期随访。

（马建婷）

第十一节　宫颈癌的科普小知识

前不久，妇科病房来了一位 67 岁的徐阿姨，因"发现卵巢囊肿 5 年"收住入院。无阴道流血流液等不适，拟行"腹腔镜下患侧附件切除术"，术前行严格的术前准备，发现宫颈 HPV16 感染，进一步阴道镜检查，组织活检，确诊宫颈浸润癌（Ib1 期）。

徐阿姨这种情况可谓是不幸中的万幸，在无任何症状的情况下因"卵巢囊肿"入院，检查发现"宫颈癌"，行腹腔下宫颈癌根治术，术后七天康复出院。

通过以上案例，也许大家觉得很害怕，感到恶性肿瘤就在身旁，防不胜防。女性朋友，不必惊慌，宫颈癌是最容易通过常规筛查与随访预防的妇科恶性肿瘤，能早期发现，治愈率高。接下来给大家来科普一下宫颈癌。

一、女性宫颈癌是什么原因造成的？

高危型人乳头瘤病毒感染是导致宫颈癌的主要原因，HPV 是一种常见的双链 DNA 球形病毒，存在自然界有 170 多种亚型，与人类相关的 25 种亚型，主要通过性行为传播。多数性活跃人群一生中某个时段可能感染 HPV，但仅有少数女性发生宫颈癌，高危型 HPV 持续感染才会发生宫颈上皮内瘤变、宫颈癌，高发年龄在 50 ~ 55 岁。

二、发生宫颈癌的高危因素有哪些？

99.7% 的宫颈癌都源于 HPV 感染，如过早性生活、多个性伴侣或性伴侣有其他性伴侣者易发生宫颈 HPV 感染，易致宫颈癌，多次妊娠史、多次分娩史、吸烟、酗酒，患有 HIV 或其他免疫力低下疾病等是宫颈癌的高发因素。

三、宫颈癌有哪些临床症状？

宫颈癌早期可能不会出现任何症状和体征，中晚期引起阴道出现或异常排液，接触性出血（性生活后出血）是最早期症状。如果出现上述任何征象就需要就医，虽然上述症状可能是其他非肿瘤原因所致，但唯一能确诊的是让医生检查。

四、有哪些方法能预防或早期发现？

目前：有两种检测方法可以预防或早期发现宫颈上皮内瘤变（宫颈癌前病变）或宫颈癌。

1.宫颈细胞学检查，能发现宫颈上皮内瘤变或宫颈癌，推荐 21 ~ 65 岁。

2.HPV 检测，用于发现高危 HPV 感染。

有条件的话（经济条件许可）可以上述两项联合筛查，降低漏检率。

五、应在何时进行宫颈癌筛查？

开始筛查年龄是 21 岁，如果结果是正常的，3 年后再进行下一次宫颈细胞学检查。

宫颈 HPV 检测联合宫颈细胞学检查用于 30 岁及以上的宫颈癌筛查，如果结果连续两年正常，则 3 ~ 5 年后进行下一次联合筛查。

强调：对于 21 ~ 65 岁女性，在医生指导下连续接受宫颈细胞学筛查非常重要，即使你自认为年龄大了而不想再生育抑或不再有性生活。

六、如何预防宫颈癌？

1. 定期进行宫颈细胞学和（或）HPV 检测，以便早期发现宫颈上皮内瘤变或宫颈癌，若检查结果异常，遵医嘱治疗或随访。

2. 接种 HPV 疫苗，HPV 疫苗能保护机体抵御导致宫颈癌、阴道癌及外阴癌的 HPV 病毒感染类型，建议 9 ~ 26 岁的人群接种疫苗，接种后仍需按规定筛查、随访。

3. 性生活使用安全套。

4. 有专一性伴侣。

七、若罹患宫颈癌怎么办？

确诊宫颈癌，不必惊慌，到专业的妇科肿瘤医生处就诊，妇科对于早中期宫颈癌的诊治技术已十分成熟、正确评估后，行腹腔镜下宫颈癌根治术或保留生育功能的手术，术后遵医嘱严密随访。

温馨提示：

1.普及防癌知识，开展性卫生教育。

2.重视高危因素及高危人群，有异常症状者及时就医。

3.早期发现及诊治宫颈上皮内瘤变，阻断宫颈浸润癌发生。

4.开展宫颈癌筛查，做到早发现、早诊断、早治疗。

（马建婷）

第十二节　宫颈癌，可防可控不可怕，远离它！

一、宫颈癌现状

宫颈癌是妇科最常见的恶性肿瘤，2015 年我国宫颈癌新发病例和死亡病例分别达到 10 万和 3 万。近年来，宫颈癌的发病呈明显年轻化趋势，年龄小于 35 岁宫颈癌患者占整个宫颈癌患者的 16% 以上。在发达国家，如北美、欧洲等已有完善的预防和筛查制度的国家或地区，宫颈癌的发病率和死亡率均明显下降。而在发展中国家，因为预防及筛查普及率的低下，宫颈癌的发病率和死亡率仍然呈现上升趋势。

二、罪魁祸首——HPV 病毒

HPV 中文名称为"人乳头瘤病毒"，是一种属于乳多空病毒科的乳头瘤空泡病毒 A 属，是球形 DNA 病毒，能引起人体皮肤黏膜的鳞状上皮增殖，是导致宫颈恶性肿瘤的罪魁祸首，其中，感染 HPV16 及 HPV18 后罹患宫颈癌的风险最高。它在自然界普遍存在，凡是有性生活的妇女，均有机会感染 HPV。宫颈长期感染 HPV 病毒，会引起宫颈鳞状上皮内病变，逐渐进展为宫颈癌。

其高危因素包括过早性生活，多个性伴侣，免疫力低下，吸烟等不良生活习惯。要远离宫颈恶性肿瘤，需要做到提前预防，尽早筛查！

三、如何做到提前预防，尽早筛查？

1.提前预防

宫颈癌是迄今所有恶性肿瘤中唯一可以通过接种疫苗来预防的，接种 HPV 疫苗是预防宫颈癌的主要方法。目前市场上存在的宫颈 HPV 疫苗主要有三种：二价、四价、九价。二价疫苗对抗 HPV16 和 HPV18 型，可以预防 70% 的宫颈癌。接种年龄为 9 ~ 45 岁，接种时间为 0、1、6 个月。四价疫苗主要用于预防两个低危型（HPV6 和 HPV11）和两个高危型（HPV16 和 HPV18），两个低危型 HPV 与 90% 的尖锐湿疣有关，两个高危型 HPV 对 70% 以上的宫颈高级别病变和宫颈癌有一定的预防效果。接种年龄为 9 ~ 45 岁，接种时间为 0、2、6 个月。九价疫苗针对 HPV6、11、16、18、31、33、45、52 和 58 相关的病变，预防 90% 以上的宫颈癌。适合接种年龄是 9 ~ 26 岁（国际共识），由于我国九价疫苗在 2018 年上市，还在进行 Ⅲ 期临床试验，它是根据四价疫苗在东南亚地区也包括香港和台湾地区的临床试验批准的，因为东南亚都是黄种人，根据这些数据批准其可用于 16 ~ 26 岁的女性，接种时间为 0、2、6 个月。

2.尽早筛查

对于有过性生活的女性，需定期行宫颈癌筛查。25 岁开始宫颈癌筛查。25 ~ 65 岁筛查方案三选一：每 5 年 1 次主要 HPV 检测（首选）；若不能进行主要 HPV 检测，每 5 年 1 次联合筛查（HPV 结合细胞学检测）；每 3 年 1 次仅细胞学检查。65 岁以上，如果近 25 年内没有 CIN2 级及以上的病史，近 10 年内筛查均为阴性，可以停止筛查。

四、宫颈筛查结果处理流程（图 1-2）

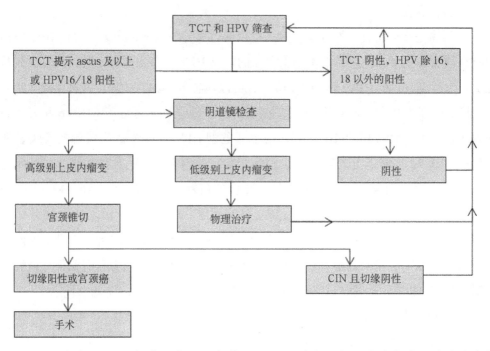

（引用 2020 年美国癌症协会普通风险人群的子宫颈癌筛查建议作为参考）

图 1-2　宫颈筛查结果处理流程

（马建婷）

第十三节　阴道炎与子宫颈癌有相关性吗？

妇科炎症是门诊就诊的常见疾病，在受到各种致病菌侵袭感染后发生的炎症。如炎症不及时治疗，会带来许多并发症，对免疫功能、新陈代谢以及内分泌系统都会产生不良影响，甚至导致某些部位的恶性病变。

一、关于阴道微环境

在人体皮肤表面和与外界相通的腔道中都有寄生的对人体无损害作用的微生物，称为正常微生物群或正常菌群。这种微生物对人体有益无害，而且是对于人体健康是不可缺少的。正常菌群与人体之间以及正常菌群间形成一个相互依存、相互制约的系统，确保人体的正常运行。

女性阴道与外界相通，为开放性，当女性进入青春期后，由卵巢产生雌激素、孕激素，使阴道分泌物出现周期性变化。在雌激素作用下，阴道上皮细胞内糖原增加，占主导作用的乳杆菌可以分解糖原产生乳酸，使阴道内形成弱酸性环境（4.0 ~ 4.5），即阴道微环境。

弱酸性环境可以防止致病菌在阴道内繁殖，产生阴道的自净作用，减少炎症的发生。女性阴道内常有少量分泌液，主要由阴道黏膜渗出物，宫颈管、子宫内膜及输卵管腺体分泌物等混合而成，习称白带（leucorrhea）。

正常白带呈蛋清样或白色糊状、无腥臭味，量少。白带的量及性状随月经周期而呈现周期性改变，一般在月经前后 2 ~ 3 日，排卵期及妊娠期增多，特别是在排卵期，会呈现较多的蛋清样白带；青春期前及绝经后较少。

二、阴道炎与子宫颈癌有关吗？

外阴及阴道炎症是妇科最常见的疾病。引起炎症的病原体包括细菌、病毒、真菌及原虫等微生物。阴道与尿道和肛门相邻，局部潮湿的环境；生育期妇女的性活动；生产；需要经阴道进行的妇科操作，如妇科检查、人工流产等，对阴道子宫颈造成的损伤；加上女性月经周期雌激素水平的波动等都成为阴道炎易于发病的原因。

正常情况下，女性阴道微环境处于平衡状态，当致病菌群或病原体大量繁殖，平衡被打破，容易引起细菌性、念珠菌性和滴虫性阴道炎等常见下生殖道感染性疾病，即为阴道炎。

滴虫阴道炎：灰黄色或黄白色泡沫状稀薄分泌物，多伴有异味，常见于经期前后、妊娠期或产后等阴道分泌物 pH 发生改变时明显增多，多伴外阴瘙痒。

假丝酵母菌阴道炎：凝乳块或豆渣样分泌物，常呈白色膜状覆盖于阴道黏膜及宫颈表面，多伴外阴奇痒或灼痛，部分严重患者可表现为阴道壁黏膜充血、溃疡、外阴红肿等。

细菌性阴道病：灰白色匀质分泌物，有鱼腥味，可伴有外阴瘙痒或灼痛。

生殖道感染性疾病及阴道微生态环境的改变，易引起 HPV 感染，在子宫颈癌的发生进程中起着一定促进作用，即阴道炎在某种程度上可能通过促进 HPV 感染，进一步促进子宫颈癌前病变和子宫颈癌的发生。

现在已知子宫颈癌与高危型别 HPV 感染相关，过早性生活、生育、性伴侣过多、激素、年龄、吸烟等因素相关，其中持续性的高危型 HPV 感染，是子宫颈癌和子宫颈癌前病变的重要危险因素。

生殖道感染性疾病以及阴道微生态环境的破坏，并不直接引起子宫颈癌及癌前病变发生。从高危型 HPV 感染到发生子宫颈上皮内瘤变，再到癌变是一个持续的漫长的过程。

所以，对于有包括阴道炎在内的生殖道感染性疾病的患者不必担忧阴道炎是否会导致子宫颈癌，但是应该重视。对患有阴道炎及有 HPV 感染的女性，应积极尽早治疗阴道炎症。我们必须远离宫颈癌，别让宫颈癌离你越来越近！

（马建婷）

第十四节　卵巢上长了肿物到底是不是癌？

卵巢上长了肿物（囊肿或实质性肿块），到底是什么？妇科医生告诉你关于卵巢肿物的这些事儿。

每年女性朋友都要做一次体检，妇科盆腔 B 超检查，经常会看到类似这样的报告：左侧卵巢上出现了一个 2.0 cm×1.6 cm 的无回声肿块，提示：左侧卵巢囊肿。该怎么办？神情紧张，急急忙忙看医生。医生医嘱：等到月经干净，再次复查盆腔超声，复查后双侧卵巢大小正常，左侧卵巢的囊肿也消失了。这是怎么回事？

一、卵巢囊肿怎么这么任性，说不见就不见了？

这还得先从卵巢说起，这对位于子宫两侧、个头虽小、貌不惊人的灰白色的"小家伙"，是产生与排出卵子并分泌甾体激素的性器官。卵泡的发育、排卵掌控着整个月经周期，女性一生中一般有 400 ~ 500 个卵巢发育成熟并排卵。

月经周期分为卵泡期、黄体期。在卵泡期，在雌激素等激素的协同作用下，卵泡增大称为窦卵泡，经过募集，其中会有一个卵泡"脱颖而出"优先发育成为优势卵泡，其余的卵泡逐渐闭锁，月经周期第 11 ~ 13 日，优势卵泡增大到 18 mm 左右，接着发生排卵，排卵多发生在下次月经来潮前 14 日左右。排卵后卵泡液流出，剩下的卵泡腔被卵泡颗粒细胞和卵泡膜细胞侵入，周围由卵泡外膜包围，共同形成黄体，黄体直径 1 ~ 2 cm，若排出的卵子受精，黄体转变为妊娠黄体，至妊娠 3 个月才退化；若卵子未受精，黄体在排卵后 9 ~ 10 日开始退化。

卵巢囊肿分为生理性囊肿和病理性囊肿。生理囊肿是怎么发生的呢？就是因为在月经的周期中，卵巢在经历卵泡期、排卵和黄体期的过程中出现的囊肿，生理囊肿包括卵泡囊肿、黄体囊肿和卵泡膜黄素化囊肿。

生理囊肿长啥样？特点就是囊肿直径小于 6 cm，肿瘤标志物也不高，而有生理囊肿的女性也没有什么不舒服，大部分生理囊肿会在 1 ~ 3 个月消失。对于这种囊肿，医生建议 1 ~ 3 个月后月经干净复查即可。如果囊肿短时间迅速增大，就不考虑生理囊肿了，多需要手术治疗。

二、卵巢上长了肿物是不是恶性的呢？

其实最担心的就是害怕肿物是恶性的，医生的担心也是一样的。卵巢癌发病率居女性生殖系统恶性肿瘤第 3 位，死亡率居妇科恶性肿瘤之首。卵巢癌的临床症状（如腹痛或压力、腹胀、便秘、泌尿系统症状、背部疼痛或疲劳）是非特异性的，并且可能存在于健康女性和晚期卵巢癌患者中；因双侧卵巢位置居于盆腔深部，早期肿块不易发现，而且现有的肿瘤指标也不能早期发现卵巢癌，故临床发现的卵巢癌 75% 是晚期了。

卵巢良性肿瘤与恶性肿瘤的鉴别：恶性肿瘤病程短，迅速增大；肿瘤多为双侧，固定；肿瘤实性或囊实性，表面不平，结节状；患者常有腹腔积液，多为血型，可查到癌细胞。做 B 超的结果为液性暗区内有杂乱光团、光点，肿块边界不清。

目前的共识推荐血清 HE4 与 CA125 联合应用来判断盆腔包块（包括卵巢肿物）的良、恶性。

三、我国的《卵巢癌诊疗规范》中的要点

1. 血 CA125、人附睾蛋白 4 卵巢上皮癌中应用价值最高的肿瘤标志物,可用于辅助诊断、疗效监测和复发监测。

2. 影像学检查 卵巢癌的主要影像学检查方法包括超声检查(经阴道/经腹超声)、CT 扫描、MRI 扫描等,可以明确肿瘤形态、侵犯范围等,有助于定性诊断;如怀疑有邻近器官受侵和远处转移,可相应行胃肠造影检查、静脉尿路造影检查和胸部 CT 检查等。

3. 细胞学和组织病理学检查 大多数卵巢恶性肿瘤合并腹水或胸腔积液,行腹水或胸腔积液细胞学检查可发现癌细胞。组织病理学是诊断的金标准。

4. 胃肠镜检查 在盆腔肿块患者中需排除胃肠道原发肿瘤卵巢转移者,尤其相对年轻,血清 CA19-9、CEA 升高显著的患者需行胃肠检查,排除胃肠道转移性肿瘤。

5. 腹腔镜检查 作为一种微创性手术,对于部分盆腔包块、腹水患者需排除盆腔炎性包块或结核性腹膜炎时,可行腹腔镜探查活检,避免不必要的开腹手术。腹盆腔探查还可用于判断能否实现满意的减瘤手术。

手术和化疗是卵巢恶性肿瘤治疗的主要手段。极少数患者可经单纯手术而治愈,但绝大部分患者均需手术联合化疗等综合治疗。对于广大热爱健康的朋友,即使您平时没有什么不舒服的表现,也建议您至少每年体检一次,因为有些疾病来时静悄悄,通过体检发现异常,我们就可以做到未雨绸缪,及时发现及时诊治。

(马建婷)

第十五节 怎样早期发现卵巢癌?

卵巢肿瘤是常见的女性生殖器官肿瘤,可发生于任何年龄,组织学类型复杂,卵巢肿瘤可分为良性肿瘤和恶性肿瘤。卵巢恶性肿瘤(卵巢癌)是妇科三大恶性肿瘤之一,因其缺乏特异性症状和有效实用的早期诊疗手段,70% 以上的患者确诊时已为晚

期。相较于乳腺癌和宫颈癌，卵巢癌一直以来都是被严重低估的"沉默的杀手"。

数据显示：我国乳腺癌的 5 年生存率已达 80%，宫颈癌 5 年生存率近 60%，但晚期卵巢癌 5 年生存率长期滞留在 30% ~ 40%。

另外据国家癌症中心最新发布的数据显示，我国恶性肿瘤 5 年生存率已从 10 年前的 30.9% 提升到 40.5%，而卵巢癌 5 年生存率仅提高 0.4%，几乎无明显改善。

卵巢恶性肿瘤早期偶可在妇科检查中发现，常无症状，约 2/3 患者就诊时已是晚期，原因是卵巢位于盆腔的深部，早期不易发现，其次卵巢癌早期无特异性症状，会出现腹胀、腹部包块、腹痛不适等非特异性症状，所以如果出现如下非特异性症状时，请及时就医，做到早发现、早诊断、早治疗。

一、卵巢癌的早期非特异性症状

1. 腹胀：腹围逐渐增大，持续性的饱胀感。

2. 胃纳差：不喜进食，易产生饱腹感。

3. 慢性疼痛：下腹或盆腔的慢性疼痛。

4. 泌尿系统症状：尿频或尿急。

其他可能症状：

1. 排便习惯改变。

2. 不规则阴道流血。

3. 易疲劳。

4. 体重减轻。

二、卵巢癌的发病风险有哪些？

1. **年龄** 卵巢癌风险随着年龄的增加而增加，好发于 50 ~ 79 岁女性。但其他年龄段女性依然有罹患卵巢癌的风险。

2. **家族史** 如果你的家族中有罹患卵巢癌、乳腺癌、内膜癌、结直肠癌，则你的卵巢癌风险会增大。

3. **基因突变** 如果你的基因有着相关卵巢癌的突变，如 BRCA 基因突变，则卵巢癌风险增加。

4. **从未生育或不育的患者** 卵巢癌风险较高。

5. **肥胖** 体重过重的女性（BMI > 30）卵巢癌的发病风险较高。

6. **避孕** 口服避孕药的女性其卵巢癌发病风险较低。

7. **饮食** 女性长期保持低脂饮食习惯，可以明显降低卵巢癌的发病风险。

三、卵巢癌能早期发现吗？

虽然目前没有针对卵巢癌的筛查手段，但大约有 20% 的卵巢癌患者还是可以通过以下方法被及早发现及诊断，早期的卵巢癌仅局限于局部，诊断后患者的 5 年生存率可高达 94%。

1. **常规健康检查** 盆腔检查很有用，可发现一些早期的生殖系统癌症。

2. **发现症状及时就医** 出现腹胀，腹痛，胃纳差或尿频尿急等症状及时就诊。

3. **筛检** 最常用的卵巢癌筛检方　是经阴道超声检查联合血清 CA125 及 HE4 检测，CA125 是血液里的蛋白质，很多卵巢癌患者其血清 CA125 水平升高。HE4 基因在卵巢癌组织中高表达，在良性肿瘤及正常组织包括卵巢组织中不表达或低表达。

4. **BRCA 基因检测** 没有 BRCA 基因突变的女性终生发生卵巢癌的风险是 1.3%，而 BRCA1 基因有突变的患者，卵巢癌的发病风险高达 40% 左右。

5. **当您有附件肿块、卵巢囊肿时，要做到按时随访** 随访一旦发现肿块有增大趋势，有相关血液指标增高，需要及时处理，做到早发现、早诊断、早治疗。

讲到最后笔者认为诊断卵巢癌最关键的还是：定期健康检查，定期妇科检查，有症状及时就诊。

（何燕）

第十六节　异常子宫出血离子宫内膜癌有多远？

教科书上对月经的定义：周期性的子宫内膜脱落，一般为 21 ~ 35 天，平均 28 天，经期 2 ~ 8 天，月经量为 20 ~ 60 mL。异常子宫出血指与正常月经的周期频率、规律性、经期长度、出血量中的任何一项不符，源自子宫腔的出血。那异常子宫出血离子宫内膜癌有关系吗？举例说明。

4个月之前，门诊来了一位24岁的胖妹子，体重115 kg，已婚2年，没生过也没怀孕过，月经老不干净，经量忽多忽少，持续2个多月，在其他医院吃过中药或西药调经，没有效果。阴超提示：内膜24 mm，不均质，进一步检查，发现还有糖尿病，住院进行宫腔镜检查，病理结果：子宫内膜复杂不典型增生伴癌变。

子宫内膜癌是妇科三大癌之一，其他两大癌指宫颈癌和卵巢癌。随着生活方式的西化，内膜癌的发病率逐渐增高。中老年人是发病的主力，但是年轻人得内膜癌的比例也越来越高，高危因素，包括肥胖、未婚、未生育、糖尿病、高血压、乳腺癌、排卵障碍性月经失调、有家族史、单用雌激素补充等。上面胖妹子肥胖、未生育、糖尿病和月经失调，中了招。

异常子宫出血，英文简称AUB-O，曾经叫做功血。没有排卵或者少排卵，就缺乏孕激素来保护内膜，只有雌激素在不停地刺激内膜生长，患内膜癌的风险就大大增加，所以，月经失调其实离内膜癌真有点近。但仅仅月经失调，无法直接诊断内膜癌，只有通过病理区分月经失调和内膜癌；绝经后出血，且内膜4～5 mm以上；宫腔有肿块等（更多地需要医生来判断）。就要考虑诊刮术，来获取组织送病理检查。可以选择传统的直接诊刮，更好是通过宫腔镜下诊刮，可以提高诊断率。

子宫内膜癌除了阴道流血，还有阴道排液、疼痛等。

阴道流血：主要表现为绝经后阴道流血，量一般不多。尚未绝经者可表现为月经增多、经期延长或月经紊乱。

阴道排液：多为血性液体或浆液性分泌物，合并感染则有脓血性排液，恶臭。因阴道排液异常就诊者约占25%。

下腹疼痛及其他：若癌肿累及宫颈内口，可引起宫腔积脓，出现下腹胀痛及痉挛样疼痛，晚期浸润周围组织或压迫神经可引起下腹及腰骶部疼痛。晚期可出现贫血、消瘦及恶病质等相应症状。

癌症，最好的是阻止其发生。我们为大家列举了一些注意事项。

1. 控制体重，坚持运动。

2. 避免油炸食品、高脂饮食。

3. 适龄结婚，在政策允许下多生育。

4. 每年一次体检，有家族史（子宫内膜癌，遗传性结肠癌）的可以适当增加次数。

5. 乳腺癌病人要警惕内膜癌发生，尤其是术后激素治疗者。

6. 糖尿病、高血压和高血脂患者积极治疗。

7. 更年期妇女使用雌激素进行替代治疗，应在医生指导下使用，同时使用孕激素，定期转化子宫内膜。

8. 多囊卵巢综合征等患者应积极治疗，避免 2 个月以上不来月经。

9. 长期服药短效避孕药可以降低内膜癌风险 40% 左右。

10. 慎用保健品，避免未知的雌激素刺激。

11. 要加强医学知识，有更年期异常出血、阴道排液，合并肥胖、高血压或糖尿病的妇女要提高警惕，及时就医，进行细胞学检查、病理组织学检查、影像学检查等筛查，有助早期诊断。

（马建婷）

第十七节　警惕！女性绝经后阴道出血！

女人和男人有很多区别，其中一个就是女人每月都有"亲戚"来访。不过，"她"很识相，会自觉地在应该离开的时间离开，如果碰到不该来的"亲戚"就要提高警惕！

案例：

赵奶奶（化名），女，71 岁，1 周前就诊于余姚市人民医院。当时赵奶奶愁眉苦脸地向医生陈诉："我 52 岁亲戚就走啦，1 个月前居然她又来啦，你说羞不羞啊，说出来我都不好意思。"接诊医生一边详细地做着记录，一边准备相关检查。查体：宫颈前唇 1.5 cm×1.5 cm×2 cm 大小菜花状赘生物组织，触之易出血。B 超示：绝经后子宫，内膜（双层）厚约 9.4 mm，右附件区探及 56 mm×55 mm×69 mm 的囊性暗区，边界清，形态欠规则。宫腔诊刮物病检示：子宫内膜未分化腺癌。初步诊断为子宫内膜癌。

经过周密的术前评估，我们妇科团队为赵奶奶实施了微创手术：腹腔镜下子宫内膜癌根治术（广泛子宫切除术＋腹主动脉旁淋巴清扫＋盆腔淋巴切除＋大网膜切除术）。现赵奶奶已自行下地行走，脸上已看不到刚入院时的愁云，与医护人员高兴地开玩笑："多亏你们，我这老太婆再活30年没问题，现在科学真发达，四个小洞洞就把我的病治好，精气神十足，完全看不出我是个做完手术正在恢复的老太太。"妇产科开展腹腔镜手术已20年，熟练掌握各类疑难危重疾病的微创治疗，如宫颈癌、子宫内膜癌及卵巢癌的腹腔镜下根治术、子宫腺肌病的腹腔镜下病灶H型切除（保留子宫）术、子宫肌瘤的腹腔镜下肌瘤剥除术等。微创手术已近三万例。

下面笔者就绝经后异常阴道出血相关疾病简单给大家科普一下。

一、子宫内膜癌

子宫内膜癌临床表现常为绝经后不规则阴道流血或阴道排液等。高血压、糖尿病是高危因素。一旦出现上述异常症状应及时到医院就诊，由专业的医生及时判断，及时早期治疗。

二、宫颈癌

宫颈癌是最常见的妇科恶性肿瘤，发病率仅次于乳腺癌。早期的临床表现为接触性出血、不规则阴道流血或阴道流液。若遇上述症状，及时医院就诊，同时要按期体检。

三、子宫内膜息肉和宫颈息肉

子宫内膜息肉为子宫内膜过度增生所致，对绝经后患者表现为绝经后不规则阴道流血、阴道流液、阴道分泌物增多。宫颈息肉为宫颈内黏膜过度增生所致，长在宫颈处，临床表现为性交后点滴出血或伴随血性分泌物等。虽然两种大多数为良性，但有恶变的可能，仍需病理检查定论。

四、萎缩性阴道炎

萎缩性阴道炎又称老年性阴道炎，因绝经后雌激素水平降低、局部抵抗力下降引起的以需氧菌感染为主的炎症。主要症状为外阴灼热不适、瘙痒及阴道分泌物增多，感染严重时呈脓血性白带，影响日常生活。遇到类似症状，及时就诊，补充外用雌激素后就可解决难言之隐。

最后，笔者需要强调的是绝经过渡期及绝经后期妇女仍然需要定期体检，面对异常症状的出现千万不要不在意，要及时就诊，由专业的医生诊治。

（马建婷）

第十八节 赞！单孔腹腔镜——小孔藏肚脐，微创不留痕

不久前，妇科病房住进了一位二十几岁年轻貌美的小姑娘，花样年纪的她，脸上却带着本不属于她的忧伤。"医生，怎么办，我肚子里长了一个直径 20 mm 的肿块（CT提示肿块 24 mm×22 mm×18 mm），我知道一定要手术，但是我还没有结婚，真的真的不想留疤，医生，我腹部会留下一个很大的瘢痕吗？""别担心，请相信我们，我们会让手术的瘢痕穿上隐身衣。"

做好充分术前准备，制定周密的治疗方案，把减少创伤，切除病灶，不留手术瘢痕作为治疗目标，我们为这位少女实施了单孔腹腔镜手术。术后第一天上午下床行走，下午出院。

那么什么是单孔腹腔镜手术呢？随着人们对美的无限追求，在保证治疗效果的同时，希望腹壁的伤口越来越小，甚至无瘢痕（无腹壁创口），经自然腔道内镜手术（natural orifice translumenal endoscopic surgery，NOTES）便适时而生。单孔腹腔镜手术（laparoendoscopic singlesite surgery，LESS）是基于 NOTES 的基本理念。为追求更加微创，带给更多人文关怀而发展起来的。

通俗地讲，单孔腹腔镜就是利用肚脐，这一天然凹陷作为屏障，在肚脐上做一直径约 2.5 cm 的手术切口进行所有的手术操作，从现有已普及的传统的多孔腹腔镜（3～4个 0.5～1.0 cm 的创口）演变成经脐孔单个创口。

虽然这种单孔腹腔镜手术大大增加了医生的术中操作难度，但是却减轻了患者的术后疼痛，较传统腹腔镜更符合现今外科手术微无创发展趋势，即减少或隐藏手术瘢痕，减少术后疼痛，促进术后康复，充分体验手术瘢痕美容化的人文宗旨。

单孔腹腔镜手术已有多年，能熟练开展下列手术：

1. 输卵管良性疾病手术，如输卵管结扎术、输卵管妊娠（输卵管切除、开窗）手术、输卵管系膜囊肿。

2. 输卵管性不孕症的诊断。

3. 卵巢良性疾病，如卵巢子宫内膜异位囊肿、卵巢单纯性囊肿、卵巢畸胎瘤。

4. 子宫肌瘤剜除术，子宫全切术等。

文章一开始提及的妙龄少女，因卵巢畸胎瘤而行经脐单孔腹腔镜手术，术后未留任何瘢痕。提醒未婚女孩子平时也要注意自己腹部大小，不要认为只是自己长胖了，如有不适，做好防护及时去医院就诊。早发现，早治疗，对于各类疾病均适用。对卵巢肿瘤更是肿块越小，卵巢功能损伤越小。

（何燕）

第十九节　化疗期间恶心呕吐，该怎么办？

化疗是化学药物治疗的简称，通过使用化学治疗药物杀灭癌细胞达到治疗目的。化疗是目前治疗癌症最有效的手段之一。

化疗药物可以引起骨髓抑制、消化系统不良反应、神经系统毒性反应、肝功能损害等毒副反应，其中消化系统反应最常见的表现为恶心呕吐，恶心呕吐常可引起脱水、代谢紊乱等不良后果，严重者会影响化疗的正常进行，那么化疗期间出现恶心呕吐，该怎么办呢？

一、创造良好的环境

保持病室内的整洁安静，营造舒适、轻松的环境。对一些爱好音乐的人，化疗时可以播放一些自己喜欢的音乐。在听音乐的过程中，自主神经兴奋性下降，会影响人的生理、心理及情感反应，可分散注意力，减轻化疗中的恶心呕吐。同时要减少各种不良的环境刺激，如污物、药物、气味等，尤其是与化疗药稀释后的颜色相同的食物，应尽量避免，以防产生不良的条件反射。护士在施行化疗时，要态度和蔼、语言恰当、操作规范、准确无误。当患者出现呕吐时，可以给予安慰，协助患者坐起，呕吐后可以帮助患者用温水漱口。

二、掌握用药时间

在睡眠中给药可预防化疗所致的呕吐。这是因为胃酸分泌随迷走神经的控制而周期性变化，睡眠时胃肠蠕动慢，肛门括约肌反射改变，吞咽活动弱，唾液分泌近乎停止，所以睡眠中呕吐反射会减弱。因此对呕吐频繁者可采取午睡时给药。静脉化疗于餐后 3～4 小时用药较适宜，此时胃充盈度小，胃内压力低，发生呕吐症状少。

三、正确使用止吐剂

目前癌症患者化疗最有效控制恶心呕吐的方法是使用止吐剂，止吐剂的作用机理是通过作用于致吐的神经递质结合点，使其拮抗机体的神经受体对细胞毒性化疗药的反应，从而抑制呕吐。

四、饮食清淡

少量化疗时恶心呕吐使交感神经兴奋性增高，抑制消化腺分泌和胃肠平滑肌的蠕动，直接抑制了消化机能，这时患者常无进食的生理和心理要求，不必强求患者多进食，饮食可给予流质或半流质，如稀饭、清汤等，少量多餐，并根据患者进食和呕吐的情况给予适当补充水分，如果汁、糖水、盐水等。

五、观察药物不良反应

化疗药引起恶心呕吐时常伴有唾液分泌增加、心动过速、出冷汗、头晕眼花等症状，剧烈呕吐可导致嘴唇干燥、唾液黏稠、尿色暗黄、极度口渴等脱水症状。同时止吐药也会产生头痛、个别患者恶心呕吐会延迟发生在化疗后 24 小时，甚至持续几天。因此用药期间应严密观察上述情况，应关心患者，多与患者交谈，劝其适当起床活动，摆脱化疗时不适症状，做好详细记录。对症状严重者，医生应及时调整方案，使机体在化疗后能尽快康复。

恶心呕吐虽然可怕，但是通过患者和医护人员的一起努力，采取适当的预防措施和处理方式，相信我们一定能够有效对抗恶心呕吐，早日恢复健康。

（方群）

第二十节　葡萄胎是什么？其实不是葡萄，也不是胎！

前几天科室来了这样一位患者，小宋是一位年轻的妈妈，第一次怀孕，抱着喜悦的心情，等待新生命的到来，但是怀孕到一个多月时，小宋被"孕吐"折磨得不行，还出现了阴道流血。担心不已的家人送她来医院，谁知一做超声检查，医生告知她不是正常怀孕，而是怀了"葡萄胎"。

一、葡萄胎是什么？

葡萄胎是发生在胎盘部位滋养细胞的一种疾病，又称为妊娠滋养细胞疾病，其形态是大多数情况下宫腔内没有胎儿，只有水泡样组织，水泡样组织中间有特定的结缔组织，将水泡连在一起，形似葡萄，因而得名，不是葡萄，也不是胎。

二、葡萄胎的分类

临床上根据有无胎儿和胚胎成分可分为完全性葡萄胎和部分性葡萄胎。

1. 完全性葡萄胎是指受精卵完全没有发育成胚胎，宫腔里就是一团葡萄样的水泡组织。

2. 部分性葡萄胎是指有胎儿，但同时还存在部分绒毛水肿，变成水泡样组织，也就是既有"胎"，也有"葡萄"。

完全性葡萄胎发生恶变概率较大，所以应重视这种疾病。诊断为完全性葡萄胎，需要进行基因检测，因其恶变率较高，一般要求患者术后严格随访。

三、葡萄胎三大典型的症状表现

1. 停经后阴道出血 为最常见的症状，多在停经 8 ~ 12 周左右开始出现，有不规则阴道出血，量多少不定。当然，早孕期阴道出血还需要排除异位妊娠、先兆流产。

2. 子宫异常增大 约有半数以上的葡萄胎患者出现子宫异常增大、变软、血 HCG 水平异常升高，这是由于葡萄胎迅速增长及宫腔内积血导致。

3. 妊娠呕吐 恶心呕吐症状出现时间一般较正常妊娠早，症状严重，且持续时间长。同时可能伴有子痫前期征象、甲状腺功能亢进、腹痛、卵巢黄素化囊肿等。

四、哪些人要小心葡萄胎？

首先，年龄低于 20 岁或大于 40 岁，卵巢功能不健全或衰退，容易造成卵泡发育异常；其次，以前发生过葡萄胎，再发生的概率要增高很多；还有，有过 2 次或 2 次以上流产，卵子本身发育存在缺陷。叶酸、胡萝卜素、维生素 A 的缺乏都有可能和"葡萄胎"有关。

五、葡萄胎和正常怀孕有什么不一样的地方

1. 阴道出血，多在 2 ~ 4 个月时发生，可能会伴有水泡样组织的排出。

2. 因为绒毛水肿占据宫腔，所以子宫比平时怀孕的子宫还要大。

3. 由于 HCG 异常升高及子宫迅速增大，怀孕期间恶心呕吐症状较重，还可能会有高血压、腹痛等症状。

六、葡萄胎的治疗和随访

如果你被诊断为葡萄胎，就需要尽快尽可能完全的清宫去除异常组织。注意清宫术后还需要监测 HCG 水平直到正常，并且长期监测 HCG 有无再次升高，并且术后需要长达 2 年的避孕。

一般建议刚开始每周随访一次 HCG，如果连续三次正常，可每两个月随访一次 HCG 直到半年。如果连续两个月也三次正常，就每半年随访一次。定期随访可早期发现恶变，并及时采取处理措施。

最后笔者想说，葡萄胎的发生不容小觑，一经发现，要立即就医，并遵医嘱定期复诊检查，配合随访，两年之内要严格避孕。女性朋友应该引起足够的重视。

（张彧）

第二十一节　妇科恶性肿瘤术后需要随访吗？

恶性肿瘤是终生疾病，术后需要终生严密随访，而临床工作中常见的情况是患者和家属很重视初始治疗，如手术、放疗或化疗，忽视远期的随访和治疗，这使得患者5年或远期存活率降低，生活质量下降。所以答案是肯定的，妇科肿瘤术后需要定期随访。随访可以早期发现复发，及时治疗，还可对恢复过程中出现的异常情况及时处理，当然随访并不能预防肿瘤复发。

一、随访的必需性

1. 患者在医院接受有效的规范根治性治疗后，临床痊愈出院，但仍有复发或转移的问题，因为癌症患者始终存着复发或转移的可能。部分癌症患者来就诊时已属中晚期，第一次治疗常不能根治，需要边治疗，边观察疗效，边复查，以求得到更好的综合治疗措施。

2. 对一些年轻的、特殊的部位的癌症患者，如保留生育功能的宫颈癌患者，何时可以过夫妻生活？何时可以妊娠？是否需要辅助生育技术等，都须根据复查的有关情况才能做出回答。

3. 恶性肿瘤是威胁人类生命的主要疾病之一，初始治疗有些难尽人意，患者的精神心理状态比较复杂和焦虑，患者在走完人生的最后一刻时，常要经历较长一段时间的肉体痛苦和精神上的折磨，并且日益加重。对这类患者定期或不定期复查，可及时采取有效的心理治疗和对症治疗。

4. 患者的饮食、功能锻炼都应在随访中得到医生的指导，医生通过随访、观察可以获得十分有价值的科学资料。

二、随访时间

妇科常见恶性肿瘤有宫颈癌、子宫内膜癌、卵巢癌，滋养细胞肿瘤和子宫肉瘤比较少见。

1.**宫颈癌随访** 50% 在 1 年内复发，75% ~ 80% 在 2 年内复发，故治疗后 2 年内每 3 个月复查一次。3 ~ 5 年内每 6 个月 1 次，第六年开始每年复查一次。

2.**卵巢癌随访** 卵巢癌术后完成化疗后，（有维持治疗根据具体情况）术后 2 年每 3 个月一次，术后 3 ~ 5 年视病情 4 ~ 6 个月一次，5 年后每年一次。

3.**子宫内膜癌随访** 75% ~ 95% 复发在术后 2 ~ 3 年内，一般术后 2 ~ 3 年，每 3 个月随访一次，3 年后每 6 个月一次，5 年后每年一次。

4.**恶性滋养细胞肿瘤随访** 恶性滋养细胞肿瘤患者临床治愈后第一次在出院后 3 个月，然后每 6 个月 1 次至 3 年，以后每年 1 次至 5 年，以后可每 2 年一次。随访期间严格避孕，一般于化疗停止 12 个月以上才可以妊娠。

疾病时间段随访时间不拘泥于固定时间间隔，患者不适及时就诊，肿瘤标志物及影像学检查尤为重要。

三、随访内容

随访最好找住院治疗的主刀或主治医师，因为通常情况下，给您治疗的医生更了解您的病情，较其他医生更有针对性。复查时的内容通常包括妇科检查（特别是三合诊检查）、盆腔彩超，还应定期行肝胆胰脾肾等超声检查、胸片等，必要时 CT、MRI 等检查以及其他某些特殊检查如 PET 等，还要依据具体肿瘤行相关的必要检查。

1.**宫颈癌随访** 除上述检查外，定期 TCT 液基细胞学检查和高危型 HPV-mRNA（DNA）及 SCC，每 3 ~ 6 个月进行一次胸部 CT 检查和 B 超检查或盆腔 MRI 检查等。

2.**卵巢癌随访** 上述检查外，CA125 是常见的肿瘤标记物，AFP、CA199、CEA 等也是肿瘤标记物，术后随诊时监测这些肿瘤标记物是必要的。因为肿瘤标记物消长变化往往提示肿瘤的活动与静止，是随访较好的指标，一般来讲，如果术后随诊过程中有 CA125 连续升高，90% 的可能是复发了。经济条件好的还可行 PET 检查，判断治疗效果以及发现复发病灶等。

3.**子宫内膜癌随访** 上述检查外，术后监测 CA125 水平也很重要，术后的持续升高常提示子宫外复发；子宫内膜癌很易复发于肺和肝脏，因此，术后的肝肾 B 超和胸片就极有价值。每 3～6 个月进行一次胸部 CT 检查和 B 超检查或盆腔 MRI 检查等。盆腔检查应该是所有随诊中最重要的部分，是辅助检查不可替代的。

4.**恶性滋养细胞肿瘤随访**　随访内容以血 HCG 为主要监测指标，必要时可结合 B 超 CT、MRI，盆腔检查不可少。

疾病时间段随访时间不拘泥于固定时间间隔，患者不适立即就诊，随访内容也不拘泥于以上这些，根据患者情况做到个体化随访。

第三章 更年期管理

第一节 其实，围绝经期没那么可怕！

莫名的烦躁，经常失眠，多疑，浑身无力……这是围绝经期女性所面临的烦恼。其实，没有哪个女性不担心年华的逝去，也没有哪个女性能抗拒容颜的衰老。每位女性都会经历围绝经期，甚至生命的一半时间将在绝经中度过。

如何正确认识围绝经期？围绝经期女性又该如何积极面对这一现象呢？通过下面几个问题，笔者将一一为大家解答。

一、围绝经期就是围绝经期综合征吗？

围绝经期与围绝经期综合征是两个不同的概念。围绝经期是每个女性都必然经历的，从有生育力到无生育力的过渡时期，是个自然的生理阶段。围绝经期综合征不是所有围绝经期女性都会有的，它是指由激素改变引起自主神经系统功能紊乱为主，伴有心理症状的综合征。

所以，围绝经期的女性不一定都会出现围绝经期综合征，症状轻重也有差别，这和个人体质、激素状态、精神因素、社会环境有关。

二、围绝经期有哪些临床表现？

1.月经改变　月经周期改变是围绝经期出现最早的临床症状：

（1）月经周期延长，月经稀发，经量减少，最后月经停止来潮。

（2）月经周期不规则，经期延长，经量增多，甚至大出血或出血淋漓不断，然后逐渐减少而停止。

（3）月经突然停止，较少见。由于卵巢无排卵，雌激素水平波动，易发生子宫内膜癌。对于异常出血者，应行诊断性刮宫，排除恶变。

2. 血管舒缩症状　主要表现为潮热、出汗，是血管舒缩功能不稳定的表现，是绝经期综合征最突出的特征性症状。

大部分绝经妇女可以出现。潮热可波及全身，少数妇女仅局限在头、颈和乳房。在潮红的区域患者感到灼热，皮肤发红，紧接着爆发性出汗。持续数秒至数分钟不等，发作频率每天数次至 30 ~ 50 次。夜间或应激状态易促发。此种血管功能不稳定可历时 1 年，有时长达 5 年或更长。

3. 精神神经系统症状

（1）情绪障碍，也分为两种类型。

一种是抑郁型，主要表现为情绪低落，思维联想缓慢，精神运动迟缓，自我评价降低，食欲不振，严重者对外界冷淡，丧失情绪反应，甚至发展成严重的抑郁性神经症。

另一种是兴奋型，表现为情绪烦躁、易激动、失眠、注意力不集中、多言多语、大声哭闹等神经样症状。

（2）睡眠障碍，主要表现为入眠困难、失眠、夜间频繁觉醒、晨间早醒、醒后无法再入睡、嗜睡及打鼾等。长期的睡眠障碍会导致人们的心理、生理健康受损，增加中老年女性冠心病周期性发作的危险。

（3）认知障碍，围绝经期后女性有不同程度上的认知功能改变，如记忆力不集中、记忆力减退等，不同个体表现差异很大。

三、是顺其自然还是积极干预？

围绝经期是一个自然的生理过程，很多人都认为"既然是正常的就不需要治疗，不必要进行任何医疗干预，应该顺其自然、听天由命，这是生理现象!"

当并非友善的"生理现象"影响到人们的正常生活，甚至给健康带来威胁时，我们就要适当干预了。

就像是青春期长身体要给孩子补充营养；生育期怀宝宝若缺乏叶酸需要补充叶酸，同样围绝经期这个特殊生理阶段，由雌激素缺乏引起各种症状，恰当妥善使用性激素，可以明显缓解症状，预防各种近期和远期的并发症，减少由绝经引起的相关疾病发病风险，平稳、舒适地度过围绝经期。所以围绝经期来了，不是顺其自然，听之任之，而是要进行积极的干预和必要的激素补充。

四、怎样平稳度过围绝经期？

合理膳食 + 适量运动 + 激素替代治疗，可以有效帮助女性朋友度过围绝经期。

1. **通过饮食养护卵巢** 在日常生活中，食疗是有效维护卵巢健康的方式，女性可以吃一些对卵巢调养有好处的食物，如新鲜蔬菜、瓜果以及豆制品。适当增加维生素 E、维生素 C，增加富含叶酸食物的摄入，如菠菜、西红柿、青菜、胡萝卜等。豆腐、豆浆等豆类制品中含有大量植物蛋白，植物蛋白能促进卵巢健康，保持女性容颜和身材。

2. **坚持运动** 保持肌肉力量，增加关节柔韧性，减少未来摔倒受伤的风险。紧致的肌肉，窈窕的体型会给围绝经期女性带来更多的自信。

3. **增加钙的补充** 进入围绝经期后，雌激素分泌减少，骨质流失严重，适量补钙能大大降低疾病的发生。

4. **理智药物养生** 女性要在医生的指导下服用激素类药物，不能盲目补充雌激素。同时，也要警惕不法分子推销的所谓"养生保健品"，很可能是成分不清的三无产品！

五、补充激素安全吗？

绝经性激素治疗是缓解围绝经期症状的有效方法。总体上对于小于 60 岁或绝经 10 年内（窗口期）的女性，绝经性激素治疗的益处大于风险。

绝经性激素治疗决策应个体化，需从女性生活质量、健康优先和个体风险因素等方面进行综合考虑（如年龄、绝经年限、症状种类以及静脉血栓、卒中、缺血性心脏病的风险等）；用药种类、剂量、用药途径和持续时间应该与治疗目标和安全性相一致，及时调整，做到个体化。

六、哪些人不宜绝经激素治疗？

对于绝经激素治疗，七类人群不能适用：

1. 已知或可疑妊娠。

2. 原因不明的阴道出血。

3. 已知或可疑患有乳腺癌。

4. 已知或可疑患有性激素依赖性恶性肿瘤。

5.患有活动性静脉或动脉血栓栓塞性疾病（最近 6 个月内）。

6.严重的肝、肾功能障碍；血卟啉症、耳硬化症。

7.已知患有脑膜瘤（禁用孕激素）。

总之，围绝经期是更加成熟的标志，也是悠闲的开始，你会有更多的时间、精力来为自己和家人设计更美好的生活。月经的离去，并不意味着衰老的来临。绝经只是在增龄的过程中，打下醒目的注解，告诉此时的女性，不必为生育烦恼，可以有更多的精力来关爱自我，启动另一个生命旅程。

（杨春林）

第二节　更年期管理"秘籍"

"更年期"医学上称"围绝经期"，指卵巢功能开始衰退直至绝经后 1 年内的时期。中国女性平均绝经年龄 50 岁，卵巢功能衰退可始于 40 岁，故围绝经期历时 1 ~ 10 年。传统观念认为女性进入更年期是正常的生理过程，绝大多数女性对于更年期出现的症状会选择"熬"的方式来渡过，从而使生活质量明显下降。那么如何平稳、优雅地度过更年期呢？今天和大家聊聊更年期及更年期管理"秘籍"。

一、更年期最常见的不适

1.自己难受，别人不知的　月经乱来、潮热、盗汗、心慌、睡眠不佳、尿频、阴道干涩等。

2.别人看得到的　烦躁易怒、乱发脾气、抑郁等，这方面也是大家对"更年期"印象不好的原因所在。

3.夫妻之间才知道的　性生活时阴道疼痛、灼热、性欲下降等。

4.悄悄地发生，直到出现严重后果才知道的　心血管事件、骨质疏松、骨折、老年痴呆等。这些问题造成的影响更加严重，可能危及生命。

中国女性预期寿命已超过 80 岁，绝经过渡期和绝经后期已成为女性生命周期中最长的一个阶段，寿命延长了，更要活得有质量，更年期带来的痛苦千万别去"硬扛"。

二、更年期管理"秘籍"

1. 健康的生活方式　坚持适度运动；低糖低脂低盐饮食；戒烟限酒；保持合适的体重，合理的体重指数：18.5 ～ 23.9；增加社交活动和脑力活动等。

2. 及时就医、合理治疗　可以选择植物药、中成药及激素替代治疗。激素替代治疗是治疗更年期问题及相关疾病最有效的方法，可以缓解各种不适症状，保护骨密度，预防骨质疏松，减少心血管疾病风险，还可减少绝经后腹部脂肪堆积，减少总体脂肪量改善胰岛素敏感度，降低 2 型糖尿病的发病率。

3. 激素替代治疗方法

（1）口服药物治疗：常用的有天然或合成的雌孕激素，依据是否希望月经来潮的意愿选择序贯或连续的方法服用。

（2）经阴道给药：仅为改善绝经生殖泌尿综合征时建议首选阴道局部雌激素治疗，当口服或经皮激素不能完全改善泌尿生殖道局部症状时可同时加用局部雌激素治疗。

（3）左炔诺孕酮宫内缓释系统（曼月乐）：在子宫内放置含有药物的节育器，可免去口服药物的麻烦，还可预防和治疗子宫内膜的增生。

在大众心中往往会闻"激素"二字猛如虎，一提到激素常会把各种不良反应联系在一起，那么激素替代治疗到底有没有不良反应呢？

很多人会认为补充雌孕激素最大的风险是乳腺癌，这点常被过度解读。实际上，已经有几万例女性参加的研究证实，小剂量单独补充雌孕激素不会增加乳腺癌风险，而且目前选用的激素都为天然的或者接近天然的。从用药时间上来说，激素补充 10 年之内也不会增加乳腺癌的风险。血栓风险：激素补充可能会影响凝血功能，造成血栓风险增加。不过这个对于黄种人来说，影响相对较小。如果选择用经皮肤吸收的贴剂或者软膏，这些影响就几乎可以忽略不计。

什么时候开始启动激素替代治疗呢？

40 岁以上女性、末次月经后 12 个月仍未出现月经，排除妊娠后则可临床诊断为绝经，此期卵巢功能逐渐衰退，如果连续两次月经周期改变，可尽早在窗口期启动激素替代治疗。一般认为 60 岁以下或者绝经不超过 10 年的女性，都可以开始激素替代治疗。

是不是所有的女性都适合激素替代治疗呢?

激素替代治疗属于医疗措施,需在妇科医生评估和指导下使用。

激素替代治疗的禁忌证:

(1)已知或怀疑妊娠。

(2)原因不明的阴道出血。

(3)已知或可疑患乳腺癌。

(4)已知或可疑患性激素依赖性恶性肿瘤。

(5)最近6个月内患活动性静脉或动脉血栓栓塞性疾病。

(6)严重肝肾功能不全等。

患有子宫肌瘤、子宫内膜异位症、乳腺良性疾病等是不是不能接受激素治疗了呢?

以上都属于激素治疗相对禁忌证,不是绝对不可以激素治疗,而是需要专科医生评估后判断是否适合激素治疗。例如,子宫肌瘤5 cm及以上会增加肌瘤进一步增大及变性的风险,肌瘤3~5 cm者应根据患者情况综合判断,同时选择合适的剂型,对肌瘤而言,雌激素口服比经皮更安全,替勃龙比雌孕激素连续联合疗法更安全。

(娄颖)

第三节 盆底肌训练——女人一生的必修课

当母亲的女人是伟大的,随着岁月的流逝,有一些变化我们可以看得到摸得着,如脸部的变化,而有些变化我们却看不见摸不着,但是能感受到,如盆底。盆底的变化可能会让很多女性的工作和生活都受到很大的影响,如漏尿、大便失禁、便秘、盆腔器官脱垂等。盆底在每天的生活中发挥着不可或缺的作用,如排尿、排便和性生活。女人的一生都需要与盆底打交道,所以盆底健康需要精心呵护。

一、如何呵护盆底健康呢?

1.成年女性 盆底就像一个"吊床",保证排尿、排便和性生活功能正常发挥的膀胱、尿道、阴道、直肠等都在这个"吊床"上面。女性工作之后，由于多数时间都在办公室办公，所以整个上身的力量就会长期的压在了盆底上面，久而久之，这个"吊床"的功能就会受到一定的影响。因此，年轻的女性朋友们，办公室工作的闲暇时间，可以在办公室里多做做 Kegel 运动哦!

2. 孕期女性　孕期时候的"吊床"就像被压了一个重物，随着胎儿的不断长大，"吊床"不断往下压，盆底的功能受到影响，有些孕妇中晚期就会出现漏尿的情况。所以，孕妈咪在孕期应尽早进行 Kegel 运动，越早越好。

3. 产后女性　生完孩子，虽然卸货了，轻松了，可是万里长征才走完第一步，接下来的任务还很艰巨，妈妈们一定要重视产后康复，尤其是产后盆底康复。产后带孩子的同时也需要尽早进行 Kegel 运动，远离漏尿、阴道松弛等盆底疾病尴尬!

4. 中老年女性　如果产后盆底功能恢复的好，你可能会终身受益，但是如果产后恢复得不好，或者随着年龄的增长，盆底功能就会有明显的下降，此时如果再不坚持 Kegel 运动，以后的你可能会面临漏尿、盆底痛、便秘、大便失禁、盆腔器官脱垂等困境。从成年女性——孕期——产后——中老年，每一个阶段女性都需要进行盆底康复，都需要坚持 Kegel 运动。Kegel 运动带给你的不仅是生活质量的提高，更能为你的生活增添性福。所以，Kegel 运动是女人一生的必修课。

二、如何进行 Kegel 运动

仰卧，双腿弯曲，保持正常呼吸;收缩肛门，想象阴道里有个东西，然后将其由下至上提起;坚持 3 ~ 5 秒，然后放松，再次收缩肛门，坚持 3 ~ 5 秒，然后放松，如此反复;收缩和放松为一组，每 10 组为一次，每次 Kegel 运动 2 ~ 3 组，一天 2 ~ 3 次 Kegel 运动，每周尽量保证有 3 ~ 5 天做 Kegel 运动。

Kegel 运动时，尽量减少大腿、臀部和腹部肌肉力量的参与，保持正常呼吸。每次 Kegel 运动前排空大小便，以保证锻炼的正常进行。

呵护盆底健康，从坚持 Kegel 运动开始，您的坚持将会让你变成明天不一样的自己。

（张彧）

第四节　影响女人幸福生活的 5 种盆底疾病

盆底是一个和女人幸福生活息息相关的人体组织。为什么这么说呢？盆底像一个柔软的"吊床"一样支撑着盆腔内的膀胱、子宫、直肠等，胎儿从这里娩出；排便、排尿全都经过这里；人们通常所说的 PC 肌（性爱肌）也在盆底。一旦盆底出现问题，人体的三大重要功能——排便、排尿、性，都将遭殃。

盆底出了问题，即盆底功能障碍性疾病，是由于盆腔支持结构退化、损伤及功能障碍造成的。而盆底最容易出问题的时期，一个是产后；另一个是更年期。怀孕和分娩是盆底的第一大劫难，有些妈妈产后出现了一些盆底的症状，但是没放在心上，或者难以启齿，结果导致生活质量逐渐下降，有些人还导致婚姻破裂。剖宫产虽然避免了生产过程中的一些损伤因素，但是剖宫产后仍不可避免地会出现漏尿、盆腔器官脱垂等盆底疾病。剖宫产短期对盆底的保护效果虽好，但从长远来看其对盆底的损伤也是不可避免的。

当你出现这些情况，你的生活质量会受影响吗？你还会幸福吗？

1. **漏尿**　咳嗽、打喷嚏一不小心就漏尿，甚至大笑几声竟然也会尿湿裤子。久而久之，连老公也嫌弃自己的体味很大，不愿靠近。年龄大了，得像婴儿一样每天穿着尿不湿……这种情况临床上称之为"压力性尿失禁"，常发生于产后和中老年女性，而中老年女性之所以出现漏尿，往往是由于年轻时身体在产后没有及时恢复，给 25 年后的自己留下了盆底疾病的隐患。

2. **子宫脱垂**　下腹经常坠胀，腰酸，走路时下体不知不觉有东西掉出来，下蹲时阴道口还能摸到鸡蛋大小的肉体。产后盆底肌支持功能下降，若不及时修复，子宫很容易发生"游走"，造成脱垂。子宫脱垂后子宫颈长期暴露在外，容易发生糜烂、溃疡，引发很多妇科问题，严重影响夫妻生活。轻度脱垂还能恢复，严重时则需要手术切除。

3. **慢性盆腔痛**　莫名下体痛、奇怪的小肚子痛迟迟找不到病因，吃了各种药也都不见效。渐渐地排斥、惧怕性生活，讨厌应酬。长期被疼痛折磨的，人也失眠、健忘，彻底抑郁了。"慢性盆腔疼痛"可能找上你了！疼痛会持续 6 个月以上，虽然目前病因比较复杂，但是有研究指出与分娩造成盆底肌的损伤有关。曾经出演《广告狂人》《辛普森一家》的著名好莱坞女星 Zosia Mamet 在一次新闻发布会上公开了一个令人震惊的消息，她曾经遭受了六年"慢性盆腔疼痛"的折磨。所以，产后及时评估盆底状况，避免日后漫长疼痛的折磨。

4. 粪失禁　尤其是二胎或者多胎的妈妈，产后发现自己控制不住肛门了，经常不分时间、地点不自主就排气、排便。这种尴尬简直无法出门。临床上称为"粪失禁"，也是由于产后盆底肌的损伤，控便能力下降导致的。不仅生活上造成很大的困扰，心理上也承受着煎熬，优雅女性的尊严极大受挫，这样的生活状态，也很难维持一段美好的婚姻。

5. 再也不能愉快地"啪啪啪"　一些产后的妈妈，性生活总结起来就一个字"疼"；还有一些妈妈阴道松弛、干涩，无性快感；一部分女性，默默忍着，选择逃避，尽量减少性生活的次数；不"性"福的婚姻的结局往往是——性事不完美，还是分了吧。总之，盆底功能障碍性疾病是成年女性的常见病和高发病，现在已经成为严重威胁女性健康和生活质量的慢性病之一。这种病可能你并没有在意，但是你或者身边的人可能已经患上了。

温馨提示：

为了长久的幸福生活，重视产后 42 天检查和盆底功能检查，及早发现问题，及时进行康复，提高生活质量，提升幸福指数。

（杨春林）

第五节　什么情况？跳广场舞，竟然把子宫跳出来了！

近日，一位 60 多岁的陈大妈神色慌张地来到门诊，着急地对医生说："我正在跳广场舞呢，跳着跳着，有个东西从我身上掉出来了，有一半还连在身体里，是不是肿瘤啊？太吓人了。"医生赶紧给陈大妈做了检查，发现大妈外阴部掉出来的东西不是肿瘤，而是子宫。这让大妈很不可思议，怎么子宫还会脱落呢？然而，在妇科门诊，这样的场景很常见。

一、什么是子宫脱垂？

子宫脱垂就是随着年龄的增大，盆底组织的松弛，减弱了对子宫的支撑作用，从正常位置沿着阴道下滑脱出阴道口。子宫脱垂根据严重程度可以分为Ⅰ度，Ⅱ度和Ⅲ度（国际分类：POP-QⅣ度）。一般Ⅰ度无临床症状，Ⅱ度和Ⅲ度会有不同程度的腰酸和下腹坠胀感，漏尿，排便排尿困难等。

那么，大妈们关心的问题来了，为什么我的子宫会掉下来，是我广场舞跳得太多了？

二、导致子宫脱垂的原因主要有以下4种

1. 妊娠和分娩 对盆底组织损伤最厉害的就是妊娠和分娩的过程，尤其是难产，盆底筋膜和韧带由于过度的牵拉而被削弱其支撑力量。若产后过早的参加体力劳动，特别是重体力劳动，影响盆底组织的恢复而发生子宫脱垂。

2. 衰老 随着年龄的增长，特别是绝经后出现的支持结构的萎缩导致盆底组织的松弛而至子宫脱垂。

3. 腹压增加 一些老年女性长期便秘，慢性咳嗽等导致腹压的增加也会导致盆底脏器的脱垂。

4. 医源性原因 由于治疗某些疾病所进行的一些妇科手术，导致盆底组织的损伤，从而发生子宫脱垂。

所以跳广场舞并不会直接导致子宫脱垂的发生，但如果你有盆底组织的松弛，由于跳广场舞时长期的站立和重力作用，会发生尴尬的事情，子宫跳出来了及漏尿等现象。

三、子宫出来了怎么办，还能塞回去吗？

一般无症状的子宫脱垂Ⅱ度轻以内的患者无须治疗，但需要注意避免参加重体力劳动，要保持良好的作息习惯，还可以进行盆底肌锻炼，如凯格尔运动。凯格尔运动又称为骨盆运动。是目前用于防治盆底肌松弛效果最好，无不良反应的非手术治疗方法，坐着看电视，办公随时可以进行。重度伴有症状的子宫脱垂需要手术治疗。

凯格尔运动方法：平躺后双脚分开与肩同宽，弯曲双腿，吸气时抬高臀部，吐

气时放下臀部。做缩紧肛门阴道的动作，每次收缩 3 ~ 5 秒后放松 3 ~ 5 秒，连续做 10 ~ 15 分钟，每日进行 2 ~ 3 次，或每日做 150 ~ 200 次，可有效促进盆底功能恢复。盆底肌康复的最佳时间是产后 3 个月内。

如果发现自己有疑似子宫脱垂的现象，建议及时去医院就诊，进行盆底诊断，听从医生的建议进行治疗！

（王兰英）

第六节　子宫脱垂——如何选择适合你的术式

案例：

吴女士，42 岁，14 年前阴道自然分娩一男婴，体重 4000 g。4 年前自觉腰酸，午后始加剧，伴有会阴部肿块脱出，遂至医院就诊，医生嘱放置子宫托治疗，因佩戴不适并伴有出血，要求手术治疗。

吴女士患的是"盆腔脏器脱垂"，脱出的肿块是"子宫"，根据吴女士的年龄、症状，医生制订治疗方案：曼氏手术＋骶韧带缩短或子宫骶骨前悬吊术。

今天笔者就跟大家讲讲若发生子宫脱垂如何选择适合你的术式。

一、盆腔脏器脱垂

由于盆底组织退化、创伤、先天发育不良或某些疾病引起损伤、张力减低导致支撑力量不足，使脏器下移出现的功能障碍。根据脱垂发生的不同部位可分为阴道前壁膨出、子宫脱垂、阴道顶脱垂、肠疝和阴道后壁膨出，往往是一个或多个部位的下移而膨入阴道区域，轻症患者无不适，中、重症患者自觉肿物脱出，伴有不同程度腰骶部酸痛或下坠感，久站后加重，卧位后减轻。

阴道前壁膨出，可伴有排尿障碍、尿潴留、尿不尽感、尿失禁等，阴道后壁膨出者可能有排便困难，宫颈长期暴露在外与内裤摩擦可出现出血、溃疡。上述症状严重影响患者的生活质量，给工作和生活带来不便。

生殖器官正常位置的维持需依靠完好无缺及强有力的盆底组织支持，盆底组织的肌肉、筋膜及韧带一旦发生损伤或退化，盆底组织即像"吊床"般坍塌而发生脏器脱垂。

妊娠和分娩是导致盆底组织损伤的独立因素，多产、难产、巨大儿更易引起盆底肌肉、筋膜的撕裂，文章开头提及的吴女士因巨大儿妊娠分娩，产后未及时修复，日积月累，量变到质变，当盆底组织承托力不能支撑脏器重力时，POP 就发生了。

防治 POP 要重视产后黄金修复期（产后 6 周～6 个月），改变生活习惯、控制体重、坚持盆底肌锻炼，适时评估盆底功能，及时干预做起。

二、发生中重度盆底脏器脱垂怎么治疗？

脏器脱垂的手术方式很多，选择合适的术式是关键。合适的术式就要损伤最小化，解决问题最大化。

手术原则：修复盆腔缺陷，修复子宫解剖位置或切除子宫，使盆底组织张力得以承托盆腔脏器。

根据不同年龄及全身状况行术式选择：轻中度患者伴有宫颈延长、年龄较年轻者，建议曼氏手术。对于年龄较大，子宫脱垂Ⅱ度、Ⅲ度且伴阴道前、后壁膨出者，建议经阴道子宫切除术＋阴道前后壁修补术＋骶棘韧带悬吊术或双侧骶韧带缩端术。年龄大于 80 岁合并严重子宫脱垂者，如果合并内科疾病，对手术耐受差，已无性生活要求且无宫颈恶变，可选择阴道封闭术。对于重度脱垂患者，需要保留子宫者，可行自行自身组织或网片的盆底重建，如将网片子宫缝合固定于骶骨前。

总之，术前与医生充分沟通，听取专业医生的建议非常重要，以讨论并拟订最合适的手术治疗，获得最佳手术疗效。

最后，笔者温馨提示，广大妇女朋友一生中需经历许多特殊的生理时期，也是易于患病的时期，如月经期、孕期、产褥期、哺乳期等，做好这些时期的保健，可以避免或减轻产生子宫脱垂的病理学基础，是预防更年期和老年期妇女发生子宫脱垂的关键。

（马建婷）

第四章 计划生育

第一节 避孕方法的正确选择

在大街上，看到很多全程无痛苦的人流广告，而避孕广告却寥寥无几。公交车上，听到两位初中生窃窃私语："有学生证，做人流还有优惠啊，下次……"再看到小学生试卷上"无痛的人流"，搞笑也好，调侃也罢。看到这些，笔者作为妇产科医生有话要说。

在妇科病区，往往在"节后"迎来人流小高峰，以"情人节"节后为最，浪漫的玫瑰加上爆发的荷尔蒙，简直就是干柴烈火。两情相悦是极好的，水乳交融也是极好的，但是安全避孕，快乐享受，没有负担，那才是真正极好的。

上妇科门诊，常常碰到的几种情况。

"哎，明明算好安全期，不小心就怀上了！"

"哎呀，怎么就怀上了呢，我避孕了呀！"

笔者对那些年纪轻轻却不爱惜自己身体的小姑娘难以理解，经常会反问："你觉得是避孕痛苦些，还是人流痛苦些？"

人流不仅会导致一些不良后果，如宫腔粘连、子宫穿孔、子宫内膜异位症、盆腔粘连等等，除此之外，更可怕的是有些人在一次人流之后，就加入了浩浩荡荡的不孕症队伍中，开始无穷无尽的折腾。

言归正传，下面就跟女性朋友们聊聊避孕。

一、避孕方法有哪些呢？

避孕是应用科学手段使妇女暂时不受孕。常见的避孕方法有：避孕套、避孕膜、口服避孕药、安全期避孕法、体外排精避孕法、宫内节育器避孕法、手术避孕法等。

1.**短效口服避孕药**　优点：适用范围广，简单经济，按时服用，避孕成功率高。缺点：容易忘记，漏服。肝肾功能异常或医师建议禁用的人群不能使用。

2.**宫内节育器**　优点：适用范围广，避孕成功率高，部分避孕环还可以缓解痛经及月经量多等症状。缺点：需要到医疗机构放置，有较低的带环受孕率，有比较低的节育器移位概率，有部分放置后出现腰酸背痛，宫腔大/宫颈松弛不宜选择。

3.**皮下埋植避孕剂**　优点：避孕成功率高，可复性好，作用时间5年。缺点：需要到医疗机构放置，有异物强迫症的禁用，可能低概率会有月经紊乱、头晕等不适，严重基础疾病不适宜放置。

4.**避孕/避孕套**　优点：让他更长，让他更久。有效防止疾病传播。缺点：真的是隔靴搔痒？有人在前面扎好几个孔的禁用，橡胶过敏者禁用。

5.**体外射精（不推荐！）**　怀孕，精子只需一只即可。不安分的蝌蚪很多，想随意控制射精的很多，但能做得到很少。

6.**安全期避孕（不推荐！）**　这社会有激情杀人，女性会有激情排卵。安全期不安全。

7.**紧急避孕药（不推荐！）**　仅适用于事后补救。可能引起月经紊乱，宫外孕，避孕失败等。

8.**绝育手术**　安全，永久。但有一定的适宜人群。如做过N次剖宫产的，如身体严重疾患不适合怀孕的等。

二、避孕方法选择

男性避孕以避孕套效果较佳，应用较广，特别是近年由于艾滋病发生率增加，避孕套亦可有益于艾滋病的预防。女性避孕方法主要包括药物避孕法、工具避孕法和安全期避孕，其中以口服、注射药物避孕和宫内节育器应用较多。

此外，处于不同的时期，不但其生理状况不同，因此，各个阶段的最佳避孕方式也不同。

1.**新婚夫妇**　以男用避孕套、女服用短效口服避孕药为佳。

2.**探亲夫妇**　以男用避孕套、女服用探亲避孕药片为佳。

3.**乳期妇女**　以男用避孕套，女用阴道隔膜加避孕药膏为佳。

4.**独生子女夫妇**　以女用短效口服避孕药为佳，如需要再生，停服避孕药即可。

子女幼小，男女双方不宜行结扎术，以防子女意外。如果不再想生育了，以结扎术为最佳。

5. 更年期妇女　以避孕套、避孕膜、避孕栓为佳。

不同的避孕方法，折射出人们不同的生活态度，新时代的女性需要提高性安全意识，多为自己的长远健康着想。

（宋学军）

第二节　谈谈那些不靠谱的避孕方法

由于意外妊娠而导致人工流产，甚至重复流产，会给女性的身体和心理带来巨大而长远的伤害，也会给本来美满的爱情及以后的婚姻生活蒙上不必要的阴影。出血，损伤，感染，盆腔炎，不孕症，哪一条你能伤得起？那么今天我们就来盘点一下那些不靠谱的避孕方法。看看你中招了吗？

一、安全期避孕

安全期避孕也叫自然避孕，就是避开推测出的女性排卵日同房达到避孕的目的。然而，此推算并不能每次准确，因为女性排卵的时间，受外界环境、气候、本人的情绪，以及健康状态等因素影响，从而出现排卵推迟或提前，并且还有可能发生额外排卵。另外男性精子一般可以在女性阴道里存活 3 ~ 5 日之久，即使不在排卵期同房，仍有受孕的可能。所以说安全期避孕不安全。

二、体外射精避孕

体外射精是指在性交时，在快要射精之前守住，将精液射到体外，使精子不能与卵子相遇，从而达到避孕的目的。对于那些不想用避孕套，认为影响性爱生活的情侣来说，体外射精是最常用的避孕方法。但谁能保证男性在那临门一脚时可以及时撤退？其次射精前的分泌物已经含有精子，他们可能在体外射精前已经进入了阴道，最终导致女性怀孕。而且男性长期采用此种方法避孕，夫妇双方在同房时过于紧张，会导致一定程度的性欲减退、神经衰弱等病症的发生。

三、清洗阴道避孕

清洗阴道避孕法是指在性交后女性立即用清水或其他液体洗涤阴道，以把体内的精液冲走，因而避免怀孕。这种方法并不可靠，因为洗涤的范围只为阴道，但在冲洗前很多精子可能已到达了子宫颈和子宫内。另外，阴道清洗还会破坏阴道内环境引起生殖器官的炎症。

四、哺乳期避孕

很多妈妈认为，刚生完宝宝，在哺乳期间，没有来月经，因此同房就不会怀孕，不需做避孕措施。这又是个天大的误区！哺乳期即使月经未来潮，也有怀孕的可能。因为女性在哺乳期只是生育能力下降，并不代表其没有生育能力。所以在哺乳期如有性生活就要采取避孕措施。

五、更年期避孕

很多女性认为自己到了更年期，就无须再进行避孕了。事实不完全如此。虽然处在更年期的妇女有月经紊乱的情况，但她们仍有不规则排卵情况的发生。所以处在更年期的妇女如果不避孕，仍有怀孕的可能。

六、紧急避孕药避孕

指在无防护性生活或避孕失败后的 72 小时内，为了防止妊娠而采用的避孕方法。紧急避孕药激素含量大，影响内分泌，不良反应大，疗效不可靠，避孕有效率明显低于常规避孕方法，失败率可达到 20% 以上。仅适用于事后补救，不应该作为常规的避孕方式使用。

七、人工流产法避孕

有些夫妇认为，同房时不用避孕。若女方怀孕了，做一次人工流产术，照样可以达到避孕的目的。这种认识，不仅是错误的，而且还是有害的，更是对女方不负责任的表现。人工流产术只是避孕失败后的一种补救措施，而不是一种避孕方法。妇女若多次进行人工流产，会引发盆腔炎、子宫内膜异位症等多种并发症，从而会严重地损害其身体健康。

避开不靠谱的避孕方式，大家才能好好规划自己的生育之路，爱，要负责；不要伤害。用实际行动，提升爱的安全指数。一定要让每一个宝宝来到人间都是被期待被爱着的。

第三节　短效避孕药会影响日后怀孕吗?

怀孕本是一件让人惊喜的事，然而在没有准备的情况下，可能会有意外，如之前在吃避孕药，今天笔者就跟大家叨叨短效避孕药对怀孕的影响。

一、短效避孕药会影响生育能力吗?

短效避孕药对生育的影响是可逆的，停药后即可恢复生理周期和生育力。一般不会对女性的生育能力造成什么长期的影响。很多女性在停药第 1 个月经周期就可以恢复排卵，恢复生育功能。但也有一些女性，尤其是原本月经就不规律，停药数月后仍未恢复月经，可能是出现了避孕后闭经，即避孕药导致身体不产生与排卵和月经相关的激素。如果你在 3 个月内未能恢复月经，建议先行早孕试验检查是否怀孕，然后去咨询医生。

二、服药期间怀孕会影响胎儿吗?

若坚持正确使用短效避孕药，使用期间有效避免率达 98% ~ 99%，但是如果漏服，那么该周期内意外怀孕的风险较高。假如真的"中了招"，怀上的孩子可以要吗？答案是肯定的。因为短效避孕药本身无致畸作用，不增加胎儿先天性畸形的风险，对染色体无影响。国内外的研究也均表明，服用避孕药的女性停药后怀孕生产，胎儿患病或者畸形的风险与没有服用过避孕药的女性的胎儿相比，并无显著性差异。

三、避孕药会在体内"累积"吗？

一些女性在停避孕药之后不敢马上开始备孕，可能是担心长期服避孕药之后药物在体内有"累积"，需要好长时间才能完全清除，但是这种担心其实是多虑了。因为短效避孕药中的雌激素和孕激素成分跟人体内的天然激素一样会被人体很快代谢掉，不会一直累积在体内，这也是短效避孕药必须每天坚持吃才能保证避孕效果的原因。

四、停药之后多久可以准备怀孕？

既往认为如果停用避孕药后立即怀孕，可能会增加流产的风险。然而，这种担心证实缺乏依据，因为避孕药的激素成分并不会在体内蓄积。停药第 1 个月经周期就可以恢复排卵，恢复生育功能。所以只要你愿意，在停药后即可开始"造人"计划，无须等待 3 ~ 6 个月。

五、怀孕后还服用避孕药怎么办？

如果你不知道怀孕仍然在服用避孕药，请先不要惊慌，目前尚无证据显示，避孕药所含的孕激素会导致胎儿缺陷。一旦发现怀孕，立即停药即可，不增加胎儿先天性畸形的风险，但还需要长期随访。

文末，笔者要提醒大家，本文提到的短效避孕药并非紧急避孕药。常用的紧急避孕药是"毓婷"之类的合成孕激素（一般是左炔诺孕酮）。在 FDA 的妊娠分级中属于 X 级药物，对已知或可疑妊娠者的胎儿危害性大。但在未怀孕的情况下服用，是遵循"全和无"的影响模式，即要么胚胎不成形，要么胚胎健康成长，那么对未来的胎儿健康是没有任何影响的。

（邬远野）

第四节　教你如何测排卵

一、是否需要测排卵呢？哪些朋友需要测呢？

在某些状况的影响下，如精神紧张、饮食紊乱、营养不良、代谢紊乱、慢性疾病、环境及气候骤变、过度运动、酗酒以及药物等，可能导致排卵延期或缺失。排卵的异常情况不仅反映着机体的不良状态，还直接影响后续的受精或月经，从而引起受孕失败或排卵障碍性子宫异常出血。所以，有受孕需求及排卵障碍性子宫异常出血的亲们，为了提高诊治效果，赶紧学会自己监测排卵吧。

二、自己如何方便有效地监测排卵？

应用最广泛的方法主要有：B超监测、基础体温测定、尿LH峰测定。B超检查需要在医院进行，基础体温测定及尿LH峰测定可以在家里完成，两者联合实施的准确度更高，所以我们来重点讲解。

1. 基础体温测定　基础体温，是指睡眠6小时后静息状态下所测的体温（口腔）。通常夜间把体温计放置于随手能及的安全位置，清晨清醒后，避免其他活动立即进行测温。如果上夜班的亲，则在睡眠6小时后测量。月经期及月经后的体温较低（≤36.5℃），排卵后受孕激素影响，体温迅速上升0.3～0.5℃，持续14天。一般认为体温最低日或上升前1天为排卵日。

2. 尿LH峰测定　尿LH峰试纸，在月经第十二天开始测试。研究证实80%的周期在排卵前24小时显示阳性，17%的周期在排卵前48小时显示阳性。所以，当你看见测试纸显示阳性结果时，24～48小时内将出现排卵。

以上的方法是以28～30天的月经周期为例，仅做参考，如果您的月经周期比较与参考值不符，建议寻求医生的专业指导。

第五节　"黄体酮低"，到底要不要补？

妇产科诊室里，常常有焦虑的"准妈妈"在咨询医师：

"医生，我查出来的黄体酮好低哦，是不是胚胎不好要流产了呢？"

"医生，我黄体酮低需要用什么药物可以让它升上来，宝宝就可以保住了吧？"

"医生，我的黄体酮值比前两天又低了，是不是宝宝不好啦？"

……

今天我们将对黄体酮的 5 个常见问题给大家解答一下。

一、黄体酮到底是什么？

黄体酮就是孕激素，由女性卵巢黄体所分泌。成熟卵泡排卵后，卵泡壁连同残留的营养卵子的颗粒细胞以及血管神经等共同转化为黄体。卵泡的颗粒细胞转变为黄体细胞，开始分泌黄体酮，促使子宫内膜向适合妊娠的状态转化，迎接受精卵的到来。

如果没有受精卵来临，黄体酮水平开始下降，子宫内膜于排卵后 14 天左右剥脱，表现为阴道出血即月经来潮；如果受精卵着床，胚胎滋养细胞分泌的 HCG 促使黄体增大成为妊娠黄体，并促使进一步合成分泌黄体酮，以维持早期妊娠的发展。直至孕 8 ~ 10 周，胎儿胎盘绒毛的合体滋养细胞逐渐替代妊娠黄体分泌黄体酮，直到足月分娩。

二、黄体酮在早孕期主要有什么作用？

孕激素在妊娠早期具有维持蜕膜化子宫内膜、松弛子宫平滑肌、改善子宫血液供应以及免疫调节等重要作用。内膜的蜕膜化，营造良好的内膜容受性，为胚胎成功着床提供良好的"土壤"条件；平滑肌的伸展，使宫腔由非孕到孕足月空间可增加达 1000 倍，容受胎儿的生长；改善子宫血供可满足胎儿生长发育需要；胚胎是父系及母系遗传物质的复合体，早孕的维持实际上是一个"半免疫抑制状态"的维持，孕早期黄体酮能诱导母体的免疫保护，避免被"排斥"。

三、是不是黄体酮低就会流产？

在黄体中、晚期至妊娠早期，黄体酮的分泌是呈脉冲式的，因此，血清黄体酮水平波动很大，可在 16.8 ～ 129.8 nmol/L 之间。检测到瞬时的黄体酮水平，并不能真实反映血中的黄体酮水平，也不能说明胚胎发育异常。而且一般的"正常值"，是来自正常人群中间的 95% 区间范围内，还有 5% 的人检测结果超出该范围。

所以，2016 年的《孕激素维持早期妊娠及防治流产的中国专家共识》一文明确指出：不建议将外周血孕激素水平监测作为常规评估指标；孕 8 ～ 10 周前可选择动态监测血 β–hCG 水平，以了解胚胎发育情况。

你看到的"黄体酮低"，可能不是真正的黄体酮低，β–hCG 增长良好，超声可以看见胚胎心搏的，都提示胚胎状况良好，请别太担心。临床上黄体酮过低，通常不是流产的原因，而是胚胎停止发育后导致黄体酮分泌减少的表现。在早期流产的诸多因素当中，遗传染色体因素通常占 50% 以上，其次免疫、内分泌、子宫结构异常、感染、血栓前状态等多种病因。真正黄体功能不足导致的流产只占了非常少的一部分。

四、"黄体酮"到底要不要补？

一般人群无须特意补充黄体酮，补充黄体酮的适应证为：

1. 先兆流产。

2. 复发性流产再次妊娠。

3. 助孕周期。

一些内分泌疾病，如多囊卵巢、高泌乳素血症、甲状腺功能异常、胰岛素抵抗等可以酌情考虑使用。

黄体酮补充亦有禁忌证。

1. 药物成分过敏。

2. 不明原因的阴道流血。

3. 异位妊娠及滋养细胞疾病可能。

4. 胚胎已死亡或流产。

5. 脑膜瘤。

严重心、肝、肾疾病，自身免疫性疾病，血栓高风险者需慎用。

五、黄体酮怎么补？补多少？

黄体酮的补充可以有多种选择，包括肌注，口服，阴道内局部用药。具体用多少，怎么用，什么时候停药，医生根据你的情况会给你个体化的建议！

（何刚）

第六节　亲爱的宝贝，为何总是留不住你？

小文是个在别人眼中让人羡慕的姑娘，年轻、事业有成、家庭和睦，还有个体贴的丈夫。但小文自己却相当痛苦，甚至出现了抑郁倾向，事情要从 1 个月前说起。小文平时月经很规律，有一天的清晨测出"两条杠"，这让小夫妻两个相当激动，兴冲冲地为宝贝的到来做准备，可一个星期后出现阴道出血，血 HCG 降至正常。

这事对小夫妻的精神打击非常大，因为最近 3 年内小文曾确认妊娠 3 次，均在孕 2 个月内自然流产，因为之前没有要宝宝的计划，也就没重视。现在事业稳定下来了，小夫妻打算要个小 baby 组成一个圆满的家庭，却事与愿违，空欢喜一场。

怀孕本来是一件高兴的事儿，可对于有些妈妈来说，却总是心力交瘁。宝宝一次留不住、两次留不住甚至三次、四次。这到底是为什么呢？有什么办法能够预防"悲剧"的发生？本期我们来科普早期复发性流产（孕 12 周以前）的原因及处理，有反复流产的妈妈们，搬好小板凳，听课啦！

一、什么是复发性流产？

复发性流产是指与同一性伴侣连续发生 3 次及 3 次以上的自然流产。复发性流产大多数为早期流产，少数为晚期流产。大多数专家认为连续发生 2 次流产即应重视并予评估，不同时期流产原因并不相同，多数胚胎丢失发生在早孕期（孕 12 周内）。

二、复发性流产的原因及处理?

1. 遗传因素　最常见的是夫妻染色体异常及胚胎染色体异常。

处理：建议夫妇俩行染色体检查，看是否存在遗传因素；了解年龄及家族史；如条件允许，建议对其流产物行染色体核型分析。

如果反复的发生多次胎停育，且又查到父母染色体确实存在异常，目前临床上多采取试管婴儿的辅助生育方法。主要是将提取出质量较好的精子和卵子进行受精卵结合，然后对受精卵进行染色体相关的检查，确定没有染色体异常的前提下，再移植到女性的子宫当中，从而进一步减少染色体异常而造成流产的发生概率。

2. 解剖结构异常　各种子宫先天性畸形（以纵隔子宫最常见），子宫肌瘤、宫腔粘连等。

处理：建议孕前进行盆腔超声检查，对怀疑存在子宫解剖结构异常者需通过宫腔镜、腹腔镜或三维超声等进一步检查以明确诊断并进行相关治疗。黏膜下肌瘤应在宫腔镜下行摘除术，影响妊娠的肌壁间肌瘤可考虑行剔除术。子宫纵隔、宫腔粘连应在宫腔镜下行纵隔切除，粘连松解术等。

3. 内分泌因素　多囊卵巢综合征、高泌乳素血症、黄体功能不足等。

处理：常用的检查项目有生殖激素水平，包括月经第 3 天基础激素水平及排卵后第 7 ~ 12 天检测孕激素水平。还应检测甲状腺功能及空腹血糖，必要时行糖耐量试验。多囊卵巢综合征的患者，应该在医生的指导下接受相应的调整和治疗，包括调整生活方式来控制体重，药物治疗、手术治疗和辅助生殖治疗。高泌乳素血症患者，一般应用溴隐亭药物治疗。黄体功能不全者，应尽早补充孕激素，可肌肉注射或口服黄体酮。

4. 免疫因素　RSA 的病因约半数以上与免疫功能紊乱有关，如抗磷脂抗体综合征、抗甲状腺抗体阳性、系统性红斑狼疮或类风湿关节炎等。

处理：建议对所有早期 RSA 患者及曾有 1 次或以上不明原因的妊娠 10 周以后胎儿丢失者均行抗磷脂抗体的筛查，并行抗核抗体、抗双链 DNA 抗体、抗甲状腺抗体等检查，根据病因对症处理。阿司匹林或肝素等药物可以改善抗磷脂综合征复发性流产患者的妊娠结局。

5. 患者血栓前状态　包括先天性［如 V 因子和 II 因子（凝血素）基因突变等］和

获得性（抗磷脂综合征等）两种类型。

处理：检测血栓前状态包括凝血相关检查：凝血酶时间、活化部分凝血活酶时间、凝血酶原时间、纤维蛋白原及 D- 二聚体、相关自身抗体如抗心磷脂抗体等。抗凝治疗被公认为对于血栓前状态有效的治疗方法，包括低分子肝素、阿司匹林及中药等。建议在医生的指导下用抗凝药物以保证整个孕期胚胎正常发育。

6. 其他　肥胖、吸烟、饮酒、感染等情况。

处理：这是备孕妈妈可以自己改善的部分。（1）养成良好的生活习惯，充足睡眠、合理饮食，不吸烟不饮酒，并进行适当的活动，控制体重。（2）注意个人卫生，孕妇应勤洗澡、勤换内衣，但不宜盆浴、游泳，沐浴时注意不要着凉。（3）要慎房事，复发性流产者妊娠三个月以内和七个月以后应严禁房事。（4）要尽量保持心情舒畅，避免各种不良刺激，消除紧张、烦闷、恐惧心理，尤其不能大喜大悲，否则对胎儿的生长发育非常不利。

（姚燕燕）

第七节　隐匿且沉默的杀手——稽留流产

案例 1

李女士，36 岁，今年刚结婚，第一次怀孕。怀孕 40 天时自测尿 HCG 提示两条线，正当全家沉浸在喜悦中时，怀孕 50 天时查 B 超："提示妊娠囊内可见胚芽（芽长 9 mm），未见原始心管搏动。"

案例 2

沈女士，24 岁，二胎妈妈，这次是第 4 次怀孕。怀孕 50 天时查 B 超示："宫内见囊腔样结构，囊内未见卵黄囊及胚芽。"查 HCG：53321.8 IU/L。过了 10 天开始阴道出血，查 B 超仍提示："宫内见囊腔样结构，22 mm×9 mm×23 mm，囊内未见卵黄囊及胚芽。"查血 HCG 下降至 15941.8 IU/L。

这两例患者都遇到了我们妊娠期常见的隐匿且沉默的杀手——稽留流产。

随着现代社会生活节奏的加快，生活压力的增加，环境污染的加重，生育年龄的增长，越来越多的"稽留流产"也发生在我们身边。

"医生，怎么会这样呢？我之前一点症状都没有啊？"

"医生，如果有问题，我为什么没有肚子疼、出血啊？"

"医生，我都生过一个了，这个怎么会这样啊？"

"医生，是不是跟我年纪大了有关呢？"

"医生，为什么我好几次怀孕都是这样？"

各种问题让患者们都很困惑，接下来让我们来了解一下稽留流产。

一、什么是稽留流产呢？

稽留流产又称为过期流产，在实际生活中主要表现为"胚胎停育""胎死宫内"，专业上较为准确的定义则是指胚胎或胎儿已死亡滞留宫腔内未能及时排出者。说它比较隐匿是因为有大部分稽留流产患者无任何临床征象，大多患者都是在做产检时，在超声影像图上发现的。当然有些因"节省"而不去做产检的，可能在自己出事了都不知道是怎么了。

它的危害性主要在于：胚胎或胎儿滞留宫腔时间越长，就越有可能导致凝血功能障碍，它会继发严重的大出血，可是分分钟要人命的节奏啊！如果无法顺利排出宫内死亡的胚胎，需要清宫甚至多次清宫，造成宫腔粘连，甚至影响以后的生育。

二、什么原因导致稽留流产呢？

临床上对于稽留流产的病因和发病机制尚未完全阐明，但从大多数稽留流产患者来看，以下几种情况或人群最容易"招致"稽留流产。

1. **染色体异常**　国内外诸多研究发现早期流产患者中有一半以上都存在胚胎染色体异常，包括精子、卵子染色体结构和数量的异常。

2. **免疫因素**　已有研究证实抗心磷脂抗体、抗精子抗体、抗卵巢抗体、抗子宫内膜抗体等内源性和外源性抗体可以与子宫内膜抗原结合发生抗原抗体反应，导致子宫内膜损伤，直接影响子宫内膜腺体的功能导致胚胎停止发育，在稽留流产的发病中起着重要的作用，所以夫妇双方既往史或家族史中有相关抗体阳性的疾病一定要在专科治疗后再考虑妊娠。

3.**感染**　各种病原微生物侵入局部或全身可导致生殖道炎症，破坏胎儿生长环境。TORCH 感染是导致稽留流产的重要病原体类之一，家中宠物是 TORCH 感染中弓形虫的主要传染源，打算要孩子的女性们一定要和宠物隔离一阵子，在备孕期间去查查 TORCH 相关指标，没有异常再考虑怀孕。各种性病病原体如解脲支原体亦可导致子宫内膜炎和输卵管炎，导致胚胎停育，所以有保护的性行为也很重要。

4.**内分泌异常**　妊娠后滋养细胞分泌的 HCG 可以刺激卵巢黄体变为妊娠黄体以分泌大量的黄体酮维持妊娠，亦可通过促进细胞滋养细胞分化而调节胎盘发育。黄体酮缺乏会导致子宫内膜发育不良，阻碍胚胎早期发育，致绒毛发育障碍，引起胚胎发育停止。甲状腺功能异常对妊娠期女性黄体酮的分泌有一定影响。

5.**外界环境因素**　能够引起电离辐射的 X 线、微波、高温作业和日常生活中吸烟、酗酒、毒品、染发、室内装修和空气、噪声污染均可导致稽留流产。所以妊娠期间孕妇们应尽量避免住新房、开（坐）新车，新房、新车里的甲醛浓度大多较高。

6.**精神压力**　这类的原因包括过度紧张、焦虑、恐惧、忧伤等，或者一些患有心理疾病正在服药治疗的也有可能发生，故而这类患者在孕前一定要去专科医院咨询是否需要停药或减量。

三、稽留流产时有什么症状呢？

大多表现为早孕反应消失，伴或不伴先兆流产症状（偶见少许阴道出血），子宫不再增大反而缩小。若已到中孕期，则孕妇腹部不见增大，胎动消失。妇科检查宫颈口未开，子宫较停经周数小，未闻及胎心。

四、什么人容易得稽留流产？

1. 有两次或以上的稽留流产史。

2. 有慢性疾病史，如未经控制的糖尿病。

3. 子宫或宫颈异常。

4. 孕期抽烟、饮酒、成瘾药物滥用。

5. 孕前体重过重（BMI > 25 kg/m^2）或过轻（BMI < 18.5 kg/m^2）。

6. 侵入性检查，如绒毛膜活检，轻度增加发病率。

五、下一次妊娠还会发生吗?

一次稽留流产后第二次妊娠又发生稽留流产的概率很小,不必因为偶然一次的稽留流产,就忧心忡忡压力很大,临床上第一胎稽留流产,第二胎正常的大有人在。

六、如果发生,该怎么办?

一般是在完善相关检查后,先予口服药物软化宫颈、促进内容物排出。再行清宫术将剩余组织刮出(也可以选择无痛清宫术)。

清宫术后适当增加营养,补充一些富含蛋白质、维生素的食品,如瘦肉、鲜鱼、蛋类、奶或豆制品等。多吃一些高蛋白、高维生素类的食物,以补养身体,同时多吃些蔬菜和水果,不要忌口或偏食。

稽留流产后要好好休息,注意个人卫生,保持外阴清洁,术后两周内不宜盆浴,最好洗淋浴。

七、稽留流产后再次怀孕时间?

一般建议最好半年以后,在这期间内要采取避孕措施,避免再次怀孕。如果再次怀孕,注意休息,及时医院就诊。

八、怎样预防稽留流产?

没有特效办法可以完全预防稽留流产的发生,只能从优生优育角度提供一些建议。

1. 准备怀孕前夫妻双方应做常规孕前检查。

2. 在备孕阶段一定要摒弃那些不良的生活习惯,做好生育前的遗传咨询。

3. 有病的先治病,病治好了再要娃。没病的,也要远离嘈杂的环境污染,避免接触有害物质,如果可以,送走家里的猫猫狗狗,做好孕期每一次产检。

4. 至少提前三个月开始补充叶酸,禁烟酒,尽量远离辐射源等。

5. 如果连续两次以上的稽留流产,需要做染色体、免疫及内分泌等方面的检查。

(谷颖颖)

第八节　小瘢痕，大隐患——
警惕子宫瘢痕部位妊娠

近日，家在山东的王女士（化名）及家人7个月的石头终于落了地。原来，王女士2018年9月欣喜地发现自己怀孕了，但随后因阴道见红去医院检查发现是子宫瘢痕部位妊娠，一家人的心情降到了冰点。王女士11年前有过一次剖宫产史，4年前也有一次子宫瘢痕妊娠史，不得不在早期终止了妊娠。这次虽然医生再次建议终止妊娠，但随着年龄越来越大，王女士及家人迫切地想留下这个宝宝。了解了孕期可能发生的风险，经历了多次住院，冒着随时有大出血、失去子宫，甚至失去生命的危险，王女士整个孕期都在担心害怕中度过。终于在两天前，余姚市人民医院的医师在她孕35周的时候给她做了剖宫产手术，虽然经历了大出血和早产，但幸运的是母子平安。

随着二胎时代的来临，很多家庭都希望儿女双全，凑个"好"字，然而怀二胎并非一帆风顺，尤其对于剖宫产的妈妈来说，一胎剖宫产留下了永久的小瘢痕，却给再次妊娠带来了极大隐患，严重时会引起子宫破裂、子宫大出血等并发症，十分凶险。近年来，此病的发生率呈不断上升的趋势，今天笔者就来和大家谈谈这个大隐患——子宫瘢痕部位妊娠。

一、什么是子宫瘢痕部位妊娠？

子宫瘢痕部位妊娠是指早孕期（＜12周）胚胎着床于子宫切口瘢痕处，是一种特殊部位的异位妊娠。

二、子宫瘢痕部位妊娠的危害？

瘢痕部位是整个子宫最薄弱的地方，此处肌层明显变薄，有的甚至没有肌层，若孕囊向外生长，意味着妊娠的过程中，可能发生子宫破裂大出血的情况，因为瘢痕处的子宫收缩性差，一旦出血是很难止住的。

由于子宫瘢痕妊娠缺乏特异性临床表现，处理不当会发生难以控制的大出血、子宫破裂、切除子宫丧失生育能力，甚至危及生命的严重后果。如果子宫瘢痕部位妊娠继续妊娠至中晚期，则发展成胎盘植入、凶险性前置胎盘、子宫破裂大出血的风险大大增加。因此丧失生育功能的可能性亦加大，故早期子宫瘢痕部位妊娠一经确诊，及早终止妊娠已成为专家共识。

三、什么原因造成子宫瘢痕部位妊娠？

病因至今尚未阐明，可能是由于剖宫产术后子宫切口愈合不良，瘢痕宽大，或者炎症导致瘢痕部位有微小裂孔，当受精卵运行过快或发育迟缓，在通过宫腔时未具种植能力，当抵达瘢痕处时通过微小裂孔进入子宫肌层而着床。

虽然子宫瘢痕部位妊娠最常见于剖宫产术后，但是刮宫术、子宫肌瘤切除术、子宫成形术、宫腔镜手术以及手术切除胎盘等手术也可导致子宫瘢痕妊娠的发生。有报道称子宫手术次数越多，越容易发生子宫瘢痕部位妊娠。

四、子宫瘢痕部位妊娠有哪些症状？

子宫瘢痕部位妊娠可有下列表现：①孕早期阴道不规则出血及或伴有下腹隐痛；②术前未诊断而在人流或刮宫术中或术后发生大量出血／反复出血；③发生在药流产后出血，诊为不全流产行清宫术时大量出血；④部分患者没有任何临床症状，只是在产检做 B 超时发现。

五、如何早期发现子宫瘢痕部位妊娠？

一旦停经或有异常阴道出血，详细告知医师病史，特别是以前的分娩和手术史，及时行 B 超、血 HCG 等检查。如果怀疑有子宫瘢痕部位妊娠，可进一步行磁共振检查。

六、被确诊为子宫瘢痕部位妊娠，该怎么办？

子宫瘢痕部位妊娠一经确诊，需立即住院治疗，治疗原则为早诊断、早终止、早清除。治疗方案依据个体化的原则。治疗目标为终止妊娠、去除病灶、保障患者的安全。治疗方法尚无一定论，可根据患者年龄、病情、超声显像、血 β–HCG 水平以及对生育的要求等，选择适宜的治疗方案。

1. 子宫动脉栓塞后清宫术　经股动脉插管向子宫动脉注入栓塞剂能迅速、有效止血。子宫动脉栓塞可以与甲氨蝶呤联合应用，可加强治疗效果。子宫动脉栓塞后在 B 超监视下行清宫手术可减少子宫穿孔的危险。

2.甲氨蝶呤治疗后清宫术　经甲氨蝶呤保守治疗，在血 β–HCG 下降至正常后再在 B 超监护下行清宫术。以缩短治疗时间，减少大出血的风险。

3.B 超监视下清宫术　清宫手术可能导致严重的难以控制的子宫出血，因此建议手术应在具有输血和急诊开腹手术条件的医院进行，术前应备有急救方案。

4.经阴道或腹腔镜或开腹子宫局部切开取囊及缝合术　该手术有大出血的危险，因此应有选择性地采取这种治疗方法。对于已在局部形成较大包块、血管丰富的患者可在子宫动脉栓塞后行此手术。

5.局部穿刺　此法更适用于同时合并宫内孕，要求继续妊娠者。

6.宫腔镜下手术　往往与子宫动脉栓塞术，腹腔镜等联合应用于子宫瘢痕部位妊娠的治疗。

7.子宫次全切除或全子宫切除　这种方法仅在因短时间大出血，为挽救患者生命，限于条件，无其他办法可行而采取的紧急措施。

温馨提示：

孕产妇一定要慎重选择第一次分娩方式，不要轻易选择剖宫产。剖宫产或子宫肌瘤剥出术后的妇女，应遵医嘱严格做好避孕措施，防止意外妊娠。

有子宫瘢痕的高危孕妇，在妊娠早期应进行阴道超声检查，确定胚胎附着部位，如系瘢痕部位妊娠应尽早明确诊断，终止妊娠。不是每个人都有王女士的幸运！若不得已一定要继续妊娠，请正规产前检查！

（杨春林）

第九节　人工流产健康宣教

人工流产是指因意外妊娠、疾病等原因而采用人工方法终止妊娠，是避孕失败的补救方法。流产后如果没有好好休息，可能会遗留下严重的妇科疾病。鉴此，我们总结了以下关于人工流产健康宣教知识送给有需要的你们。

一、人工流产适应证

1. 妊娠 10 周内要求终止妊娠且无禁忌证。

2. 患有某种疾病不宜继续妊娠者，如严重心脏病患者。

二、人工流产禁忌证

1. 生殖道急性炎症，如阴道炎、盆腔炎等各种疾病急性期。

2. 全身情况不良者，如严重贫血、肺结核、高热等不能耐受手术者。

3. 术前两次体温在 37.5℃以上。

三、人工流产术前的准备

1. 详细询问病史，进行全身检查及妇科检查。

2. 确诊怀孕，最好在妊娠 10 周以内，孕期越早，对身体影响越少。

3. 决定手术日期后，要禁止房事三天以上，注意保持外阴部的清洁，尽量避免过度劳累和紧张，并要加强营养。

4. 术前还需接受必要的化验和生命体征测量，排空膀胱。

四、人工流产术后的正常临床表现

阴道有少量出血，颜色鲜红或者暗褐色或为淡粉色、淡褐色，没有血块，一般出血 2 周内干净。手术当天可以有轻微的小腹隐痛，以后腹痛消失或偶有隐痛。

五、人流负压吸引手术后护理与宣教

术后要按医生的医嘱进行观察、休息、用药、治疗。

1. **观察**　手术结束后要在医院的观察室休息 1～2 小时，没有不适后方可离院。若有腹痛、出血多，应延长在医院的观察时间。

2. **休息**　一般情况下，早孕人流手术后休息 2～3 天，两周内避免重体力劳动。

3. **恶露**　手术后子宫内的残血和组织脱落物通过阴道缓慢排出体外，称为恶露。恶露一般两周内应停止，大多量少不超过月经量，恶露在排出过程中不应伴有腹痛和发热。如果伴有腹痛和发热，白带浑浊有臭味等症状，应及时到医院就诊。

4. **性卫生**　人流术后保持外阴清洁，半月内禁止盆浴，一月内禁止性生活。

5. **锻炼**　人流术后在注意休息的同时，也要注意适当锻炼，加强盆底肌锻炼，以利于子宫复原。人流术后保持外阴清洁，半月内禁止盆浴，一月内禁止性生活。

6. **营养**　人流术后多食豆制品、蛋类，鱼类，肉类等蛋白质丰富的食品和富含维生素的蔬菜、水果。最好不要食入过多油腻的食物或热性补品，以免引起消化不良和胃肠功能紊乱。

7. **月经来潮**　人工流产后，月经一般在术后1个月左右会按时来潮，少数妇女会提前或推迟，术后第一、第二次月经可比术前多些。但如果持续月经过多成闭经，应去医院检查治疗。

8. **避孕措施落实**　人流手术后必须及时落实避孕措施，多次人流和反复流产对女性健康是非常不利的。切莫把人流当作避孕节育的措施，人流的同时放置宫内节育器是一举两得，乃是落实避孕措施的好方法。

9. **随访**　人流术后两周内去医院复查一次。

人流后的身体比较虚弱，需要一段时间的休养才能恢复，因此，如果有生育的要求，最好选择在3个月之后，等身体完全恢复了才能再次怀孕。在平时一定要做好避孕措施，避免人为终止妊娠带来的危害，如遇避孕失败必须终止妊娠的话，建议一定要去正规医院就诊！

（方群）

第十节　"宫外孕"是什么样的一种病？它有那么危险吗？

正常的怀孕，是受精卵种植在子宫腔里面。不在子宫腔内的妊娠，都称为异位妊娠。如输卵管妊娠、卵巢妊娠、腹腔妊娠占绝大多数；也就是一般人们通常所说的"宫外孕"。除此之外，还有一些其他特殊部位的异位妊娠。总的一句话，要么是进不去，要么是跑偏了。

案例：

两周前，年关将近，大家都喜气洋洋地准备过节。120 突然送来了一名"不速之客"——小郭（化名）。医护人员迅速接诊。只见小郭面色苍白，双目紧闭，表情痛苦。平卧时呼吸困难，测量生命体征，血压 88/56 mmHg，脉搏 126 次 / 分，反应迟钝。经过初步询问、检查，诊断为"异位妊娠，失血性休克"，立即予输血抗休克并行腹腔镜手术治疗。

术中发现小郭是输卵管妊娠，破裂；腹腔里面已有 2000 mL 的积血，积血量已达一个成年人血液总量的 40% ~ 50%。如果继续恶化，后果不堪设想。输卵管妊娠占异位妊娠的 90% 以上，是常见的妇科急腹症之一。严重时可发生急性内出血，休克，危及生命。

吓到了吧？别慌，随着医学的发展，诊查技术的提高，现在严重内出血的"宫外孕"相对很少了，大部分都能及时发现，治疗，甚至有些可以仅药物治疗，不需要手术。

一、"宫外孕"是什么原因引起的？

最主要的原因是输卵管的形态功能异常，包括先天的发育问题、炎症侵犯后的改变、外部肿物的压迫、手术后的瘢痕等。只要能影响受精卵通行的，都可以导致"宫外孕"。其外，"试管婴儿"植入时跑偏了也可以发生。

二、如果是"宫外孕"，有些什么表现呢？

身体通常会给我们一系列提醒信号。首先，一般会有停经史，通常"大姨妈"超出 2 ~ 4 个礼拜还不来。其次，95% 的患者会出现腹痛，起初可能是下腹隐痛，或者酸胀不适。当少量的内出血，积聚在子宫直肠窝时，会出现肛门坠胀感，不少朋友会以为是便秘。再次，60% ~ 80% 的患者会出现阴道流血。通常量少于月经，呈暗红色或褐色，时间长于月经或者不规则出现。当出现这些信号的时候，应该及时到医院就诊。

如果信号不是那么的强烈，而自己又在纠结去不去医院的时候，可以给自己测个尿 HCG（一般药店都能买到），这个方便、实用、经济、无创的检测方法，最适合作为初筛。尿检阳性的时候，你需要到医院更进一步检查是"早孕"呢，还是"宫外孕"。

三、一般怎么确诊"宫外孕"，确诊后怎么办？

"宫外孕"的诊治技术已经非常成熟，通常配合血 β-HCG、黄体酮检测以及子宫附件超声（经阴道超声最佳），临床可基本明确诊断。如果早期可疑又不能确诊时，可密切随访。待确诊后医师会根据你的病情，建议门诊或者住院治疗。病情轻的可以药物治疗，较严重的需要考虑手术。

1. **明明大姨妈还在/刚过，为什么医生说我可能宫外孕了？** "宫外孕"会有阴道流血，一般比月经量少，可以不规则出现。可断断续续、淋漓不净较长时间。甚至有些时候流血的发生时间、持续时间和血量都跟平常月经很接近，这时往往容易漏诊。

2. **都已经采取避孕措施了（绝育/放环/药物/避孕套/体外），怎么还可能得"宫外孕"呢？** 所有的避孕方式都不是 100% 成功的，失败了就有可能受孕。放环不增加"宫外孕"概率，但防止不了"宫外孕"，若是节育环位置正常，又"怀孕"的，很有可能就是"宫外孕"。即使行"绝育术"的，仍然有很低的概率发生再通。

3. **血黄体酮检测，黄体酮偏低的就是"宫外孕"？** 黄体酮值一般反应胚胎发育情况。偏低者既可能为"宫外孕"，亦可能为异常状态的宫内早孕（如流产、不全流产、稽留流产等）；黄体酮值较高时，亦可能是血供较好、胚胎发育良好的"宫外孕"，如输卵管间质部妊娠。所以通常需结合 β-HCG 及子宫附件超声综合判断。

4. **医师说是"宫外孕"，但肚子痛的时候，从阴道掉出一团肉色物，是不是（宫内孕）已经"流产"？** "宫外孕"时，子宫内膜仍会发生蜕膜样改变，可以形成"假孕囊"，当孕激素水平不够支持时，"假孕囊"将脱落、排出。但真正的胚胎还在宫外，仍然需要治疗。

5. **"宫外孕"手术需要像剖宫产一样在肚皮上留一个长瘢痕吗？** 除了少数特殊情况，绝大部分"宫外孕"都可以行微创（腹腔镜）手术，仅需在腹部做 3～4 个 5～10 mm 的小切口，愈合后几乎不留瘢痕。

6. **一次"宫外孕"后，下次怀孕还是会"宫外孕"吗？** "宫外孕"的最重要病因是输卵管异常。输卵管、卵巢均分两侧，若 A 侧曾发生"宫外孕"，下次 B 侧排卵时，

"宫外孕"概率不增加,是否发生视乎 B 侧输卵管情况;若下次 A 侧再次排卵时,并且原先病因未能解除时,"宫外孕"的概率将明显升高。

笔者耐心整理,希望对各位患者有一定的帮助。温馨提示:各位患者务必提高警惕,及早发现,及时治疗,减少疾病伤害!

(何刚)

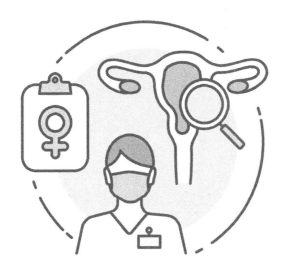

产科篇

第一章　孕期保健

第一节　夫妻双方怀孕前应该注意的事～备孕必看！

孕育一个健康的宝宝，是每一个家庭的共同愿望，那么怀孕前夫妻双方应该注意哪些事呢？下面来了解下吧。

一、制订妊娠计划

1. 最佳受孕时间　排卵期前后两天为易受孕期。适宜的生育年龄是女性 25 ~ 29 岁，男性 25 ~ 35 岁，此时身体和性功能发育成熟。夫妇年龄越大，生育畸形儿和低能儿的风险就越大。若孕妇年龄超过 35 岁，建议孕期进行产前诊断。

2. 避孕方式指导　暂不适宜怀孕的夫妇需要采取避孕措施，避免意外妊娠，建议采取屏障避孕法（避孕套）避孕。口服短效避孕药者，可在停药后改用安全套避孕至下一月经周期后怀孕；采取长效避孕针或皮下埋植避孕者，建议在停药后 6 个月再怀孕；采用宫内节育器避孕者应取出后 6 个月后再受孕，以恢复子宫内膜的生理功能状态。

3. 相关疾病指导　严重遗传性疾病、性传播 / 母婴传播性疾病、严重心脏病、肾脏疾病、重度贫血、糖尿病、神经精神类疾病、甲状腺疾病等，如果在妊娠前未得到有效控制，妊娠后一方面会增加妊娠并发症的发生，加重病情甚至恶化；另一方面会影响胎儿的正常发育，增加先天畸形、流产、胎死宫内等的发生风险。因此，在妊娠之前正确地评价自身的健康状况、衡量自己是否适合妊娠对优生优育将起到至关重要的作用。

4. 遗传问题咨询　对不明原因流产或不育、生过一胎异常儿且怀疑与遗传因素有关、家庭成员患有遗传病等情况，建议夫妇双方进行遗传咨询。

二、健康生活方式

1. 指导合理饮食 从准备怀孕前的 3 个月，就要开始多吃瘦肉、蛋类、鱼虾、动物肝脏、豆类及豆制品、海产品、新鲜蔬菜、时令水果等，同时还须主副食搭配合理，并且要多样化。饮食上不偏食、不素食，也不要依赖滋补品进补。由于妊娠初期的早孕反应会大大影响进食，为减少"早孕反应"对身体的营养损失，要积极多吃一些身体储存量较低的营养素，如富含叶酸、锌、铁、钙等的食物，为早期胚胎正常发育打下物质基础。

男性要多吃鳝鱼、泥鳅、鸽子、牡蛎、麻雀、韭菜等富含锌和氨基酸的补精壮阳食物，因为它们有助于形成优质的精子。

2. 注意补充叶酸 叶酸有助于胎儿神经系统发育，增补叶酸具有明确的循证基础。备孕开始，应进食富含叶酸的食物，最晚可从孕前 3 个月开始连续每天服用 0.4 mg 叶酸。高危人群，如曾分娩过神经管畸形儿、癫痫服用卡马西平治疗者，应每天服用 4 mg 叶酸。

3. 加强身体锻炼 无论父亲还是母亲，身体各项功能正常是孕育一个健康宝宝的前提，而想要一个强健的体魄，就必须坚持体育锻炼，强身壮体，增强机体免疫力。还可以在运动过程中，放松疲惫和焦虑的心情，缓解压力。建议每天进行累计相当于步行 6000 步以上的身体活动，最好进行 30 分钟中等强度的运动（慢跑、游泳、快走等）。

三、避免有害物质

1. 避免有害物质 常见的影响妊娠的化学因素有铅、汞、苯、甲苯、二甲苯、激素类生物制剂等，可造成对胚胎不同程度的毒害作用，引起流产、早产、畸形、神经系统缺陷和智力低下等。备孕期间应该减少汽车尾气、油漆、橡胶、印刷业、塑料加工、化妆品、装修材料的接触，避免处在温度计、血压计、荧光灯的制造工作环境，减少接触农药的机会。

常见的影响妊娠的物理因素有电离辐射、噪声、高温等。人们可通过放射、同位素检查或治疗等医疗行为接触，也可通过电脑、电视、手机、家用电器、微波炉等日常生活行为接触电离辐射。

常见的对胚胎和胎儿发育有影响的病原微生物包括风疹病毒、巨细胞病毒、弓形虫、梅毒螺旋体、乙肝病毒、艾滋病病毒等，应在孕前避免感染，或进行孕前检测，早期发现感染，早期治疗。

2.注意用药安全 孕前3个月夫妻都要慎用药物，包括不要使用含雌激素的护肤品。通常，人们对女性使用药物还挺慎重，而对男性用药却不太经意，尤其是在怀孕前。然而，不少药物对于男性的精子也有很大的损害。像男性不育症、妇女习惯性流产，其中部分原因就是精子受损所致。除此，睾丸中含有药物的精液，也可通过性生活排入阴道，经阴道黏膜吸收后，进入女性血液循环影响受精卵，使低体重儿及畸形儿发生率增高。

四、保持良好心态

要想做好优生优育，首先准爸爸妈妈必须保持良好稳定的情绪，如果经常烦躁、急躁、忧郁，会使大脑皮质功能紊乱从而造成神经系统和内分泌失调，也会导致睾丸生精功能出现障碍。如果这些情况不及时调整，就会严重影响到精子的产生和质量。备孕夫妻应做好充足的思想准备和物质准备，保持健康心理，解除精神压力，维持和谐的家庭关系，预防心理问题的发生。

（杨洪）

第二节　三孩时代来了，您准备好了吗？

2021年5月31日，三胎政策出炉，网络上出现了很多不同的声音，有担心住房问题的，有担心教育问题的，有担心两次妊娠间隔时间太短或太长的，有担心作为高龄产妇出现产科并发症增多的，更有担心别人都三胎了，自己竟然还怀不上的，诸如此类。三孩时代来了，您都准备好了吗？今天我们从医学角度为您答疑解惑。

一、二胎／三胎间隔多长时间好？

世界卫生组织推荐两次妊娠间隔之间 2～5 年，如果小于 18 个月会增加母亲和新生儿的不良结局风险。如果前次是剖宫产，子宫在手术部位有瘢痕，再次怀孕发生子宫破裂 1 年内概率是 4.8%，而超过 2 年则发生率下降到 0.9%。所以建议最好隔两年再怀。如果妇女由于年龄等原因需要尽快怀孕，也要间隔 18 个月再怀孕。

如果前次是阴道分娩，因产后女性的各个器官及功完全恢复至产前状态需要一个过程，所以建议 1 年以上再孕，大于 24 个月最佳，但是对于很多三胎孕妇来说，等待时间过长随着年龄增长，生育能力下降、妊娠并发症和出生缺陷发生率也上升，所以 12 个月的间隔期也可以。

对于一些特殊情况，如人工流产、自然流产或者死胎，由于间隔时间过短再次出现不良结局的概率会增加，所以建议至少等待 6 个月。

二、三胎妈妈需要面临的风险及如何应对？

根据女性的生理心理综合考虑，25～28 岁是生育的最佳年龄。

30 岁以后，女性的生育能力下降，每月怀孕的概率从 20 岁的 25% 下降至约为 15%，流产概率则从 5% 增加至 20%，唐氏综合征的风险从 1/1200 上升至 1/952。因为准备怀三胎的妈妈们多数可能在 30 岁以后，因此也面临不孕、流产和出生缺陷这些风险。尤其是 35 岁以后，每月受孕概率下降至 10%，流产率上升为 25%，唐氏综合征发生率高达 1/378。需要定期产检，积极筛查出生缺陷（包括采用胎儿无创游离 DNA 以及绒毛、羊水穿刺等方法），跟医生一起共同制定个体化的方案。

另外一个风险就是妊娠相关的并发症发生率增加，如妊娠期高血压疾病、妊娠期糖尿病、产后出血等。孕前进行相关检查，做好充分的风险评估，控制基础疾病，孕期均衡饮食（少吃多餐，多蔬菜，高蛋白，少碳水化合物，水果适量）、适当运动（散步、瑜伽、游泳、有氧操等，每日运动 30～60 分钟，自觉心率增快，微微出汗，而无心悸等不适），孕前正常体质量时增重建议不超过 12 kg，如果胎儿控制在 3 kg 左右比较理想，避免体重增长过多造成巨大儿等无法顺产。

三、别人都三胎了，我为什么还怀不上？

对于女性来说，常见可能导致不孕的原因有：

1. **输卵管问题** 输卵管不通，积水，或者输卵管自身发育异常，由于盆腔因素导致的不孕大约占到不孕的 35%。这些原因可以包括：盆腔粘连，盆腔炎症，结核性盆腔炎，子宫内膜异位症等导致的盆腔内局部或者广泛的粘连，造成盆腔和输卵管功能和结构的破坏。

2. **子宫内膜病变** 如子宫内膜炎症，息肉，子宫内膜粘连等问题。

3. **子宫肌瘤** 体积较大的子宫肌瘤或子宫黏膜下肌瘤可引起宫腔形态的改变，影响妊娠。

4. **生殖器肿瘤** 有内分泌功能的卵巢肿瘤造成的持续无排卵可以影响妊娠。

5. **生殖道发育畸形** 子宫畸形比如纵隔子宫，双子宫等问题，先天性输卵管发育异常等，可以引起不孕或者流产。

6. **排卵障碍** 影响排卵障碍常见的疾病：持续性无排卵、高催乳素血症、多囊卵巢综合征、先天性性腺发育不良、卵泡黄素化不破裂综合征、卵巢早衰和卵巢功能的衰退、低促性腺激素性性腺功能不良。

以上女性不孕因素积极查找原因，做出相应的处理和治疗，若输卵管因素，可以疏通输卵管，子宫原因进行手术治疗，恢复解剖，排卵障碍则可以促排卵治疗，来迎接新生命的到来。

（马建婷）

第三节 "小蝌蚪"孕育闯关记

借着三胎政策的开放，跟大家聊聊不孕症那些事儿。不孕症是一种低生育力状态，指一对配偶未采取避孕措施，有规律性生活至少12个月未能获得临床妊娠。精子和卵子结合的过程，就叫受精，整个过程大概需要24个小时。通常情况下，受精是发生在卵子排出后的12小时左右。精子要达到女性体内与卵子结合，这一路充满了艰难险阻，那我们就来看一看，这一路它到底要闯多少道关吧。

第一关：横渡"酸之河"——阴道

阴道是一条酸性河流，pH值约为4.0，这样的环境完全无法生存。虽然小蝌蚪们中含有某些碱性物质（如精囊腺的分泌液），能够在进入阴道时起到一定的中和作用，但射精是一次性的，阴道内的酸性物质却在持续性地产生。小蝌蚪在里面都是撞得头破血流，所以量大就有了资本，数以千万级的小蝌蚪们，总有一个幸运儿，是泅渡成功？还是被无情淹没？全是命啊！

但若男方平日里压力大，各种抽烟喝酒熬夜会让小蝌蚪的战斗力下降，出现少精、弱精、死精等问题，那肯定是过不了关的。

第二关：穿越"一线天"——宫颈

之后蝌蚪大军就到达了宫颈，宫颈管是一条狭窄的小道，各种原因引起的宫颈粘连及宫颈分泌物厚重都会导致此次长征的失败，只好等下个轮回，一番"浴血奋战"过后，大批精子会在此阵亡。

第三关：抵抗"防御大军"——子宫

通过了宫颈，蝌蚪宝宝就正式的进入子宫了，但是迎接他们的不是鲜花和掌声，而是妈妈的防御大军。如果妈妈正好不给力，对"来犯"的小蝌蚪们斩尽杀绝（如抗精子抗体阳性的妹妹），小蝌蚪们就有可能全军覆灭。能通过这一关的都是真欧皇，脸黑的基本都被一波带走了。

第四关：抉择"岔路口"——输卵管

接着欧皇蝌蚪宝宝就会进入妹妹的输卵管，等待命中注定的那位。如果刚好是排卵障碍的妹妹，那欧皇宝宝也只能自认倒霉，在郁郁寡欢中走完这一生（约48小时）。

第五关：突破"爱的防线"——卵子保护层

如果能在输卵管与命中注定的她（卵子）相遇，那接下来又是一场残酷的淘汰赛。只有最强壮的那位才能突破卵子的三层保护层（顶体反应），得到卵子的青睐，与之结合。结合后的卵子也是贤良淑德，不会再给其他小蝌蚪机会。

第六关：寻找"爱的归宿"——着床

结合后的宝宝会一边发育一边通过输卵管的蠕动进入子宫内，倘若妈妈的输卵管通畅程度不佳，宝宝就会停滞在输卵管导致异位妊娠。如果以上关卡都能顺利通过，胚胎成功地从输卵管进入了妈妈的怀抱（宫腔内），就要找一块肥沃的土地孕育，如果土壤贫瘠（子宫内膜病变），最终宝宝也会枯萎。

所以在座的各位都是力量、智慧、幸运与速度的化身。以上只要有一个环节出了问题就有可能满盘皆输。

最后附上不孕症诊治流程图供大家参考（图 2-1）：

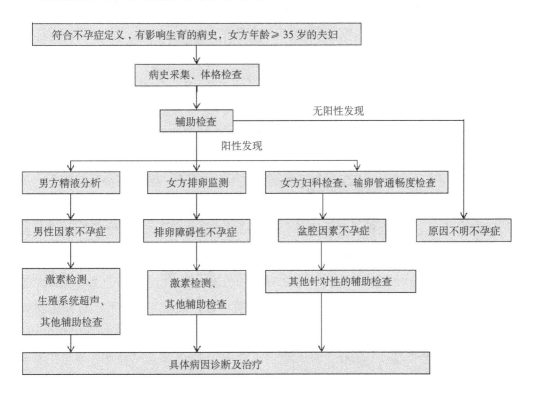

图 2-1 不孕症诊治流程

（杨洪）

第四节 拍完 X 片或 CT 后，孩子还能不能要？

"医生，我想流产，最近摔了一跤，拍了个 X 光，怕宝宝不好。"

"医生，我孕前做了 X 光，现在发现怀孕了，这个孩子还能要吗？"

"医生，我孕 8 周了，前些天在医院做检查时路过 CT 室，当时门虽然关着，但我路过的时候离门较近，这样会不会有辐射？好担心啊。"

的确，不管是精心备孕还是意外收获，每个妈妈都希望在对的时间遇见无缺陷的宝宝，对的时间无非是胚胎种下的时候无污染无危害无药物无射线等。当怀孕遇到射线，孕妈妈就开始纠结了是"留"还是"流"。为了让孕妈妈有正确的选择，那么今天笔者来给大家科普下吧！

人们都害怕有辐射，总觉得被"辐射"之后，自己就可能产生突变或畸形，更别说怀孕之后，让胎儿受到 X 线照射了，万一畸形了怎么办，毕竟孩子那么小那么脆弱。那么，拍了 X 光后真的会影响小宝宝吗？真的需要把小宝宝流产掉吗？然不成 X 射线是猛兽，真的有那么凶猛可怕吗？

其实非常多的研究都已经证实，X 射线对于包括人类在内的所有哺乳动物和幼崽，甚至胚胎所产生的不良影响是存在阈值的！简单说，就是并不是一接触辐射就有伤害。无论是对于成人，还是胎儿，接受的辐射必须达到一定程度，才会有损伤。

那么影响胎儿的最小辐射剂量是多少？ X 射线对于胎儿的影响和风险，主要取决于两个影响因素：放射暴露时的胎龄和暴露的累积剂量。

1. 首先我们谈谈放射暴露时的胎龄 人类胚胎器官分化发育最敏感的阶段为停经的第 5 ~ 11 周，如果在这个最敏感阶段暴露于不良因素，最容易导致出生缺陷的发生。在此之前，它还只是一个受精卵，是一个细胞团，还没有组织器官的分化和发育，即使暴露于不良因素，带来的是"全或无"的影响，就是说如果有影响，胚胎死亡了，自然淘汰了，如果没有影响，胚胎就活下来了，也不会增加出生缺陷的发生率。在停经 12 周之后，多数重要组织器官已经分化形成雏形，以后主要是组织器官的继续长大，这个阶段是外界不良因素致畸的低敏感期。到了孕晚期（28 周以后）就进入非敏感期，不良因素的暴露一般不会引起出生缺陷，即使引起出生缺陷，也往往比较轻。

2. 另外我们来说说放射暴露的累积剂量　偶尔少量的放射线暴露一般不会增加出生缺陷的发生概率，要看暴露的持续时间长度、暴露的水平来计算暴露的总累积剂量。对于早孕期（停经 5 ~ 11 周）宫内胚胎来讲，只有当累积的放射剂量达到 5 Rad 这个阈值的时候，才会增加出生缺陷的发生率。一般的 X 光拍片对宫内胎儿的辐射剂量大约是 0.1 Rad，也就是说，这相当于你站在那里不动，一直拍摄 X 光片 50 次以上，才有可能导致出生缺陷的发生率明显上升。做一次头、胸、四肢等 CT 检查胎儿接受的辐射剂量一般小于 1 Rad，一次正对子宫的腹部盆腔 CT 累积的放射剂量大约为 1 ~ 2 Rad，都未达到明显增加出生缺陷的阈值剂量。

当孕妈妈由于疾病需要进行接触 X 线时，如常规的口腔拍片、头胸部四肢及乳腺的 X 射线检查，以及非腹盆腔部位的 CT 检查，诊断性的 X 射线剂量还是安全的，完全不必担心肚子里的宝宝是否受到损伤。某些情况下如果孕妇必须进行腹部和盆腔的 X 线或 CT 检查，可以和医生进行沟通，权衡利弊，当然没有电离辐射的磁共振检查无疑是最佳的选择，毕竟孕妈妈的健康和生命是首要的。

所以，怀孕期接受 X 射线检查，无论是不是在不知情的情况下，都不必过于紧张，没有必要因此就选择流产。即使如此，我们还是希望，如果没有绝对的必要，不建议孕妇做放射检查。

每一个天使都有出生的权利！上帝放开手，让天使来到你的身边，请你给他 / 她一次这一生与你相伴的缘分！

（张生枝）

第五节　看懂孕妈妈怀孕后身体全变化，让你明白怀胎十月真没想的那么容易

　　准妈妈怀孕，意味着有一条新生命即将要开始，是一件很美好的事情。但因为宝宝的到来，孕妈妈的身体发生着微妙的变化，孕期不适一直萦绕着孕妈妈。孕妈妈们怀孕后身体有哪些变化呢？应该如何应对这些身体变化？接下来让我们一起来看一看吧！

　　一、孕早期身体变化

　　1. 孕吐在怀孕第 5 ～ 6 周后开始　由于绒毛促性腺激素突然增多，导致胃里的分泌物减少，肌肉蠕动减慢，从而导致孕妈妈出现孕吐。建议：孕妈妈可以在怀孕期间少量多餐，根据自己的喜好搭配饮食，柠檬汁、山楂汁、土豆、饼干等食物是减轻孕吐的佳品。此外，孕妈妈保持愉悦心情也是很重要的。

　　2. 乳房变化在怀孕第 5 周以后出现　孕妈妈的乳房会变大伴些许疼痛，有时会有肿块。对于肿块，孕妈妈不需要过于担忧，此时的肿块是因孕妈妈体内分泌了大量的雌性激素。孕妈妈乳晕及乳头颜色会变深。建议：应及时更换合适的内衣，穿宽大的衣服。

　　3. 在怀孕第 5 周以后出现　因孕妈妈的荷尔蒙发生变化导致肠胃的蠕动变缓，子宫对直肠存在压力的作用。若是孕妈妈体内的纤维质和水分不充足或者孕妈妈较少运动，都有可能导致便秘的发生。建议：应多吃些高纤食物，饮食清淡。每天固定时间排便，适量运动，因为这样有助于肠胃蠕动，使排便顺畅。

　　二、孕中后期身体变化

　　1. 黑色素沉淀　在怀孕第 12 周以后出现。主要是雌激素和黄体素的分泌与黑色素沉淀有着直接的关系，所以一些部位会出现黑色素的沉淀，多为乳头、阴部、腋下等。但孕妈妈别太忧愁自己变得不漂亮了，一般女性生产完之后，随着激素分泌的正常化，黑色素的沉淀也会慢慢消退，但个体存在一定的差异性。

2.尿频　在怀孕第 13 周左右或者怀孕后期出现。原本只有鸡蛋大小的子宫此时已增大到像橙子那么大，子宫对膀胱和尿道产生压迫，导致孕妈妈出现尿频。虽然会出现尿频，但若无排尿疼痛等其他不适症状，属于正常情况，孕妈妈不必过于担心。注意千万不要憋尿，因为憋尿有可能会导致泌尿道感染。

3.妊娠纹　在怀孕第 13 周以后出现。子宫在此时会出现明显的扩张，且随着体内胎儿的成长，腹部会不断地增大，腹部皮肤里的弹性纤维和结缔组织会出现撑断的痕迹。这些痕迹就是所谓的妊娠纹。建议：在怀孕期间孕妈妈注意控制体重，怀孕期间体重增加 12 ~ 15 kg 为宜，增加速度不宜过快。

4.腰酸背痛　在怀孕第 20 周以后出现。此时，孕妈妈的身型为肚子往前挺，而肩膀往后拉，很多孕妈妈都需要用手来支撑腰部从而来保持身体平衡。这是因为在子宫渐渐增大时，其身体的重心也在慢慢地往前偏。建议：怀孕阶段，孕妈妈最好一直保持正确的姿态，把身体拉直，不要将脊椎往前倾。

5.双腿浮肿、腿部抽筋　在怀孕第 28 周以后出现。当孕晚期的子宫扩大到一定程度，会给下腔静脉施压，对静脉血液倒流造成影响，且因缺乏钙质，小腿肌肉负担加重。建议：若没有出现高血压和蛋白尿的现象，身体出现一定程度的水肿通常不会产生大问题。适当对腿部进行按摩，多多活动踝关节和腿部肌肉，在休息时可以将脚举到一定的高度，这样可以加速血液的循环。

很多人说，当妈妈是幸福的，但同时当妈妈也是痛苦的。当一个女孩成为一位母亲，她要面对的不仅是孕育新生命的快乐，还有身体变化带来的一系列"折磨"。这些感受，也许非亲身不能体会。如果您将成为或者已经成为一位父亲，请都记得多对自己孩子的妈妈说"老婆，你辛苦了"。那就是对她们来说最好的理解和支持！

（罗清清）

第六节　准妈妈必须知道的孕期保健知识

孕期保健是降低孕产妇死亡率和减少新生儿出生缺陷的重要措施，对母婴健康具有重要意义。刚怀孕的准妈妈都有许多问题，害怕自己的"不良行为"影响肚子里宝宝的健康，如何做对宝宝才是最好的。

一、孕妇体重

许多准妈妈想在怀孕期间保持自己的身材，孕期体重的不适当改变（过度增长或营养不良）可导致多种不良妊娠结局，而孕妇孕期饮食营养的摄入是导致体重改变的关键。

大家较易忽略的是饮食习惯是否合理健康。专家建议少吃高脂肪高热量的食物，将体重控制住，超重的话会增加妊娠困难，怀孕后更易并发妊娠期糖尿病等，建议妊娠前应适当控制体重。

孕妇孕前 BMI 指数（Body Mass Index）：用体重公斤数除以身高米数平方得出的数字。

BMI < 18.5，孕期增重范围宜为 12.5 ~ 18 kg；

BMI 为 18.5 ~ 24.9，孕期增重范围宜为 11.5 ~ 16 kg；

BMI 为 25 ~ 29.9，孕期增重范围宜为 7 ~ 11.5 kg；

BMI ≥ 30，孕期增重范围宜为 5 ~ 9 kg。

二、孕期补铁

在孕期，几乎每个准妈妈都可能患上缺铁性贫血。随着胎儿的成长发育，自身血容量的不断增加，准妈妈对铁的需求也变得越来越多。

专家提倡在补铁之前应当对孕妇体内的铁状态进行评估，当血红蛋白 < 105 g/L，血清铁蛋白 < 12 μg/L 时，补充元素铁 60 ~ 100 mg/d。需要注意的是，补充铁剂的前提是排除有在地中海贫血、疟疾或寄生虫等方面的疾病。

准妈妈要留意，有的食物虽然铁元素很充足，但并不意味着能够被孕妇吸收，如菠菜，虽然也是"含铁王"，但是对于人体来说其中大部分是无法利用的。

三、孕期补叶酸

很多孕妇知道补充叶酸的重要性，也确实补了叶酸，但是补充叶酸的方法是否正确呢？

专家建议从孕前 3 个月开始补充，补充量为 0.4 ~ 0.8 mg/d，单纯的叶酸补充持续至孕 3 个月，有条件者可继续服用含叶酸的复合维生素；但对于高危孕妇，叶酸服用量需要增加到 4 mg/d，并需要持续服用妊娠后 10 ~ 12 周，之后减少至 0.4 ~ 1 mg/d。

四、孕期补钙

孕期的补钙对孕妇而言，是非常重要的，对胎儿的成长发育过程更是有很大利弊关系的。

补钙并非越多越好，孕妇过度补钙，会使钙质沉淀在胎盘血管壁中，引起胎盘老化、钙化，分泌的羊水减少，胎宝宝头颅过硬。这样一来，宝宝无法得到母体提供的充分营养和氧气，过硬的头颅也会也会使产程增加，宝宝健康受到威胁。所以补钙要科学，千万不要不分是非地过于补钙。专家推荐孕妇应从妊娠 14 周开始常规补充元素钙 600 mg/d，只有对于部分经产妇、年龄偏大或有小腿肌肉痉挛等缺钙症状的孕妇可提前补钙。

五、孕期咖啡因的控制

怀孕的前三个月就要避免二手烟、烈酒、咖啡、可乐等，偶尔少量的暴露影响不是太大，但还是要尽量避免。孕期每日中等程度左右（0 ~ 300 mg/d）的咖啡因摄入可能会导致流产，且危险程度随咖啡因摄入量增加（> 300 mg/d）而加大。

六、对孕妇和胎儿的评估

慢性病患者在怀孕前，最好咨询相关医生，并提前做好准备，如糖尿病、高血压、甲亢、甲减等。孕妇妊娠期间，应对其是否存在贫血、无症状性菌尿、家庭暴力、妊娠期糖尿病、吸烟、嗜酒以及药物成瘾、HIV 感染、梅毒、结核病等情况进行评估，以采取相应的防治措施。胎儿相关评估方面：胎动计数、宫高测量、胎心监护、超声检查、彩色多普勒超声血流监测等。

孕期预防风疹也是相当重要。由于妊娠早期感染风疹，很容易增加胎儿畸形和流产发生，所以，有条件者在怀孕前可以到医院检查是否感染过风疹（也就是有无这方面的免疫力），如果没有，可以在怀孕前注射风疹疫苗，一个月后再怀孕为妥。

七、常见生理症状干预措施

孕妇孕期常见症状包括：恶心和呕吐、胃痛、腿部肌肉痉挛、腰痛和骨盆疼痛、便秘、静脉曲张和水肿等，针对这些状况，主张主要通过非药物治疗来缓解症状，必要时采取药物干预。

对于以上提到的症状，合理改善生活习惯和饮食、适度锻炼、物理治疗是主要的防治方法，在孕妇无法忍受的情况下才考虑使用相应的药物进行缓解，如使用多西拉敏和甲氧氯普胺缓解恶心呕吐，使用抗酸剂（碳酸镁和氢氧化铝）缓解胃痛，加大钙补充以缓解腿部肌肉痉挛，使用缓泻剂缓解便秘等。

（邬远野）

第七节 孕期产检全攻略，准妈妈必看！

当看到 HCG 阳性的时候，我们满心欢喜，但接下来是满满的担忧，怀孕了以后该怎么办？我们需要做些什么检查？什么时候去做？一大堆问号随之而来。别急，今天我们为您准备了每一次产检的最强攻略！

从怀孕至宝宝出生，一般我们需要做 7 ~ 11 次的产检。

一、第一次产检（6 ~ 13+6 周），是否建议空腹：是

1. 检查项目

（1）确定孕周，推算预产期：医生会详细询问你的末次月经以便确定孕周与预产期，所以清晰记得你的末次月经非常重要。

（2）NT检查（11～13+6周）：此项检查可早期发现胎儿染色体疾病及多种原因造成的胎儿异常。

（3）建立孕期保健手册：医生会详细询问你的孕产史及既往健康状况，会测量身高、体重、血压，做心电图及空腹抽血化验。

2.营养素补充　继续补充叶酸0.4～0.8 mg/d至孕3个月，有条件者可继续服用含叶酸的复合维生素。

3.注意事项　这个阶段是决定宝宝健康的关键，我们要避免接触有毒有害物质，避免接触宠物，改变不良生活习惯，如熬夜、吸烟、酗酒。

二、第二次产检（14～19+6周），是否建议空腹：是

1.检查项目

（1）唐氏筛查（16～18周）：此项检查是通过检测血清的方式，检测宝宝患唐氏综合征的风险。当然如果你的年纪已达到或超过35岁，就不适合此项检查，根据医生建议选择无创DNA或羊水穿刺检查。

（2）基础检查：如胎心、体重、血压、宫高、腹围、胎心率等检查。

2.营养素的补充　可继续服用复合维生素，若血清铁蛋白＜30 ug/L，应补充铁剂。20周开始我们应常规补充钙剂0.6～1.5 g/d。

3.注意事项　注意记得唐氏筛查的检查孕周。

三、第三次产检（20～24周），是否建议空腹：否

1.检查项目

（1）胎儿系统超声筛查：主要是进行胎儿的排畸检查，俗称"大排畸"。这时能检查出绝大多数的胎儿畸形。

（2）基础检查：胎心、体重、血压、宫高、腹围、血常规、尿常规。

2.营养素的补充　此孕周继续复合维生素，钙剂的补充，根据医生建议是否补充铁剂。

3.注意事项　多数宝妈可在此孕周感觉到胎动，这时宝妈就是宝宝的第一监护人，生命所系之人，可一定要注意宝宝的胎动。

四、第四次产检（25 ～ 28 周），是否建议空腹：是

1. 检查项目

（1）妊娠期糖尿病筛查：行 75 g 口服葡萄糖耐量试验。

（2）基础检查：询问胎动，监测胎心、体重、血压、宫高、腹围、血常规、尿常规。

2. 营养素的补充　复合维生素、钙剂、铁剂（根据需要服用）。

3. 注意事项

（1）糖耐检查需空腹 8 ～ 14 小时。

（2）若出现腹痛、阴道流血、流液，这是早产的信号，应立即去医院。

五、第五次产检（29 ～ 32 周），是否建议空腹：否

1. 检查项目

（1）胎儿系统超声筛查：俗称"小排畸"，主要是补充排畸及监测胎儿的生长发育情况，查验胎儿是否有生长受限，羊水及脐带异常等情况。

（2）基础检查：询问胎动，监测胎心、体重、血压、宫高、腹围、血常规、尿常规。

2. 营养素的补充　复合维生素、钙剂、铁剂（根据需要服用）。

3. 注意事项　28 周产检会变成 2 周一次，此孕周胎动逐渐规律，孕妈要注意胎动，寻找宝宝胎动的规律，做好宝宝的监护人，如有异常及时就医。

六、第六次产检（33 ～ 36 周），是否建议空腹：是

1. 检查项目

（1）空腹抽血化验检查，尿常规。

（2）基础检查：询问胎动，监测胎心，体重，血压，宫高，腹围。

（3）34 周开始行胎心监护检查。

2. 营养素的补充　复合维生素、钙剂、铁剂（根据需要服用）。

3. 注意事项　监测胎动。

七、第七次产检（37～41 周），是否建议空腹：否

1. 检查项目

（1）产科超声检查及每周一次 NST 检查。

（2）基础检查：询问胎动，监测胎心、体重、血压、宫高、腹围、胎位、是否入盆。

2. 营养素的补充　复合维生素、钙剂、铁剂（根据需要服用）。

3. 注意事项　注意胎动，若出现腹痛，阴道流血，流液，及时就医。

（王兰英）

第八节　知否！高龄产妇的那些事！

当林红（化名）第一次来余姚市人民医院的产科高危门诊，告诉医生她是 47 岁的经产妇，有慢性高血压，目前孕 10 周。看着她花白的头发以及充满岁月痕迹的脸，想到以后整个孕期及围产期艰巨的管理任务，医生十分担心。

经过余姚市人民医院高危门诊医生的精心管理，林红于 17 日傍晚足月顺产分娩一体重 3050 g 的健康男婴，母子平安。抛砖引玉，接下来笔者简单叙述一下林红的妊娠及分娩经过，给大家普及一下高龄产妇（＞ 35 岁）及超高龄产妇（＞ 39 岁）的相关知识。林红既往有多次妊娠分娩史，还有宫外孕手术史，因为再婚，新家庭无子女，所以她冒着高龄的风险，希望可以再生育。自诉有高血压病史 2 年，未服药治疗，初次测血压 140/100 mmHg（正常 ＜ 140/90 mmHg）。

医生基于她已在社区医院建立围产期保健册，做过第一次产检的基础上，做了如下的主要评估：①尿蛋白阴性；② 24 小时动态血压 ＞ 140/90 mmHg 占 25%，平均 135/85 mmHg；③眼底血管无异常；④心脏超声检查心功能无异常。做了如下处理：①均衡营养指导，体重管理；②每天口服多维元素片 1 片；③每天晚上口服阿司匹林 0.1 g（目前循证医学已证实阿司匹林对子痫前期有预防作用）。

　　林红依从性很好，1～2 周检查 1 次，血压波动于 123～142/85～91 mmHg，平稳过渡到 30 周。期间做了产前诊断，羊水穿刺查胎儿染色体无异常，监测胎儿生长发育良好。24 周 OGTT（糖耐量试验）检查空腹血糖 5.13 mmol/l，补充诊断 GDM（妊娠期糖尿病），予饮食指导及运动管理，控制血糖尚平稳。

　　孕 31 周后测血压波动于 145～150/90～96 mmHg，血压较前有所升高，再次评估：①眼底血管无异常；②尿蛋白阴性；③其他脏器功能无异常；④胎儿生长发育及羊水量无异常。处理如下：①加服盐酸拉贝洛尔片（降压药）100 mg 每天 2 次；② 35 周后停止口服阿司匹林（为分娩做准备）。

　　为防止更严重的并发症出现，且考虑到胎儿已相对成熟，孕 37 周收入院准备计划分娩。完善相关检查及备血后（有产后出血高危因素者需要备血），通过放置宫颈扩张球囊促宫颈成熟及缩宫素引产，于孕 37 周 +3 天顺利阴道自然分娩。

　　有个小插曲，林红发生了产后出血，经过医生和助产士的紧急处理后出血即止，共出血 750 mL，有惊无险，母儿平安，已于近日出院。整个过程林红给予余姚市人民医院产科团队充分信任，医患配合良好，结局完美。

　　随着社会经济的发展、生育观念的变化及生育政策的改变，高龄产妇所占比例呈逐年升高的态势，产二病区近一月来已分娩 3 例 45～47 岁的超高龄产妇。对于大于 39 岁的超高龄产妇，有报道高龄组产妇妊娠合并高血压疾病、羊水过少、子宫肌瘤、巨大儿、臀位、妊娠期糖尿病和糖尿病合并妊娠的占比均明显高于适龄组产妇，高龄产妇还存在怀孕难、易流产、出生缺陷多、产后出血风险高等难关。

　　1. 高龄孕妇生育能力下降　随着年龄的增加，受孕能力降低。一般女性 25 岁时半年内受孕率达 60%，30 岁后则降至 30% 以下，若 35 岁以后再要孩子，如排卵减少，体内激素的改变等而使受孕困难。

　　2. 流产、早产、难产比例增高　高龄妇女妊娠成功率逐年下降，保胎几乎是所有高龄孕妇必做的"功课"，即使妊娠了也易于流产，与 30 岁年轻孕妇相比，自然流产率增加 3 倍。随着年龄增长，产道和会阴、盆骨的关节会变硬，不易扩张，子宫收缩力和阴道伸张力降低，易发生难产和产后出血，剖宫产概率高于年轻孕妇。

　　3. 胎儿致畸率高　随着年龄的增长，各部分器官开始出现老化，容易发生基因突变，生下先天愚型的孩子。这种孩子生下来个头矮小、发育迟缓、智商低下、50% 有先天性心脏病，且易患呼吸道感染。

4.妊娠、并发症概率增加 高龄孕妇的高血压疾病发病率约为年轻孕妇的 5 倍；此外，孕妇年龄越大，发生糖尿病、心脏病、肾病等并发症的机会就越多，还有疤痕子宫、前置胎盘等。

5.围产儿并发症增加 高龄孕妇并发重度子痫前期、前置胎盘大出血、ICP 致胎儿窘迫、焦虑等造成医源性早产。糖尿病等其他妊娠并发症致胎儿宫内生长受限、巨大儿等发生率增加，围产儿死亡率增高。

6.心理问题频发 国内曾有医疗机构通过评估发现，高龄产妇出现焦虑、抑郁的比例明显高于 35 岁以下产妇。

（刘秋兰）

第九节 "三岁知八十"，管好生命早期 1000 天，从孕期营养开始

俗话说，"三岁知八十"，大家听到也许会一笑而过。然而，从生命早期营养的角度，此话却"颇有道理"。世界卫生组织把"生命早期 1000 天（从怀孕开始到儿童 2 周岁这一时期）"定义为一个人生长发育的"机遇窗口期"，认为是可塑性最强的阶段，不仅能影响婴儿时期的体格和脑发育，也关系到孩子成人后的健康。

孕期是胎儿生命早期 1000 天的起始阶段，孕期营养与孩子远期健康有着密切的关系。如若母亲在孕期摄入营养不足，将会影响孩子成年后糖尿病、代谢综合征、心血管疾病、哮喘、肿瘤、骨质疏松等疾病的发生发展。管好生命早期的 1000 天，今天我们就从孕期营养说起，来谈谈孕期各阶段饮食要求和孕期需要特别关注的营养素有哪些。

一、孕期饮食要求

1. 妊娠早期饮食要求　妊娠前 3 个月，胎儿生长慢，所需营养平时差不多，但要克服恶心、呕吐反应，保持心情舒畅，坚持进食，要经常变换饮食。食物应清淡易消化，出现呕吐、恶心等反应，有的还出现偏食、厌食等，应鼓励孕妇少食多餐，膳食以清淡为宜，少食油腻的食物，不吃或少吃刺激性食物。总结：烹调多样化；少食多餐；多吃易于消化的食物；讲究饮食卫生。

2. 妊娠中期饮食要求　妊娠 4 ~ 7 个月时，胎儿生长加快，孕妇的食欲大增，除了一日三餐外，可于下午加一餐。此期容易发生便秘，应多吃蔬菜和水果；水肿也常见，饮食宜偏淡，防止水钠潴留。膳食荤、素兼备，粗细搭配。总结：增加热量 > 300 kcal/d；保证蛋白质的需要；多食含铁的物质；注意对钙的摄入；不可缺碘和其他微量元素；保证适量的脂肪供给；增加维生素的摄入量；食用些防止便秘的食物。

3. 妊娠晚期饮食要求　妊娠 8 ~ 10 个月，胎儿生长得特别快，要贮存的营养素也特别多，要多吃些含动物性蛋白质、维生素较多的食物，这将对胎儿的生长和产后哺乳有一定的促进作用。了解了孕妇所需的各种营养素的量及缺乏后所造成的后果，接下来就需要孕妇自己及家人科学、合理地安排饮食。总结：注意增加优质蛋白的摄入；保证能量供给，增加热量 > 450 kcal/d；摄入足量的铁；注意对钙的摄入；摄入足量的水溶性维生素；摄入充足的必需脂肪酸。

二、孕期需要特别关注的营养素

1. 叶酸　备孕期和孕早期都需要补充叶酸，因为人体不能合成叶酸，只能从外界摄取。孕妇缺乏叶酸会导致胎儿出生时出现低体重、唇腭裂、心脏缺陷、神经管发育缺陷等。根据 WHO 建议：所有女性从准备妊娠应开始每日额外补充叶酸 400 μg（等于一片叶酸片），并持续至妊娠 12 周。除了要按时服用叶酸片之外，还可以多吃一些叶酸含量丰富的食物，如葵花籽、西瓜子、榛蘑、猪肝、芦笋等。

2. 碘　碘是合成甲状腺素的原料，是调节新陈代谢和促进蛋白质合成的必需微量元素。由于我国存在广泛的地域性碘缺乏，而且孕期、哺乳期妇女又是碘缺乏的高风险人群，对碘需要从非孕期的 120 μg/d 增加到孕期 230 μg/d 和哺乳期 240 μg/d。孕期、哺乳期妇女除规律摄入加碘盐外，应食用富含碘的海产品，海产品是膳食碘的最好来源，其中紫菜和海带是碘的最好载体。

3.DHA　生命早期胎儿及婴儿体内 DHA 聚集以及脑和视功能发育的研究显示，孕期需要更多的 DHA。2010 年欧盟食品安全局将孕期、哺乳期 DHA 的适宜摄入量定为 200 mg/d。各类鱼肉制品中都含有丰富的 DHA，如鱼子酱、鲭鱼、三文鱼。

4.铁　为预防早产、流产，满足孕期血红蛋白合成增加和胎儿铁储备需要，孕期应常吃含铁丰富的食物，铁缺乏严重者可在医师指导下适量补充铁剂。富含铁的食物主要有动物血、肝脏及红肉的瘦肉部分，其所含铁为血红素铁，生物利用率较高，可通过适当增加这类食物的摄入来满足孕期对铁的额外需要。孕中晚期每天增加 20 ~ 50 g 红肉可提供铁 1 ~ 2.5 mg；每周摄入 1 ~ 2 次动物血和肝脏，每次 20 ~ 50 g，可提供铁 7 ~ 15 mg，基本能满足孕期增加的铁营养需要。

5.膳食纤维　孕中晚期，逐渐增大的宝宝会挤压妈妈的胃和肠道，很容易导致孕妇便秘。为了缓解便秘带来的痛苦，应注意摄取足量的膳食纤维。全麦面包、青菜、胡萝卜、白薯、土豆、菜花、香蕉等各类新鲜蔬菜水果中都含有丰富的膳食纤维。它不仅能预防和缓解孕妇便秘症状，调节肠道菌群，促进肠道蠕动，还在防治孕妇肥胖、结肠癌、心血管疾病、糖尿病等方面都起到了积极的作用，是孕妇体内不可缺少的物质，近年来甚至被称为"第七大营养素"。

合理的孕期营养能保证胎宝宝的健康发育，让宝宝变得聪明、机灵又可爱。但补亦有道，均衡又全面，适时又适量才是正确之道。管好生命早期 1000 天，关注孕期营养，给宝宝一个最好的开始。

（刘秋兰）

第十节　如何科学地孕期运动，做一个美丽的孕妈妈？

近年来，越来越多的孕产妇开始关注孕期和产后运动，希望不仅能够生一个健康的宝宝，而且分娩后的体型还能较快的恢复到和孕前一样。大量的实践证明，孕期和产后适当的运动，加上合理的膳食，完全可以实现这一目的。今天笔者就给大家来讲讲"如何科学地孕期运动，做一个美丽的孕妈妈"。

一、孕期运动的目的和益处

1.促进血液循环，增加肌肉的力量和机体的能量，增强腹肌、腰背肌、盆底肌的张力，改善盆底充血状态，缓解腰背、腰骶疼。

2.促进血液循环，增加胎盘血流，促进胎儿发育。适当运动可以促进母体的血液循环，增加氧气的吸入量，从而提高血氧含量，加速羊水的循环，进而刺激胎儿大脑、感觉器官、循环和呼吸功能的发育。

3.增强食欲，加强营养，促进新陈代谢，保持正常的孕期增重，有助于产后体形恢复。适当运动可以增进食欲，为肚子里的宝宝提供丰富的营养，攒足体力以便顺利分娩。适度运动还有助于产后迅速恢复身材。

4.促进肠胃运动，减少便秘。

5.改善心肺功能，有助于缩短产程，降低剖宫产率。

6.缓解压力，放松心情，增加自信，有助于缓解焦虑。

7.有助于减少某些孕期并发症的发生，减少产后出血。

二、常见孕期运动的分类

1.生活中的运动　看电视、看书、写字、玩牌、打电脑、上网、轻家务活动：清洁餐具等。

2.专项运动　游泳、瑜伽、盆底肌肉锻炼、平衡球（表2-1）。

表2-1　常见运动能量消耗

运动项目	能量消耗（kcal）（活动30分钟）
看电视、看书、写字、玩牌、打电脑、上网	30～40
轻家务活动：清洁餐具、清扫房间、跟孩子玩（坐位）	40～70
散步（速度1069 m/h）、漫步跳舞、跟孩子玩（站位）、体操	100
步行上班	120

续表

运动项目	能量消耗（kcal）（活动30分钟）
爬山、一般慢跑	200
游泳	200 ~ 250
上下楼梯	300

FITT 是频度（Frequency）、强度（Intensity）、时间（Time）和类型（Type）这四个英文字母的缩写，它是从事体育锻炼，增加健康所必须采用的基本监控原则。孕期适宜的运动举例：①步行；②瑜伽；③游泳；④提肛运动。

一、步行（FITT 方案）

1.步行的科学打开方式

（1）最简单的轻松走——"散步溜达"。

（2）增大步幅。

（3）增大臂摆。

（4）配合呼吸，可以两步一呼，两步一吸，较为深、缓慢的呼吸，可以锻炼呼吸肌。

（5）配合上肢的运动，如走路时，做扩胸运动、振臂运动，双臂侧平举等运动。

（6）配合上肢的负重运动，如孕妈妈手里拿两瓶矿泉水或手持弹力带做扩胸、侧平举运动。

2.步行的优势

（1）步行是孕期最安全最方便的运动方式，绝大部分孕妇乐意接受。

（2）中等强度的运动速度为每小时 3 ~ 4.5 公里（大概是 6000 步左右）。

（3）步行时间为 30 ~ 40 分钟。

（4）较远的地方最好有人陪伴，既可保证安全，又可延长步行时间。

（5）照着上面的六步走法才有效。

二、瑜伽（FITT 方案）

瑜伽主要是伸展锻炼，可以增强体力和肌肉张力、增强身体平衡感、提高肌肉及关节的柔韧度和灵活度、改善睡眠，一般建议如果医院有条件开设瑜伽课堂，有专业人员指导建议孕妇参加，不建议没有基础的孕妇自己在家练习。

三、游泳（FITT 方案）

游泳比较适宜在孕中期进行，要选择卫生条件好人少的地方；动作要稳健缓和，千万不要纵身跳水，最好在恒温池中，水温适宜在 30°左右，水太冷易发生肌肉痉挛；游泳时间不宜超过一个小时，距离大约 300 ~ 400 m 即可。

游泳是一项非常适合孕妇的运动，能增强心肺功能、促进血液循环，水的浮力可以减轻子宫对腹壁的压力，减轻关节的负荷（特别是体重超标严重的孕妇）、减轻盆腔瘀血；水波的轻柔按摩以及游泳时体姿的变化有助于纠正胎位、促进盆底肌肉和韧带的张力（孕 37 周以后避免水中运动）。

四、盆底肌肉锻炼（FITT 方案）

25% ~ 55% 的孕期妇女有尿失禁的症状。盆底肌肉锻炼又称盆底肌肉增强锻炼或 Kegel 训练，是女性尿失禁非手术治疗的常用方法。

Kegel 训练具体方法：首先排空膀胱，收缩盆底肌肉并持续 2 ~ 5 s，然后放松肌肉 2 ~ 5 s，重复 10 ~ 15 次为一次治疗，3 次 / 天，通常训练 4 ~ 6 周后，大部分患者状态可改善，3 个月后可显著改善。产后长期持续进行 Kegel 盆底肌训练是目前公认的防止产后尿失禁简单、可行、无痛苦且有效的方法。

五、其他运动

1. 上下楼梯　上下楼梯有利于骨盆扩张，增强下肢的肌力和关节的灵活性、增强机体的平衡感、增强心肺功能、促进全身血液循环。上楼时脚后跟应完全着地，腰背部维持挺直；下楼时身躯微微后仰前脚踏定地面后再抬脚。为了安全可以借助楼梯旁边的扶手栏杆，可以扶着上下，尤其是孕晚期上下楼梯时最好有人陪伴搀扶。此项运动存在一定风险，不建议推荐。

2. 在家坐着也可以做的运动　坐姿、瑞士球练习、端坐、上腰背部挺直、双臂自然放松、两脚略分开可以锻炼核心肌群力量、提高平衡能力、经适应性练习之后，可以代替座椅。孕晚期持续进行分娩球运动，能松弛腰部和骨盆的肌肉，为分娩时胎儿顺利通过产道做好准备。

3. 健身房可以锻炼的项目 太空漫步机、功率自行车：稳定、安全、保护膝关节、锻炼上下肢肌肉力量和协调能力。每周三次，每次 40 分钟。

4. 上肢运动 最安全的运动应是不引起胎儿痛苦，上肢运动不会产生子宫收缩，锻炼上肢、肩背部肌肉，强化肌肉力量，缓解颈、肩、背疼。推荐动作如肩关节 W式，双臂、中肩、肘、腕、髋、膝、踝始终贴于平面上，呈 "W 式" 或 "招财猫式"，缓慢而持续抬起，双手到头上方汇合。每组 8 次，做 3 组。

（刘秋兰）

第十一节　王女士剖宫产 10 斤 1 两重胖宝宝，孕期如何预防巨大儿

近来，王女士（化名）在产科剖宫产顺利诞下一个 10 斤 1 两重的胖儿子，母子平安！

正常胎儿出生体重一般为 2.5 ～ 4 公斤，超过 4 公斤就算巨大胎儿，王女士的儿子 10 斤 1 两重，是名副其实的巨大儿。

大胖小子虽然可爱，但也不是越胖越好。需要温馨提醒各位准妈妈，巨大儿可危害母婴健康，准妈妈在孕期应该合理饮食，预防巨大儿。

出生体重高于第 90 百分位体重的新生儿或胎儿被称为大于孕龄儿（large for gestational age，LGA）。巨大胎儿（macrosomia）指任何孕周胎儿体重超过 4000 g。还有一组以胎儿过度生长发育为特征的遗传综合征，称发育过度综合征，该类患儿出生后持续过度生长。近年来，营养过剩的孕妇有逐渐增多趋势，导致巨大胎儿的发生率增加较快，国内发生率约 7%，国外发生率为 15.1%，男胎多于女胎。

一、高危因素

1. 孕妇肥胖。

2. 妊娠合并糖尿病，尤其是 2 型糖尿病。

3. 过期妊娠。

4. 经产妇。

5. 父母身材高大。

6. 高龄产妇。

7. 有巨大胎儿分娩史。

8. 种族、民族因素。

二、对母儿影响

1. **对母体影响**　头盆不称发生率上升，增加剖宫产率；经阴道分娩主要危险是肩难产，其发生率与胎儿体重成正比。肩难产处理不当可发生严重的阴道损伤和会阴裂伤甚至子宫破裂；子宫过度扩张，易发生子宫收缩乏力、产程延长，易导致产后出血。胎先露长时间压迫产道，容易发生尿瘘或粪瘘。

2. **胎儿影响**　胎儿大，常需手术助产，可引起颅内出血、锁骨骨折、臂丛神经损伤等产伤，严重时甚至死亡。

三、诊断

目前尚无方法准确预测胎儿大小，通过病史、临床表现及辅助检查可以初步判断，但巨大胎儿需待出生后方能确诊。

1. **病史及临床表现**　孕妇多存在上述高危因素，妊娠期体重增加迅速，常在妊娠晚期出现呼吸困难，腹部沉重及两肋部胀痛等症状。

2. **腹部检查**　腹部明显膨隆，宫高 > 35 cm。触诊胎体大，先露部高浮，若为头先露，多数胎头跨耻征为阳性。听诊时胎心清晰，但位置较高。

3. **检查**　测量胎儿双顶径、股骨长、腹围及头围等各项生物指标，可监测胎儿的生长发育情况。利用超声检查预测可胎儿体重，但预测巨大胎儿的体重还有一定的难度，目前尚无证据支持哪种预测方法更有效。巨大胎儿的胎头双顶径往往会大于 10 cm，此时需进一步测量胎儿肩径及胸径，若肩径及胸径大于头径者，需警惕难产发生。

四、预防

要预防巨大儿，准妈妈在孕期一定要注意合理饮食，并适当运动。

1. **饮食量要控制** 准妈妈中期后一般食欲都好，进食量较多，这时一定要控制饮食量。主要是限制米、面、薯类食物，每日在 5 ~ 6 两。不要进食含糖高的食物，含糖高的食物进食过多可导致血糖过高，加重糖尿病的病症或产生"巨大胎儿"。

2. **蛋白质的供给要充足** 蛋白质的进食量不能少，特别要多吃一些豆制品和五谷杂粮，增加植物蛋白质。胎儿的发育和大脑的发育主要是优质的蛋白质。

3. **脂肪供给要适量** 由于主食碳水化合物类食物供给减少，脂肪进食要适量增加，以维持每天的供热量。并可适量进食一些坚果，增加供给脂肪。

4. **补充维生素和矿物质** 多吃一些蔬菜补充维生素，经常吃一些含铁和含钙高的食物，如牛奶、鱼、虾皮、蛋黄以补充矿物质。

5. **适当限制食盐的摄入** 应让准妈妈多吃清淡的饮食。

6. **要少吃多餐、食用富含纤维素、各种维生素及微量元素的食物** 食物品种应该多样化，以蔬菜、豆制品、瘦肉、鱼、蛋、奶为主。孕中期后可以每天吃 5 ~ 6 顿，每顿八分饱最好。

7. **要注意运动** 准妈妈千万不要因为怀孕而懒惰起来，每天散步半小时，饭后多走走，把多余的糖分变成能量释放出去，就不会存在血管中，这也是预防糖尿病的好方式。

五、处理

1. **妊娠期** 对于有巨大胎儿分娩史或妊娠期疑为巨大胎儿者，应监测血糖，排除糖尿病。若确诊为糖尿病应积极治疗，控制血糖。于足月后根据胎盘功能及糖尿病控制情况等综合评估，决定终止妊娠时机。

2. **分娩期**

（1）估计胎儿体重＞4000 g 且合并糖尿病者，建议剖宫产终止妊娠。

（2）估计胎儿体重＞4000 g 而无糖尿病者，可阴道试产，但产程中需注意放宽剖宫产指征。产时应充分评估，必要时产钳助产，同时做好处理肩难产的准备工作。分娩后应行宫颈及阴道检查，了解有无软产道损伤，并预防产后出血。

3.预防性引产　对妊娠期发现巨大胎儿可疑者，不建议预防性引产。因为预防性引产并不能改善围产儿结局，不能降低肩难产率，反而可能增加剖宫产率。

4.新生儿处理　预防新生儿低血糖，在出生后 30 分钟监测血糖。出生后 1 ~ 2 小时开始喂糖水及早开奶。轻度低血糖者口服葡萄糖，严重低血糖者静脉输注。新生儿易发生低钙血症，应补充钙剂，多用 10% 葡萄糖酸钙 1 mL/kg 加入葡萄糖液中静脉滴注。

（罗清清）

第十二节　没听说过 GBS 筛查的准妈妈看过来，它的危害性不容小觑！

幸福的准妈妈们，沉浸在宝宝到来的憧憬中，可是有个叫"GBS"的"沉默杀手"或许正在威胁您的宝宝的健康，您知道吗？别急，今天咱们就来聊一聊 GBS。

一、什么是 GBS ?

GBS 是 B 族链球菌的英文简称，又叫无乳链球菌，寄生于人类下消化道及泌尿生殖道，健康人群带菌率 15% ~ 35%，是条件致病菌，是引起孕妇及新生儿围生期侵袭性感染的重要病原菌，是引起新生儿肺炎、败血症和脑膜炎的主要病原菌。新生儿的 GBS 感染发病迅速、病死率高，是新生儿的主要死亡原因。

二、GBS 的危害

1.对产妇的危害

（1）GBS 对绒毛膜的吸附和穿透力极强，易引起胎膜早破，进而上行导致羊膜腔感染。

（2）GBS 的感染还会引起炎症因子的释放，从而刺激子宫收缩，引起早产和晚期先兆性流产。

（3）GBS 的感染也是孕产妇宫内感染，产褥感染的主要病原菌之一。

2. 对新生儿的危害 新生儿感染 GBS 主要是胎儿通过母体阴道暴露于 GBS 而垂直获得，与分娩途径无关。GBS 能够导致新生儿肺炎、败血症和脑膜炎，根据感染时间分为早发型感染和迟发型感染。

新生儿早发型感染：指发生在出生一周内，多发生于出生后 24 小时内，以呼吸困难为主要表现，少数可引起化脓性脑膜炎。早发型感染约占新生儿感染的 80%，主要由母婴垂直传播，病死率为 4% ～ 6%，以肺炎、败血症和脑膜炎为临床特征。

新生儿迟发型感染：指发生在生后 7 天～ 3 个月，可由产时垂直传播、院内感染或其他因素所致，以脑膜炎、菌血症、败血症为多，主要由 GBS Ⅲ型引起，与早发疾病不同的是，晚发型感染多为产科并发症的早产儿，发病率为足月儿的 7 倍，存活婴儿中 15% ～ 30% 留有严重后遗症。

三、胎儿或新生儿 GBS 感染的高危因素

1. 孕龄＜ 37 周。

2. 胎膜破裂时间长。

3. 羊膜腔内感染。

4. 宿主抵抗力下降，特异性抗荚膜抗体缺乏。

5. 产程中阴道检查次数＞ 6 次等。

6. 前次有 GBS 感染婴儿。

四、GBS 的传播与感染（图 2-2）

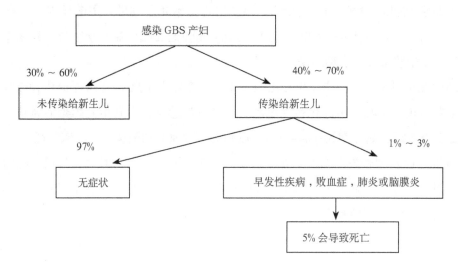

图 2-2 GBS 的传播与感染

五、GBS 的筛查与预防（图 2-3）

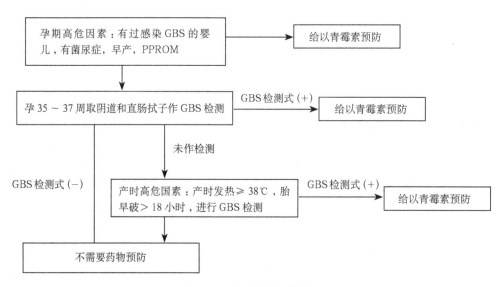

图 2-3 GBS 的筛查与预防

温馨提示：

虽然新生儿 GBS 感染很可怕，但是通过 GBS 感染的产妇予预防感染治疗后，可以预防 86% 的早发型感染。对于晚发型感染目前尚无有效预防措施。故我们建议所有孕妇在妊娠 35 ~ 37 周时进行阴道和直肠的 GBS 筛查，以确保准妈妈和胎儿健康。

（宋学军）

第十三节　备孕、怀孕、哺乳期人群能不能接种新冠疫苗？

目前我国新冠疫苗已对人群进行接种，但是很多疑问也随之而来。如孕妇能否接种新冠疫苗，备孕、哺乳期人群能不能接种呢？

中国使用的疫苗是全病灭活疫苗，是通过化学等方法使新冠病毒失去感染性和复制力，同时保留能引起人体免疫应答活性而制备成的疫苗。按照注射程序为 2 针，期间至少间隔 14 天，接种位置为上臂三角肌。

备孕：对于备孕的人群来讲，是可以注射新冠疫苗的，但最好是在注射完两剂次以后等上 1 ~ 2 个月再怀孕。

孕妇和哺乳期：对于孕妇和哺乳期妈妈目前的建议是暂缓接种。

希望通过接下来的问答帮您解决所有疑惑。

问题一：哪些人不适合接种疫苗？

答：不适合接种疫苗的人群有：①孕妇；②哺乳期妇女；③正处在发热、感染等疾病急性期、患免疫缺陷或免疫紊乱的人群；④严重的肝肾疾病、药物不可控制的高血压、糖尿病并发症、恶性肿瘤患者等人员。

问题二：新冠病毒疫苗和其他疫苗可以一起打吗？

答：不建议与其他疫苗一同接种。

问题三：接种后抗体可以持续多久？

答：目前证据提示：抗体在 6 个月以上仍能维持较高水平，达到世卫组织规定要求。

问题四：打了疫苗口罩能摘吗？

答：少数人接种后仍可能不产生保护力。人群免疫屏障尚未建立前，仍需做好戴口罩、勤洗手等防护措施。

问题五：打疫苗后还需要做核酸检测吗？

答：接种疫苗可以在一定程度上降低感染风险，但任何疫苗的保护效果都不能达到 100%，必要时仍应配合相关部门进行核酸检测。

（胡园园）

第二章 妊娠期疾病

第一节 娘娘害喜了，怎么办？

娘娘妊娠反应特别强烈，尤其是呕吐这一点，就折磨得娘娘生不如死，根本吃不下饭，而且连续好几个晚上都睡不好了，脸色也特别不好，怎么办？相信这也是很多孕妈妈在孕早期都会碰到的妊娠反应，不仅恶心、乏力，还会有呕吐的症状，而妊娠反应中的妊娠剧吐是最严重的，孕妈妈会频繁的出现恶心呕吐的感觉，同时不能正常的进食。

一、什么是妊娠剧吐？

妊娠剧吐是孕妈妈在孕早期的 5 ~ 10 周内频繁的恶心呕吐，同时还伴有头晕、疲乏、偏食的症状，以至于发生体液失衡以及新陈代谢障碍，甚至严重的还有可能威胁到孕妈妈及胎宝宝的生命。

一般妊娠反应开始于孕 5 ~ 6 周，孕 9 周时症状最明显，大部分孕妇在孕 12 周以后症状缓解，出现持续恶心呕吐症状的孕妇仅占 10%。妊娠期恶心、呕吐开始的时间很重要，一般出现在孕 9 周前。尤其对于在孕 9 周后才出现症状的患者，需排除可能导致恶心呕吐的其他疾病，如胃肠道疾病、泌尿生殖系统疾病、代谢性疾病、神经系统疾病、妊娠相关疾病等。

二、哪些人容易发生妊娠剧吐？

1. 容易晕车、晕船、偏头痛。

2. 怀的是双胞胎或多胞胎、葡萄胎。

3. 孕妈妈的母亲或姊妹有过孕吐的症状。

4. 精神过度紧张、焦急、忧虑及生活环境和经济状况较差的孕妇。

5. 感染幽门螺杆菌。

三、妊娠剧吐的危害有哪些?

1. **妊娠剧吐影响胎儿发育** 胎儿在母体内所需营养全靠母体的胎盘供给,孕妇的营养直接关系到胎儿在子宫内的生长发育和健康,尤其是妊娠的前三个月,是胚胎初步分化的关键期,这个时候需要大量的蛋白质和核酸,如果此时由于妊娠剧吐而导致营养缺乏的话,会造成胎儿严重的营养不良。

2. **妊娠剧吐影响孕妈情绪** 妊娠剧吐会导致孕妇对进食甚至是妊娠产生抗拒、恐惧心理,这样会造成孕妇体内皮质酮水平升高,皮质酮分子可通过胎盘传递给胎儿,若胎儿长期暴露于母体的高皮质酮水平的环境中,则胎儿大脑中的受体就变得不那么敏感。宝宝出生之后,容易感到情绪激动,胆小脆弱等。甚至有大量临床调查显示,在妊娠 7 ~ 10 周内孕妇情绪过度不安,可能导致胎儿口唇畸变,出现腭裂或唇裂。

3. **导致并发症的出现** 妊娠剧吐,进食困难会引起维生素 B_1 的缺乏,导致 Wernicke 综合征的出现,主要表现为中枢神经系统症状,包括眼球运动障碍、精神和意识障碍、急性期言语增多,以后逐渐精神迟钝、嗜睡,个别发生木僵或昏迷。妊娠剧吐还可致维生素 K 缺乏,并伴有血浆蛋白及纤维蛋白原减少,孕妇出血倾向增加,可发生鼻出血,甚至视网膜出血等。

4. **妊娠剧吐严重时会引起肝肾功能受损** 当碳水化合物不能满足身体供能需要的时候,不但会引起蛋白质和脂肪加速分解,消耗我们的身体。过多蛋白质和脂肪的分解产生的代谢产物会造成肝肾功能的损伤。

四、妊娠反应与妊娠剧吐的应对措施

1. 适量运动对减轻孕吐也有一定的帮助,但是呕吐频繁时应该完全休息,避免疲倦。

2. 还要减少在视线范围内引起不愉快的情景和异味。妊娠剧吐与孕妇的精神状态和生活环境有密切的联系,在精神紧张的状态下,呕吐会变得更频繁,所以要尽量让孕妇的心情舒畅,压力减少。平时可以听一些舒缓的音乐,看一些有趣的书,分散自己的注意力,能有效改善这种症状。家人也应该给予鼓励,保持愉悦的心情,转移注意力。

3. 少食多餐,选择自己在孕期能接受的食物,应以富含营养、清淡可口、容易消化

为原则；主要以流质为主，避免油腻、甜食。尤其是在呕吐之后，一定不要立即进食，可以在呕吐后的 20 分钟后进食，同时避免过冷或者过热的食物。进食后避免马上躺下。

4. 轻中度妊娠反应且希望避免服用止吐药的患者可服用生姜，呕吐较剧者，可在食前口中含生姜 1 片，以达到暂时止呕的目的。

5. 孕妈妈平时也可以通过按压穴位来缓解这种症状，如可以按压内关（内关穴位于腕横纹上前臂内侧，掌长肌腱与桡侧腕屈肌腱之间 2.5 指宽）、足三里、太冲的穴位进行自我保健。

6. 孕前 3 个月服用复合维生素、微量元素及叶酸制剂能够降低妊娠期恶心、呕吐的发病率和严重程度。

7. 孕妈妈的家属，特别是丈夫，应该给予更多的关心与体贴，帮助孕妈妈解除不必要的担心与顾虑，只有孕妈妈保持愉悦的心情，这种症状才能得到有效的改善。

如果有妊娠剧吐严重的孕妈妈，建议应及时去医院就诊，避免发生体内电解质严重紊乱，甚至神经系统损坏的情况，为了胎宝宝的顺利生长，家人也要更好、更体贴的重视孕妈妈的孕期健康，帮助孕妈妈顺利度过孕产期。

（杨春林）

第二节 "糖妈妈"控糖攻略，请查收

怀孕期间，由于孕期激素分泌的变化加上不合理的饮食结构、缺乏运动以及遗传等因素的影响，妊娠期糖尿病发生的趋势明显增多，孕期的血糖的管理也显得尤为重要，下面我们一起来了解一下妊娠期糖尿病吧！

一、妊娠期糖尿病的诊断

常规产检 24 ~ 28 周会进行 75 g OGTT 糖耐量的筛查，诊断标准：空腹血糖：5.1 mmol/L；服糖后 1 小时血糖：10.0 mmol/L；服糖后 2 小时血糖：8.5 mmol/L。任何一点血糖值达到或超过上述标准即诊断为妊娠期糖尿病。

二、妊娠期糖尿病的影响

孕妈妈们不要太焦虑担心，血糖控制良好的情况下对母胎的影响很小，但如果血糖控制不佳会增加母胎的风险，具体风险如下：

1. **对胎儿危害**　妊娠早期高血糖易导致胚胎停育；妊娠中期胎儿重要脏器发育时，持续高血糖会导致胎儿多个脏器发育异常，常见是心血管异常如先天性心脏病，或泌尿系统发育异常如尿道下裂；可导致低体重儿或巨大儿。

2. **对孕妇危害**　血糖控制不佳增加孕期感染风险如生殖道感染等，妊娠期高血压疾病风险增加，妊娠期可发生羊水过多、胎膜早破、早产或流产等风险。孕妇的远期风险包括糖尿病和心血管疾病，妊娠 22 ~ 28 年后高达 70% 可发生 2 型糖尿病。

三、合理饮食和运动，降低风险

1. **合理控制总能量**　在妊娠前 4 个月与非妊娠相似，每日给予 30 kcal/kg，妊娠中期、晚期根据中国居民膳食营养素参考摄入量，每日热量可增加 200 kcal。肥胖的孕妇，在妊娠期不要求减轻体重，只要求控制体重增加的速度不要过快。一般建议妊娠早期增长 1 ~ 2 kg，妊娠中期及晚期每周增长 0.3 ~ 0.5 kg，整个妊娠过程总体重增长 10 ~ 12 kg 为宜。

2. **保证碳水化合物的增长**　很多糖妈妈不吃主食，这样必然造成营养素缺乏影响胎儿正常发育。建议糖妈妈主食粗细搭配吃，每吃 1 两主食需要 2 ~ 3 两蔬菜搭配。尽量减少甜面包、巧克力、饮料等含糖食物。尽量少吃含淀粉多的土豆、山药、芋头等食物。主食应保证 5 ~ 7 两，过低不利于胎儿生长。

3. **适当增加优质蛋白**　适当增加纯奶、鸡蛋、瘦肉、豆制品等优质蛋白摄入，每周 1 ~ 2 次海产品摄入。

4. **丰富的膳食纤维**　膳食纤维可有助于降低过高的餐后血糖，主要来自于绿叶蔬菜、粗粮里面。

5. **合理安排餐次**　少量多餐，每日 5 ~ 6 餐，定时定量进食有效控制血糖。

6. **配合一定量的体育锻炼**　建议糖妈妈每次正餐后稍事休息，进行 30 分钟左右步行（3000 步），不要太剧烈，但应整个妊娠过程都要坚持。

此外，我们有针对糖妈妈的妊娠期糖尿病一日门诊以及产科营养门诊和产科内分泌门诊帮助"糖妈妈"们来控糖。妊娠期糖尿病一日门诊由资深的专业医师和营养师等通过理论授课、现场适当运动方式教学等形式，集中一天对"糖妈妈"们进行专业的糖尿病健康教育和营养指导，让"糖妈妈"们轻松愉悦地掌握食物膳食调节方法、血糖自我监测方法以及运动方式选择等相关知识，"糖妈妈"们在这里可以接受私人定制的妊娠期糖尿病健康管理，科学膳食，健康运动，有效达到"控糖"目的。

四、孕期血糖管理目标

孕期理想的血糖标准不仅血糖监测达到目标血糖，而且尿常规尿酮体需要阴性；母体体重生理性增加，胎儿体重随孕周增长，具体的目标血糖值如下：空腹及餐前半小时血糖 ≤ 5.3 mmol/L；餐后半小时血糖 ≤ 6.7 mmol/L；夜间血糖：不低于4.4 mmol/L。当然偶然的血糖波动也不用太紧张。

五、胰岛素治疗

胰岛素治疗不可怕，不会产生依赖性！临床实践中，针对饮食运动后血糖仍高于目标值时将采用胰岛素治疗，很多孕妇担心胰岛素的药物依赖性而对胰岛素治疗有抵触心理，其实胰岛素应用不会产生药物依赖性，胰岛素是人体内胰腺分泌的一种物质，孕期因为分泌不足或胰岛素抵抗而需要额外补充。孕期应用对于母体胰岛与功能有一定的保护作用，从而降低母胎孕期及远期的风险。孕妈妈们一定要听从医生的建议更好地管理孕期血糖，降低母胎并发症，做一个合格的糖妈妈。

（张彧）

第三节　肥胖与怀孕

"医生，我真的吃得不多的！"
"医生，我是易胖体质，连喝水都会胖！"
"医生，我老公就喜欢我胖胖的！"

产科中心的诊室内，经常会听到"胖妈妈"的各种肥胖的理由。

案例：

小郑（化名），29 岁，二胎妈妈，身高 160 cm，孕前体重 120 kg，分娩前体重 130 kg，孕前体重指数高达 46.87（正常女性体重指数为 18.5 ~ 23.9），妥妥的肥胖症。小郑是近期余姚市人民医院分娩的最胖的孕妈妈。既往有剖宫产史，此次孕期同时并发妊娠期高血压和妊娠期糖尿病。

小郑在孕 14 周开始在余姚市人民医院产科中心管理，孕 38+3 周时顺利剖宫产分娩，母儿平安。产后 42 天复查，血压血糖都恢复正常。

专家建议小郑在哺乳期仍需通过饮食及运动减轻体重，预防或推迟代谢性疾病的发生。

今天笔者跟大家讲讲肥胖与怀孕之间的密切关系。

近年来，怀孕以后体重超重和肥胖的孕妈妈比例持续上升，这一趋势的发生主要与以下两个方面的因素有关：一是随着中国经济的增长和家庭收入的提高，中国人的生活方式和饮食结构也发生了很大的改变，逐渐西方化和快餐化，人均卡路里的摄入逐渐增加，而运动量并没有因此增加，甚至是减少；二是在怀孕生孩子方面，老观念从未改变，怀孕一定要多补补，一个人为两个人吃，要生个大胖小子，要安胎，要保胎，要多休息，少活动……

其实，孕妈妈孕期的体重超重与肥胖所带来的麻烦要比大家想象的多得多。

一、孕妈妈们如何判断自己的体重是否超重

体重指数（BMI，Body Mass Index）是根据身高和体重计算出来的一个指数，计算方法是体重公斤数除以身高米的平方，用于判断一个人的体重是属于正常，偏瘦，超重，还是肥胖。

体重不足：BMI < 18.5。

体重正常：BMI18.5 ~ 23.9。

超重：BMI24 ~ 29.9。

肥胖：BMI ≥ 30。

二、孕妈妈们妊娠期肥胖的风险

妊娠期肥胖不仅会增加孕妈妈自身的风险，还会对胎儿带来危害。肥胖对于母亲的影响：妊娠期高血压，子痫前期，妊娠期糖尿病的风险增加，剖宫产率也会上升。肥胖对于胎儿的影响：出生缺陷的风险增加，例如先天性心脏病和神经管缺陷；如果腹部脂肪太厚，无法看清楚胎儿的器官结构，会影响超声检查的准确性。巨大儿的发生率增加，早产的发生率增加，死胎的发生率也上升。

胖子和瘦子在孕期的体重增加标准是不一样的，IOM 根据孕妇和围产儿的结局，给出了孕期体重的合理增加范围，可以供大家参考（表 2-2）。

表 2-2 孕期体重的合理增加范围

孕前 BMI	单胎总增重范围（kg）	双胎总增重范围（kg）
低体重	12.5 ~ 18	/
正常体重	11.5 ~ 16	16.7 ~ 24.3
超重	7 ~ 11.5	13.9 ~ 22.5
肥胖	5 ~ 9	11.3 ~ 18.9

三、怀孕以后肥胖孕妈妈需要减肥吗？

即使是肥胖的女性，也不建议在妊娠期减肥。但是在孕期控制体重的增加是非常有必要的，原则按照 IOM 推荐的标准执行。只要胎儿的生长发育在正常范围之内，即使孕妈妈的体重增加低于 IOM 的推荐，甚至比怀孕前体重减轻，也没有关系。

笔者特别提醒大家千万不可不顾自己的身体健康状况和胎儿的生长发育情况，去盲目减肥。孕期体重控制应在专业医生的监测和指导下进行。

孕期体重控制的原则很简单：管住嘴，迈开腿。但是越简单的事情越难以做到。

管住嘴

1.蔬菜类原则上可以放开，想吃多少吃多少，但烹调时必须少放油。

2.蛋白质的摄入要适量，不可过量。如果孕妈妈对肉类和海鲜类一点也提不起兴趣，可以适当进食奶制品或蛋类。

3.孕妈妈需要控制的主要是碳水化合物类，包括主食、点心和含糖分的饮料。吃饭不可吃十分饱，建议八分饱就行，为了减少饥饿感，改一日三餐为三正餐三加餐，要少食多餐。最好能戒掉甜点和含糖饮料，水果也不能多吃，要吃的话尽量吃含糖量少的水果。

为方便记忆，可参考以下肥胖孕妈妈天天饮食谣：

一个鸡蛋一斤奶，半斤粮食一斤菜，手掌大的鱼或肉，常吃豆腐和海带，蘑菇木耳少不了，五谷杂粮是个宝，每天一把小坚果，两个水果要选好，控油少盐和少糖，全面均衡且适量，三餐之后要运动，控好体重身体棒。

迈开腿

除了饮食控制以外，还要迈开腿，要保证每天一定的运动量。对于孕妇来讲，最简单最安全的运动方式是走路，建议每天走路30～60分钟。刚开始的时候可以散步，然后根据自身的情况逐步过渡到快步走。室内还可以进行一些负重运动和抗阻力运动。有效运动的标准是心跳明显加快、有出汗的感觉。

特别提醒孕妈妈们，运动一定以安全第一，运动时不可促使自己有不适感，不可引起明显的宫缩，一般的生理性宫缩不要紧。

四、肥胖孕妈妈适合阴道分娩吗？

对于肥胖孕妈妈来讲，阴道分娩是最理想的方式，然而对于部分肥胖孕妈妈来讲，阴道分娩会有一定的困难。原因是临产以后由于腹部脂肪太厚影响产力，其次是肥胖孕妈妈容易怀巨大胎儿，可能会导致难产。

如果行剖宫产术，肥胖孕妈妈面临的风险比正常体重的孕妈妈高很多。一般来讲，肥胖孕妈妈打麻醉具有一定难度，麻醉并发症的发生概率高，剖宫产术手术时间较长，发生产后出血和其他并发症的概率也会相对比较高，如感染，深静脉血栓，伤口愈合不良等。

五、其他注意事项

孕妈妈们的体重控制不仅是孕期要做的事情，最好能在怀孕前就启动减肥计划，以良好的身体状态备孕。分娩后也要控制体重，宝妈们除了坚持健康饮食和适量运动以外，最好能坚持母乳喂养，研究表明，进行母乳喂养的宝妈们可以更快地降低体重。

（刘秋兰）

第四节　怀孕得了痔疮怎么办？
——送给孕期的有 "痔" 之士

俗话说 "十人九痔"，我们都知道痔疮的发病率很高，尤其是孕产妇，发生率竟高达 76%！本来怀孕就很辛苦了，若痔疮再来凑热闹，真的会让孕妈妈们苦不堪言，痛不欲生！真真应了那句 "菊花残，满地伤"！什么叫 "有痔者，事真多"；什么叫 "斗痔满满" ……痔疮到底是何方妖孽，下面跟着笔者来 "降妖除魔" 吧！

一、什么是痔疮？

我们看到的痔疮就是肛门处脱出来的 "小赘肉"。但其实痔疮还分为内、外、混合痔疮。发病时最典型的临床表现有：肛门局部的坠胀、肿胀、疼痛、排便出血等；一般情况下，轻度的痔疮不会对孕妇造成健康影响，但如果痔疮中形成了 "血栓"，就会让孕妈妈们感到烦躁、不舒服、坐卧不安。具体会有便血、肛门周围的疼痛和灼热感、便后有黏性分泌物流出、便后仍有便意，总觉得没有拉干净、肛周瘙痒等情况。

二、孕期痔疮常见的发病原因

1.子宫随孕周增加逐渐增大，压迫下腔及盆腔静脉，使得静脉回流不畅，会引起或加重痔疮。

2.孕期的孕激素明显升高，使得肠蠕动减少，引起便秘，诱发或加重痔疮。

3.孕期孕激素水平升高，使静脉管壁松弛，静脉发生扩张，间接的引起或加重痔疮。

4.孕妈妈活动或者运动较少，久坐或者久站，不利于静脉循环和回流。

三、如何预防痔疮？

1. 多喝水　每天至少喝 8 ~ 10 杯水。

2. 多食高纤维素　加强肠蠕动，减少便秘。常见的高纤维素食物有全麦食物、豆类、水果和蔬菜等。不过也要注意高纤维素食物应适量，过多食用高纤维素食物易引起肠胀气。

3. 避免久坐或久站，适当运动　不管是职场妈妈还是全职妈妈，均应避免久坐或久站，保证适当的活动，最好是保持每天至少 30 ~ 60 分钟的运动，可加速肠运动，缓解便秘。休息或睡眠时侧卧位。

4. 凯格尔（Kegel）练习　坚持练习凯格尔运动可增加直肠与肛门部位的血液循环，强化盆底肌和肛门周围的肌肉，减少痔疮的发生。

5. 冰袋冷敷肛门处　让血管特别是静脉收缩，每天 3 ~ 4 次，每次 10 分钟。

6. 热水坐浴　在盆中放入一定温度的热水进行坐浴，加速肛周的血液循环，每天 2 ~ 3 次，每次 10 ~ 15 分钟。也可考虑冷敷与热水坐浴混合应用，如先冷敷后热水浴，反复循环。

7. 保持肛周的卫生　如大便后用厕纸擦拭，再用湿纸巾擦拭，条件允许可以用温水冲洗。

8. 根据医嘱用药　在医生的指导下使用一些缓解痔疮症状的药物，如乳果糖可以缓解便秘，一些药膏可以缓解局部的症状，一些塞肛门的药物有助于缓解症状和 / 或促进大便排出。不过，孕妈妈自己千万不要擅自使用药品，因为有些药物对于孕妈妈来讲是禁用的。

四、有痔疮还可以顺产吗？

很多准妈妈们更关心的问题是"我有痔疮还可以顺产吗？"答案是"of course！当然可以！"痔疮不是剖宫产的指征。在分娩过程中发生痔疮破裂的概率很小，即便是比较严重的痔疮，甚至有痔核脱出，也很少在分娩中发生意外，因此，不会为了痔疮去开刀做剖宫产。只要不存在其他的阴道分娩禁忌证，有痔的孕妈妈想要阴道分娩也是可以的！而且分娩后随着会阴部水肿消退，痔疮也会慢慢缓解一些，月子里一定切记清淡饮食，多吃蔬菜水果，多饮水，防止便秘，经常做缩肛运动。对于症状严重，保守治疗症状没能得到有效缓解的宝妈，严重影响生活时还是建议及时到肛肠外科就诊。

（张生枝）

第五节　当孕期遇上流感季，你必须要知道这些！

寒风渐起，又到了流感流行季节，当孕妈妈遭遇流感，不仅影响美丽心情，还会带来各种风险。今天我们就来聊聊关于孕期流感那些事儿。

一、什么是流行性感冒？

流行性感冒（简称流感）是流感病毒引起的急性呼吸道感染，也是一种传染性强、传播速度快的疾病。其主要通过空气中的飞沫、人与人之间的接触或与被污染物品的接触传播。

典型的临床症状是：急起高热、全身疼痛、显著乏力和轻度呼吸道症状。一般秋冬季节是其高发期，该病是由流感病毒引起，可分为甲（A）、乙（B）、丙（C）三型，甲型病毒经常发生抗原变异，传染性大，传播迅速，极易发生大范围流行。甲型H1N1也就是甲型一种。本病具有自限性，但在婴幼儿、孕产妇、老年人和存在心肺基础疾病的患者容易并发肺炎等严重并发症而导致死亡。

二、怎么区分普通感冒和流感？

普通感冒：头痛较少，体温正常，轻度疼痛，喷嚏、流涕、咽痛，轻中度干咳。

流感：头痛明显，高热（体温快速上升至 39 ~ 40℃），疼痛明显，疲乏明显，剧烈咳嗽，胸部不适。

三、得了流感会影响宝宝吗？

流感病毒一般不会通过胎盘传递给宝宝，但如果妊娠中、晚期的话病情进展会非常迅速，影响宝宝健康。

四、孕妈妈如何预防流感？

保持良好的个人卫生习惯很重要，包括：

1. 保持室内空气流通，流行高峰期避免去人群聚集场所。

2. 咳嗽、打喷嚏时应使用纸巾等，避免飞沫传播。

3. 经常彻底洗手，避免脏手接触口、眼、鼻。

4. 流行期间如出现流感样症状及时就医，并减少接触他人，尽量居家休息。

5. 流感患者应呼吸道隔离 1 周或至主要症状消失。患者用具及分泌物要彻底消毒。

6. 适当户外活动锻炼，提高身体抗病能力。

7. 秋冬气候多变，注意加减衣服。

8. 接种流感疫苗。接种流感疫苗是其他方法不可替代的最有效预防流感及其并发症的手段。疫苗需每年接种方能获有效保护，疫苗毒株的更换由 WHO 根据全球监测结果来决定（妊娠期妇女及计划在流感季节怀孕的妇女是优先接种人群）。

假如不幸让病毒有机可乘，感染了流感病毒，出现了咽喉痛，干咳，或者有鼻塞、流涕，胸骨后不适等，或者有发热，头痛、肌肉酸痛和全身不适症状，那么孕妈妈也不要对自己的抵抗力过度自信，也不要相信坊间偏方秘方，一旦出现流感样症状一定要尽早就医，最好在 48 小时内，越早用药对流感病毒的阻断作用越好！

（张彧）

第六节　如何预防孕期缺铁性贫血

"医生，我感到头晕、乏力、胸闷。"孕妇小徐（化名）到诊室就对医生说道。

小徐，28岁，是一名流动孕妇，刚来余姚生活不久，目前已孕39周，脸色苍白，检查发现血红蛋白只有50 g/L（重度贫血），宫内胎儿发育尚好，目前没有临产征兆。经仔细询问，小徐自怀孕以后一直有恶心呕吐，无法正常进食，但是没有做规范的孕期产检、保健和治疗。产科门诊医生告知小徐需立即住院治疗。

小徐收住入产科二病区，医生一边为其检查贫血原因，一边给她少量多次输血纠正贫血。经检查排除地中海贫血、巨幼红细胞性贫血、再生障碍性贫血等，诊断为缺铁性贫血。经输血治疗后，小徐已顺利自然分娩一位3000 g的男活婴。小徐分娩前共输注1600 mL的红细胞悬液，可谓是相当惊险啊！

WHO推荐：妊娠期血红蛋白Hb浓度 < 110 g/L，可诊断为妊娠合并贫血。统计资料表明，我国城乡孕期妇女患有贫血，城市发生率可达20%，农村可达40%。孕期贫血多发生在怀孕后期，其中70%是缺铁性贫血。孕期缺铁性贫血对母体和胎儿都可以造成不同程度的危害。

一、妊娠期缺铁性贫血发生率这么高，都有哪些原因？

1. 妊娠铁的需求增加，不同孕期铁的需要量（表2-3）

表2-3　孕期每日铁的推荐摄入量

孕期每日铁的推荐摄入量（mg/d）		
孕早期	孕中期	孕晚期
20	24	29

2. **食物中铁摄入不足**　主要原因有挑食、偏食、动物蛋白（特别是红肉）摄入少以及素食者（谷类、蔬菜为主）。

3. **膳食铁的吸收率低**　主要有以下原因:

(1)素食者(谷类、蔬菜为主):草酸多,膳食纤维过多影响铁吸收。

(2)蔬菜:植物中铁为非血红蛋白铁,其铁的吸收率约为 3% ~ 5%;红肉中铁为血红蛋白铁,其铁的吸收率为 20% ~ 25%。

(3)咖啡、茶:其中的酚类影响铁的吸收。

4. **吸收障碍**　主要原因有胃大部切除术(减肥术后)妊娠,胃、十二指肠溃疡。

5. **原发性疾病**　主要有萎缩性胃炎、使用抗酸类药物如达喜。

二、认识了缺铁性贫血的五大原因,我们怎样做好缺铁性贫血的预防?

1. 准备妊娠前,先治疗失血性疾病,增加铁的贮备。

2. 备孕期、孕期多进食含血红素铁丰富的食物,如肝脏、动物血、红肉等。

3. 产检时必须通过血常规检查关注血红蛋白,做到早期诊断,及时治疗。

三、发现有缺铁性贫血应该如何治疗?

1. **缺铁性贫血的饮食治疗**　通过合理膳食来补充铁。

(1)含血红素铁高的食物:瘦肉类、动物肝脏、乌鸡、牛肉、羊肉等。孕中晚期每天增加 20 ~ 50 g 红肉,可提供铁 1 ~ 2.5 mg,每周 1 ~ 2 次摄入动物血和肝脏,每次 20 ~ 50 g,可提供铁 7 ~ 15 mg,以满足孕期增加铁的需要。

(2)含非血红素铁高的食物:木耳、紫菜、蘑菇干、竹笋等(与血红素铁相比,这些食物铁的吸收率低)。

2. **缺铁性贫血的药物治疗**　如果饮食中摄取铁不足或是铁缺乏严重,导致明显的贫血时,则必须补充铁剂进行药物治疗。

(1)口服铁剂:硫酸亚铁,富马酸亚铁,葡萄糖酸亚铁,多糖铁(服药后清水漱口,以免铁沉积影响美观),以二价铁(亚铁)形式吸收,以三价铁(正铁)的形式起作用。

(2)治疗原则:口服铁剂三个月。

(3)维生素 C 可促进铁的吸收。

(4)铁剂易与肠内硫化氢结合成硫化铁以致便秘,此为正常现象。

(5)孕妇应在医师指导下正确选择和服用铁剂,以进餐时或饭后服用为宜。

四、那么常见的补铁误区有哪些?

1. 植物性食物:芝麻酱、紫菜、黑豆、龙眼干、金针菜以及糖蜜(由黑糖提炼而成)等的铁很难被人体吸收。

2. 蛋黄中的卵黄高磷蛋白,抑制铁吸收。

3. 铁锅中的铁人体吸收率极差,氧化铁(即铁锈)会对肝脏产生危害。

4. 大枣含糖 70% ~ 80%,铁约为 2 ~ 3 mg/100 g;红糖中蔗糖 95%,铁含量是 2 mg/100 g(大枣和红糖吃的大多都是糖!)。

综上所述,各位孕妈妈一定要科学认识预防缺铁性贫血,合理膳食。发生缺铁性贫血后及时治疗,为胎儿进行贮备,为分娩进行贮备,有备无患,顺利度过孕期和分娩期。

(刘秋兰)

第七节　关于妊娠期肝内胆汁淤积症的二三事

"医生,我现在 28 周,手脚皮肤好痒啊,我是怎么了,宝宝会不会有事?"

"让我们来做个检查,看是否是妊娠期肝内胆汁淤积症。"

一、什么是妊娠期肝内胆汁淤积症?

妊娠期肝内胆汁淤积症是妊娠中、晚期特有的并发症,病因目前尚不清楚,可能与女性激素、遗传及环境等因素有关。该病以皮肤瘙痒和黄疸为主要临床表现,血清胆汁酸升高为特征。发病率为 0.8% ~ 12.0%,有明显的种族和地域差异。ICP 对孕妇是一种良性疾病,产后可自行快速恢复。但对围产儿有严重的不良影响,可导致早产、羊水胎粪污染、难以预测的胎死宫内、新生儿窒息等。

二、ICP 的临床表现有哪些？

典型症状：首发症状为孕晚期发生无皮肤损伤的瘙痒，瘙痒程度不一，常呈持续性，白昼轻，夜间加剧。瘙痒一般先从手掌和脚掌开始，然后逐渐向肢体近端延伸，甚至可发展到面部，但极少侵及黏膜。这种瘙痒症状平均约 3 周，亦有达数月者，于分娩后 24 ～ 48 小时缓解，少数在 1 周或 1 周以上缓解。10% ～ 15% 患者出现轻度黄疸，黄疸的出现与胎儿预后关系密切，有黄疸者羊水污染、新生儿窒息及围产儿死亡率均显著增加。

体征：因瘙痒抓挠皮肤出现条状抓痕。

三、ICP 该如何治疗？

1. **一般处理**　适当卧床休息，取侧卧位以增加胎盘血流量。保持床褥被服清洁干燥，穿棉质衣裤。勤换内衣裤，勤剪指甲。忌用碱性肥皂水及热水烫洗皮肤。皮肤瘙痒可用炉甘石洗剂涂擦。认真进行胎动计数，每天早、中、晚三次，每次 1 小时。按时进行产前检查，加强胎儿电子监护及 B 超检查。

2. **药物治疗**　熊去氧胆酸是目前治疗 ICP 的一线药物，常规用量为 250 毫克 / 次，口服，4 次 / 天，2 周为一个疗程，重新评估瘙痒症状和血清总胆汁酸水平。

3. **辅助治疗**　在降胆酸治疗的基础上使用护肝药物，葡萄糖、维生素 C、肌苷等保肝药物可改善肝功能。

4. **饮食**　饮食上注意清淡，多以菜粥、面条、汤等容易消化吸收的食物为佳。可多吃新鲜水果和蔬菜，以保证维生素的摄入量。

四、哪些孕妈妈需要格外注意？

1. 年龄＞ 35 岁。

2. 有慢性肝胆疾病，如丙型肝炎、非酒精性肝硬化、胆结石、胆囊炎、非酒精性胰腺炎。

3. 家族中有 ICP 者。

4. 前次妊娠为 ICP，再次妊娠 ICP 复发率大约 40% ～ 70%。

5. 双胎妊娠孕妇。

　　妊娠期胆汁淤积症孕妇会发生无任何先兆的胎心消失，一般认为终止妊娠的时机及方法需要结合孕周、病情严重程度及治疗后变化趋势等综合因素，根据每个孕妇个体化评估的原则而实施，原则是一旦足月尽早终止妊娠。孕妈妈们，需要定期规律产检，有皮肤瘙痒、皮肤发黄及尿液发黄等症状及时来医院就诊。

（娄颖）

第八节　妊娠期血小板减少原因知多少（一）

　　"好多了，好多了，"医生拿着一张化验单，边记录边在不停地叮嘱："血小板已基本正常了，但贫血还很厉害，回家后波尼松还要继续吃，叶酸和维生素 B_{12} 针还得按时服用和注射，下周再过来复查一下……"

　　"谢谢医生，多亏了您的照顾。"

　　眼前的一幕多么和谐，多么配合，可谁知，一周前的她，还是多么任性，多么危险。孕妇小张曾于2015年和2018年自然分娩两个男孩，据说每次怀孕时血小板都会降得很低，都需输血治疗，这是她第三次怀孕了，入院前血常规化验示血小板仅 29×10^9/L（正常值：$100 \sim 300 \times 10^9$/L），血红蛋白仅 55 g/L（成年女性正常值：$110 \sim 150$ g/L），在当地妇保医生苦口婆心地劝说下才勉强住院，经输注 3 个单位红细胞悬液治疗后，血色素稍有改善，但血小板仍无起色，而小张却固执地签字出院了……

一、关于血小板

　　血小板是人体血细胞的重要组成部分，其主要作用是止血，参与凝血。一方面通过保持小血管尤其是毛细血管的完整性，达到止血目的；另一方面，它具有黏附功能，当血管损伤以后，相当于创可贴一样，把伤口先贴住，但是这个伤口指的是小血管，当它黏在上面以后，血小板和血小板之间就会聚集在一起，形成一个更大的止血团块，把破坏的、损伤的、小的血管漏洞堵上，所以血小板的功能就是止血。如发生血小板减少，将引起出血时间延长，导致身体各器官创面 / 手术部位出血不止或自发性

157

出血（脑出血可能），甚至危及生命。

血小板减少一般由血小板破坏增加和（或）血小板生成减少引起，而妊娠合并血小板减少可由多种内科并发症和妊娠并发症引起，如妊娠期血小板减少症、妊娠合并特发性血小板减少性紫癜、妊娠期高血压疾病、系统性红斑狼疮、血栓性血小板减少性紫癜、病毒感染等。其中妊娠期血小板减少症、妊娠合并特发性血小板减少性紫癜和妊娠期高血压疾病是其主要原因。

妊娠期血小板减少症，因其症状温和，母婴结局相对良好又称良性血小板减少症。指妊娠前无血小板减少的病史，妊娠期首次发现血小板计数低于正常参考范围值（$< 100 \times 10^9$/L）。抗血小板抗体阴性，肝肾功能及凝血功能正常。其特点为只发生于妊娠期间，多于妊娠中晚期发病，一般血小板减少的程度轻，分娩结束后 1～2 个月内恢复正常，可能会在再次妊娠时复发。

该患者血小板减少就属于此类，平时血小板正常，但怀孕后就出现血小板减少，若减少显著，当血小板数低于 50×10^9 /L 时，产妇在分娩过程中可出现产道裂伤出血、血肿形成、产后出血甚至自发性颅内出血，胎儿、新生儿也可出现血小板减少，甚至颅内出血，可危及母婴安全。

二、治疗原则

动态观察孕妇的临床症状、血小板计数变化情况，加强胎儿监护，无须特殊治疗。血小板减少或者症状严重者，可适当应用糖皮质激素、血小板制剂、丙种球蛋白等。

三、那么一旦患上该注意什么？该怎么处理呢？

孕妇血小板减少日常护理策略：

1. 准妈妈应按时接受孕检，注意观察血小板数值变化情况，如发生血小板数值减少的情况，应及时与医生沟通，不可盲目大意。

2. 要避免外伤和感染，这二者会增加血小板的消耗。

3. 不要进行会损害血小板的检查，如 X 线检查，同时，也不要服用对血小板有损害的药物，如阿司匹林等。

4. 日常饮食中，多吃些维生素、蛋白质丰富的食物，如动物内脏、菠菜、芹菜、水果、花生等。

5. 向医生陈述病史，使用药物以提高血小板数量，阻断胎儿体内出血倾向，减少分娩时的出血量。

6. 准妈妈应在预产期前一周住院，便于为分娩做好充分准备，以减少分娩时的危险。

7. 孕妇分娩后，医生需要对母婴双方的病情进行观察、评估和治疗。

笔者最后揭示宝妈分娩大结局：经治疗三周后，血小板和血红蛋白升至正常水平，于预产期前两天，自然临产，顺利分娩收获男宝一枚，3600 g，产程顺利，无产后出血发生，目前仍在随访中。

温馨提示：

每一位孕妈妈一定要按时产检，若发现指标异常，要引起足够的重视，并遵从专业医生的建议，顺顺利利迎接宝宝的到来。

（宋学军）

第九节　妊娠期血小板减少原因知多少（二）——关于要命的 HEPPL 综合征

本节我们讲述另一种特殊的妊娠期可以引起血小板减少的疾病，先来看看这位宝妈心惊肉跳的就医经历：36 岁的宝妈小燕（化名），时隔 11 年，终于盼来了她的二胎宝宝，经历了强烈的孕吐反应、先兆流产出血保胎、忐忑的无创基因检测之后，胎动也越来越明显了，她心里终于长长地舒了一口气……谁知接下来疫情暴发，全民居家隔离，她的产检计划也被耽搁了下来，可是 32 周以后，两脚越来越肿了，鞋子都比原来大了近两码，想着宝宝胎动正常，自己吃的进睡得下，也没多想。但是接下来的一周，似乎越来越糟糕了，眼睑脸面部也明显肿了，在家人的催促下来到了医院就诊，结果一测血压飙到 170/100 mmHg，尿蛋白（+++），考虑"重度子痫前期"，立即被敦促着住了院。

住院后予立其丁降压、硫酸镁解痉、地塞米松促胎肺成熟、白蛋白纠正低蛋白血症等治疗，进一步检查发现肝酶和乳酸脱氢酶显著升高，24 小时尿蛋白定量达 6500 mg/L，留置的导尿管中发现尿色很深，像酱油样，复查血常规发现血小板由前一天的 120×10^9/L 降至 67×10^9/L，急诊进行了剖宫产手术。所幸手术及时，避免了母亲出现多脏器功能衰竭的危险，早产婴儿 1600 克，转至新生儿科后 2 周也顺利出院，母婴结局良好。想必大家也都替她捏了一把汗吧。

这病情进展也太快了吧！短短一周，从双下肢出现浮肿到全身浮肿，发现血压升高住院后，仅一天时间，血小板下降了近一半，这就是今天要给大家讲的另一种特殊的妊娠期血小板减少，是因子痫前期 /HELLP 综合征引起的血小板减少，约占妊娠期血小板减少的 20%。

一、什么是 HELLP 综合征？

"HELLP 综合征"对于很多人来说都很陌生，孕妇生产前、产时、产后都有可能患上。是妊娠期严重的并发症，高血压孕妇尤需警惕，多数为高血压、子痫前期的并发症。主要表现为溶血、肝酶升高、血小板减少，多发生在妊娠的中、晚期。部分不典型患者可不伴有高血压，也有发生在产后者，大约占三分之一。

二、临床表现

HELLP 综合征是子痫前期肝功能损害加重的表现，大约 85% 的患者可表现为高血压和蛋白尿，部分患者血压正常。临床表现缺乏特异性，可表现为全身不适、右上腹痛、恶心呕吐，伴或不伴黄疸，头疼、头晕、视物模糊、水肿等，部分表现为血尿、牙龈出血、上消化道出血或便血。实验室检查血小板计数 $< 100\times10^9$/L，严重者 $< 50\times10^9$/L，一般不引起新生儿血小板减少。

三、对母儿的影响

孕妇可并发肺水肿、胎盘早剥、体腔积液、产后出血、弥散性血管内凝血、肾衰竭、肝破裂等，剖宫产及死亡率明显增高；胎儿可因胎盘供血、供氧不足，胎盘功能减退，导致胎儿生长受限、死胎、死产、早产。

四、孕妇血小板减少风险等级分类

每一位孕妇在建卡之后，医生就会根据每个人的产检情况，是否存在并发症，在就诊卡封面贴上一个相应颜色的标识，便于进一步的随访、管理和转诊。

黄色预警：当血小板减少（$50 \sim 100 \times 10^9$/L）但无出血倾向，中度贫血（$61 \sim 90$ g/L），属于低风险孕妇。

橙色预警：当血小板减少（$50 \sim 100 \times 10^9$/L）并伴有出现倾向，重度贫血（$31 \sim 60$ g/L），属于中等风险孕妇。

红色预警：当出现严重的血液系统疾病，如再障、重度血小板减少（$< 50 \times 10^9$/L）或进行性下降、极重度贫血（$\leqslant$ Hb 30 g/L）、白血病等，属于高风险孕妇。

贴有黄色标识以上的孕妇，要特别引起重视，务必要去综合性医院就诊，做到早发现，早诊断，早治疗。

（宋学军）

第十节　妊娠期撞上卵巢囊肿的正确认识和处理

妊娠合并卵巢囊肿是孕龄期妇女常见的一种妊娠并发症，许多孕妈妈是在产检时看到胚胎的同时检出卵巢囊肿，便心急火燎的来就诊，担心卵巢肿物的性质以及对宝宝有没有影响。

那么卵巢囊肿到底会不会影响妊娠甚至威胁母亲和宝宝的生命呢？今天，笔者就来科普一下孕期撞上卵巢囊肿，孕妈妈需要知道的那些事。

一、妊娠合并卵巢囊肿是什么？有哪些？

与其说是妊娠合并卵巢囊肿，不如说是妊娠期撞上卵巢囊肿，通常是卵巢肿物在孕前就已经扎根卵巢并生长，只不过孕前没有常规孕前检查发，孕期检查才发现。

妊娠合并卵巢囊肿的肿物类型有很多，以良性为主，常见有黄体囊肿、成熟型囊性畸胎瘤和卵巢子宫内膜异位囊肿，恶性较为罕见。

二、妊娠合并卵巢囊肿对母婴有什么危害？

卵巢囊肿在临床上多表现有小腹疼痛，小腹不适，阴道分泌物增多，色黄，有异味，月经失常，而且通常小腹内有一个坚实而无痛的肿块，有时候夫妻性生活时会有疼痛。

卵巢囊肿而发生扭转，则有严重腹痛腹帐、呼吸困难、食欲降低、恶心及发热等。较大的囊肿会引起尿频和排尿困难。

三、如果孕期发现卵巢囊肿怎么办？

假若产检时发现卵巢囊肿也不要太焦虑，卵巢囊肿不等于肿瘤，它分为肿瘤性和非肿瘤性两种，医生会根据孕妈妈卵巢肿物的性质、大小以及孕周做出合理的诊疗。

卵巢囊肿一般是在早期确定妊娠时做内诊而发现，妊娠早期发现的大约 12% 是黄体囊肿，因为孕 7 周前维持妊娠的黄体酮来自黄体，为维持高水平的黄体酮而形成黄体囊肿，但不是怀孕了就一定会有卵巢黄体囊肿的形成，一般孕 8 周后黄体开始退化，囊肿也会随之消失。有时能达到 8 ~ 10 cm，表现是囊性、可以活动、一侧发生、没有疼痛。一般 3 个月内就消失了。若肿物为畸胎瘤，多选择在孕中期手术剔除。

若高度怀疑为恶性肿瘤，应及时手术摘除。此外，如果妊娠过程中出现卵巢囊肿蒂扭转、破裂等并发症时，也应立即手术。

一般认为妊娠合并卵巢囊肿手术时机应选择在 14 ~ 18 孕周，因为这时的胚胎已经进入中期较为稳定，可以承受手术的打击。术后要注意休息和保胎治疗。

当孕晚期，卵巢肿瘤在子宫下段，影响胎头入盆，应该果断的决定剖宫产。在做剖宫产的同时应该认真地探查两侧卵巢组织，并把卵巢肿物切除。如果卵巢的囊肿不大，不妨碍子宫的生长，就可以等产后再做切除。

卵巢巧克力囊肿有一点点例外！巧克力囊肿即子宫内膜异位症，可不是巧克力吃多了引起的，它是指有活性的子宫内膜组织出现于子宫内膜以外。因为孕期体内的孕激素升高，抑制异位子宫内膜的生长，使妊娠期巧克力囊肿的体积有缩小趋势，囊肿张力下降，不易破裂，所以孕期发现卵巢巧克力囊肿除非出现急腹症才手术治疗，否则可严密观察巧囊的大小变化而不手术。

（杨春林）

第十一节　孕妈妈也要小心的"沉默杀手" ——静脉血栓

小陆（37岁）做试管婴儿怀上了双胎宝宝，全家人都很重视，高龄孕妇，还是双胎，全家人都把小陆像皇后娘娘一样的伺候着，什么家务活也不让干。到了孕后期，吃饭、洗漱更是都由婆婆、妈妈伺候送到了床旁。最后终于顺利生下一对龙凤胎。不过在这高兴的时候，笔者还是要提醒这位新妈妈，作为高龄、肥胖、双胎妊娠、孕期缺少运动的产妇，产前产后需特别小心"沉默杀手"——静脉血栓。

我们都知道，如果道路堵塞，交通就会瘫痪。如果血管堵塞，生命就可能面临威胁。静脉血栓就像藏在我们血管里的沉默杀手，一不留神，就可能会要了我们的命。

一、静脉血栓的危害主要有哪些？

1. **肺栓塞**　由于血栓脱落至肺部堵塞肺动脉所致，是下肢静脉血栓最严重的并发症，轻则造成咯血、胸闷、气短、濒死感，重则造成死亡，猝死时间比较快，尤其是上厕所时，由于腹压增加而导致血栓脱落，如果无抢救经验、抢救设备，几秒钟即可以出现死亡。

2. **股青肿**　下肢的静脉回流通路全部被堵塞，导致下肢高度水肿，使动脉受到压迫，引起肢体供血不足，如果不及时处理，可能导致严重后果。

3. **血栓形成后综合征**　由于深静脉血栓导致静脉瓣膜功能受损，静脉回流障碍或者出现反流所致，主要表现为下肢肿胀、疼痛、色素沉着、溃疡等，危害相对较轻。

而孕妈妈们由于增大的子宫易压迫髂静脉、孕期血液高凝、孕期及产后运动减少等原因，特别容易被这个"沉默的杀手"盯上，那我们该如何预防静脉血栓，不让血栓给我们的人生"添堵"呢?

二、怀孕期间如何预防静脉血栓

1.进行彩超、凝血功能的定期检查,对高危因素进行综合评估。

2.勿久坐久站、适量运动 孕妈妈应主动经常变换体位、适当运动、练习直腿抬高,促使下肢静脉回流,以改善血液循环。长时间坐时应每隔1小时起身,在座位周围来回走动2分钟,如果没有条件离开位子,可以做"踩刹车"动作。一般建议每隔30分钟,做20~30次踩刹车动作。

3.健康的生活方式 注意控制体重,合理饮食,多吃蔬菜水果,多喝水,保持大便通畅,衣着鞋袜要宽松,保持平和的心态。

4.穿弹力袜 弹力袜无创、便捷、经济,对有下肢静脉曲张和深静脉血栓高危因素的孕妈妈,除了生活方式的调整外,弹力袜可以起到良好的预防效果。

三、产后如何预防静脉血栓?

1.适量活动 孕妈妈们产后切忌做久卧床头的"林妹妹",需摒弃传统的"坐月子"陋习,术后我们也会一直鼓励孕妈妈们及早下床活动。

2.机械预防 帮你的血管动起来,利用充气或者加压原理,通过挤压下肢相关部位,促进血液流动,缓解静脉淤滞,减少静脉血栓发生的可能。如:逐级加压弹性袜、间歇充气加压装置、足底静脉泵。

3.药物预防 改善血液高凝状态,低分子肝素是预防静脉血栓最简单、有效的方法之一。

俗话说,预防走在前,风险堵门外,余姚市人民医院产科采取多方位、多措施预防静脉血栓,鼓励患者术后尽早下床,指导静脉血栓高危孕产妇穿着弹力袜,术后予低分子肝素、双下肢气压泵等不同方式减少术后血栓形成风险。愿所有的孕妈妈都能远离静脉血栓这个沉默的杀手,顺利度过孕期并孕育出健康的宝宝。

(赵小清 牛红梅)

第十二节 90后孕妈妈遇上"要命"的血栓，多学科成功防控保平安

近日，余姚市人民医院产科联合血管外科、介入科等学科，成功为一名下肢深静脉血栓的孕妇实施了下腔静脉滤器置入手术，有效预控了下肢静脉血栓导致孕妇发生肺动脉栓塞等风险，这也是宁波市孕产妇首例下腔静脉滤器置入术。

小华（化名）是一名办公室文职人员，孕37周，因阴道少量出血入住余姚市人民医院产科温馨病区。入院完善检查后，发现产妇双下肢水肿明显，D-二聚体数值较高，B超检查提示：双下肢多处深静脉血栓形成，累及髂静脉。孕妇血栓对于医生来说，就像一枚定时炸弹，可以随时脱落进入全身血管，造成栓塞，若进入肺动脉导致肺栓塞，将随时危及生命。立即汇报医务科，启动多学科会诊讨论，产科医师紧急联合血管外科医师，告知小华及家属深静脉血栓形成的风险及治疗方案的利弊，予当日晚为小华施行了急诊"下腔静脉滤器置入术"，手术过程顺利，整台手术历时20分钟，术中射线暴露时间4.9分钟，暴露射线剂量43.8 mGy（胎儿在受到高于100 mGy的照射才有可能出现健康问题）。

我们成功拦截了"要命"的深静脉血栓，帮助孕妇规避了肺栓塞的风险。现宝宝已在余姚市人民医院顺利自然分娩，母子平安。

一、什么是深静脉血栓栓塞？

深静脉血栓栓塞是指血液在深静脉系统内不正常凝结引起的静脉回流障碍性疾病，常发生于下肢，少数见于肠系膜静脉、上肢静脉、颈静脉或颅内静脉系统；若血栓脱落阻滞于肺动脉则会导致肺栓塞，严重的患者可出现呼吸困难，休克甚至危及生命。

女性孕产期发生深静脉血栓风险明显高于其他时期，而产后发生风险更高，致命性肺栓塞43% ~ 60%也发生在产后。

二、为什么孕产妇更容易发生深静脉血栓？

1. 孕产妇血液处于高凝状态，血流更容易凝结。

2. 静脉血液瘀滞：怀孕后期，子宫增大压迫下腔静脉和盆腔静脉，使血液回流受阻，造成血流缓慢，瘀滞在静脉中；孕产期运动少也容易导致血液循环变得缓慢。

3. 临产和分娩可能损伤盆腔血管。

三、孕产妇静脉血栓五大症状

1. **肢体肿胀**　肢体肿胀是下肢静脉血栓形成的常见症状之一，伴有患肢皮肤张力的升高，卧床休息及抬高患肢可有所缓解，大多数为双下肢不对称性肿胀。

2. **肢体疼痛**　通常以肢体发沉、钝痛为主，卧床或抬高患肢可缓解，患侧足背伸屈可能会出现牵拉痛。

3. **皮肤颜色和温度发生变化**　由于静脉血液回流淤滞，患肢皮肤多呈紫红色，皮肤温度升高明显。

4. **浅静脉曲张**　俗话说得好，"主路堵了，小道的交通压力自然就大了"，孕妇若是有深静脉血栓，那么可伴随着静脉曲张的问题。

5. **肺栓塞**　这时候可能会出现呼吸困难、胸痛、咯血等，但约80%没有症状或症状表现轻微，但仍需要高度重视。20%的肺栓塞则会出现呼吸功能受损和血流动力学改变，严重的可能会致死。

四、如何预防深静脉血栓？

1. **合理运动**　孕期：坚持每天运动至少半小时。经常活动能促进血液循环，避免血流瘀滞，防止血栓形成。平时要注意勤变换体位，注意避免长时间站立和坐位，如白天在办公室时，每半个小时就站起来走动一下，使腿脚部得到活动。

产后：产后及早下床，并做适量运动。掌握由小到大，逐步增加的运动原则，以不感到疲劳为宜。活动可促进血液循环，促进子宫复旧，排出恶露，防止血栓形成。

2. **健康饮食**　饮食清淡，选择低脂肪、易消化的食物，多吃蔬菜、水果等富含纤维素的食物，以降低血液黏稠度，保持大便通畅，避免便秘引起腹压增高，影响下肢静脉回流。

3. 穿衣要宽松 孕产妇内衣、内裤要宽松一些，不要穿会勒腹部及下肢的，以免影响静脉血液回流。如穿高弹力的袜子，一定要在医生的指导下购买一些适合自己的、正规专用的弹力袜，它可以为腿部提供梯度压力，从而降低血液淤滞，血栓形成的风险。

4. 预防用药要配合 遗传因素、高龄产妇（年龄＞35岁）、肥胖、吸烟、多产、产后出血使用止血药及输血、妊娠期高血压疾病、围产期心肌病、过度增大的子宫（羊水过多、合并子宫肌瘤）、剖宫产（尤其是急诊剖宫产）、长期制动，心功能不全及下肢静脉曲张等都是深静脉血栓形成的危险因素。如经医生检查评估，检测D-二聚体等指标时，有需要预防栓塞治疗时，一定要配合治疗。

抗凝药可阻止血凝块增大和移动至肺部，注射低分子肝素是孕期和产后可安全使用的抗凝药物，不影响哺乳。但是抗凝药不能溶解已经存在的血栓，必要时需置入下腔静脉滤器，以过滤并捕获滤器以下部位的大血凝块。某些情况下，可能需要溶栓药物或手术来移除血凝块。

（杨恩）

第十三节　孕产妇的"夺命魔咒"——子痫前期

当你推开生产这道门，谁也不知道，门后站着的是抱着婴孩的天使，还是手持镰刀的死神。中科院34岁女研究员，妊娠26周后，因高血压合并子痫前期入院，后在北医三院经抢救无效死亡；39岁的女明星大S在生产时疑突发子痫，经过两次急救和一晚的ICU观察才脱离险境……

虽然子痫前期被称为了产科的"夺命魔咒"，好在它是可以做到前期监测和控制的。在余姚市人民医院产二病区，就有一位保胎妈妈，在医生科学的专业管理下，成功避开了这个夺命魔咒。现在就跟着笔者一去看看高龄、肥胖、高血压的阿敏的故事吧……

日前，来自朗霞街道的阿敏（化名）在余姚市人民医院产二病区经剖宫产分娩一体重 3.15 kg 的健康男婴，产妇和家人都非常高兴。

原来，36 岁的阿敏这次已经是第 5 次妊娠了，14 年前首次妊娠过程中她的体重增加约 40 kg，足月经剖宫产分娩，分娩后阿敏便持续处于肥胖状态。想生育二胎，数年里先后三次妊娠都在早孕期自然流产，自两年前开始患有慢性高血压。此次第五次妊娠，因"妊娠合并慢性高血压"转至余姚市人民医院产科高危门诊管理，孕前体重 100 kg，体重指数 38.1 kg/m^2（大于 30 kg/m^2 即为肥胖）。医生予眼底检查、24 小时动态血压、心脏彩超等评估后，进行孕期饮食运动指导，药物控制血压，阿司匹林口服预防子痫前期等治疗。整个孕期共检查了 23 次，阿敏依从性很好，按医嘱饮食、运动、服药、自我监测血压等，到分娩时体重达 105.5 kg，仅增长 5.5 kg，血压平稳，胎儿生长发育良好，未出现其他并发症，孕 38 周顺利经剖宫产分娩。

阿敏的良好结局，来源于余姚市人民医院产科高危门诊从早孕期开始对其科学的孕期管理及有效的子痫前期防治。

这到底是怎么一种疾病？哪些人属于高危人群呢？准妈妈们需要怎么预防呢？笔者带大家来科普一下。

一、什么是子痫前期？

子痫前期属于妊娠期高血压疾病的四种类型之一，是妊娠期特发疾病，表现为妊娠 20 周以后，出现血压升高、伴或不伴蛋白尿，病情严重时可导致全身各个终末器官（包括胎盘）损伤，严重影响母婴健康，是孕产妇和围产儿病死率升高的主要原因。

妊娠期高血压疾病是妊娠与血压升高并存的一组疾病，发生率 5% ~ 12%。该组疾病包括妊娠期高血压、子痫前期、子痫，以及慢性高血压并发子痫前期和妊娠合并慢性高血压。

二、需要预防子痫前期发生的高危人群有哪些？

流行病学调查发现孕妇年龄 ≥ 40 岁、子痫前期病史、抗磷脂抗体阳性、高血压、慢性肾炎、糖尿病或遗传性血栓形成倾向、初次产检时 BMI ≥ 35 kg/m^2，子痫前期家族史（母亲或姐妹）、本次妊娠为多胎妊娠、首次怀孕、妊娠间隔时间 ≥ 10 年以及早孕期收缩压 ≥ 130 mmHg 或舒张压 ≥ 80 mmHg 等均与子痫前期密切相关。

通俗地讲：就是年龄大的、有遗传的、体重超标和有病的容易发生。故这些人群需尽早到产科医生处评估，必要时进行子痫前期的预测及防治。

三、预防子痫前期的措施有哪些

1. 适度锻炼　妊娠期应适度锻炼，合理安排休息，以保持妊娠期身体健康。

2. 合理饮食　妊娠期不推荐严格限制盐的摄入，也不推荐肥胖孕妇限制热量摄入。

3. 补钙　低钙摄入（摄入量＜ 600 mg/d）的孕妇建议补钙，每日口服 1.5 ~ 2.0 g。

4. 阿司匹林　抗凝治疗主要针对有特定子痫前期高危因素者。用法：可从妊娠 11 ~ 13 周，最晚不超过 20 周开始使用，每晚睡前口服低剂量阿司匹林 75 ~ 100 mg 至 36 周，或者终止妊娠前 5 ~ 10 日停用。

医生提醒：如果孕期发现血压升高，或者原有高血压的孕妇出现了尿蛋白阳性或血压进一步升高等病情加重趋势，那么要特别警惕了。而最关键的是一定要在正规医院进行规律的产检，有问题能够及早发现、及早处理。

（刘秋兰）

第十四节　早发型重度子痫前期
——妈妈与宝宝的"坎"

2 月底的一天，产科专家门诊来了一位孕 29 周的准妈妈——小美（化名），因高龄（38 周岁）、血压升高，由当地卫生院转入余姚市人民医院产科高危门诊，体检发现小美血压很高，全身浮肿，并且尿常规显示尿蛋白（3+），诊断为早发型重度子痫前期，收住入院。

想到宝宝才 29 周，夫妻俩十分担忧，入院后医生与小美进行了积极沟通，告知产妇我们在保障母儿安全的同时，会尽量延长孕周，根据目前我们新生儿科的救治水平，现在的孕周新生儿存活基本没有问题。夫妻俩这才安心了不少。经过我们精心的治疗，小美病情稍有缓解，但因众多因素，还是出现了胸腹水、肝肾功能损害、血小板下降。经过多学科讨论，我们在保证母亲安全和胎儿存活中努力寻找平衡点，新生儿科、麻醉科都紧急待命，开始了一场与生命赛跑的接力赛。

孕 30 周时，我们为小美实施了剖宫产术。宝宝呱呱坠地，体重只有 1300 g，新生儿评分 6 分，儿科医生和麻醉科齐心协力，立即给予抢救，以最快的速度转入新生儿科，宝宝转危为安，大家心里的石头终于落了地。术后，小美在我们团队的精心照护下恢复得很好，宝宝也在出生后 2 天脱离有创呼吸机，改用无创正压呼吸机。如此危重的病例在我们两大团队的共同努力下画上了圆满的句号。

一、什么是早发型重度子痫前期？

早发型重度子痫前期是妊娠期高血压疾病的危重型，母体病情发展快、并发症重，新生儿孕周小、出生后并发症多、存活率低，因发病孕周小于 34 周被命名为早发型重度子痫前期。

二、这个疾病到底有多危险？

对孕妇而言，可能出现低蛋白血症、血小板减少、肝肾功能异常，甚至胎盘早剥、HELLP 综合征、子痫、心力衰竭、肾功能衰竭等，危及生命。而对宝宝而言，危重时可发生胎死宫内，或因孕妇病情严重需提前终止妊娠，宝宝因脏器发育不成熟，易引起远期并发症。

三、孕妈们要如何预防？

1. 孕期要及时建册，定期产检，孕早期做好妊娠期高血压疾病的相关筛查，及时预防。

2. 要有良好的医从性。

3. 孕期保持心情愉悦，保证足够的休息。

4. 孕期进食低盐低脂高蛋白食物，及时补钙。

5. 根据病情遵医嘱孕早期抗凝治疗，口服小剂量阿司匹林和 / 或注射低分子肝素预防子痫前期的发生。

6. 关注自身情况变化，如有头晕头痛、视物模糊、上腹不适、恶心呕吐、水肿加重等，及时就诊。

四、什么时候需终止妊娠？

要根据孕妇的病情、年龄、血压、新生儿发育情况综合评估，以及考虑孕妇所在医院的新生儿病房的救治能力，适时终止妊娠。

发生以下这些情况时需终止妊娠：

1. 出现不能控制的严重高血压。

2. 出现严重并发症：如子痫抽搐、肝功能损害、肾功能损害甚至衰竭、大量胸腹水、大量蛋白尿导致严重低蛋白血症等。

3. 出现胎盘早剥或脐血流异常导致的胎儿窘迫。

温馨提示：

胎儿的成熟度不是唯一影响决策的因素，所具备的医疗条件和危重儿、早产儿救治水平也是不容忽视的影响因素。早产儿尤其孕周≤32周需要有良好的救治条件，建议就诊于新生儿救治能力较强的医院。

（茅味蓉）

第十五节　单绒双胎妊娠的罕见并发症

近日，来自临山的苏女士（化名）在余姚市人民医院剖宫产分娩了两个男婴宝宝，老大体重达2600 g，老二才1500 g，足足相差1100 g，因为早产，两个宝宝转至新生儿科，检查发现两个宝宝血色素差异＞80 g/L，网织红细胞计数比＞1.7，老二立马给予输血治疗，经过新生儿科同仁的精心救治，目前两宝宝已健康出院。

了解到，苏女士该次妊娠通过辅助生育技术怀孕的，孕早期确认单绒毛膜双胎妊娠，孕晚期B超检查发现两胎儿的体重参数指标相差很大，但是羊水均属正常范围，无明显差异，出生后发现体重相差1100 g，血色素差异很多，一个严重贫血，另一个显著升高。

那么在同一个妈妈肚子里面，为什么两个宝宝相差就那么大呢？原来苏女士发生了单绒双胎的罕见并发症——双胎贫血—红细胞增多序列征。也就是今天笔者要给大家介绍的内容。

现在随着辅助生殖技术的发展，双胎妊娠的发生率越来越高。怀上双胞胎是让人特别激动和幸福的一件事情，但双胎妊娠将面临很多单胎妊娠不会面临的风险，比如选择性胎儿生长受限、双胎输血综合征，也就是平时大家相对熟悉的双胎之间抢血液、抢营养。

是不是所有的双胎都会面临这些风险呢？非也。

双绒毛膜双胎的风险要远低于单绒毛双胎。比如 TTTS、选择性胎儿生长受限、红细胞增多—贫血序列、双胎反向动脉灌注序列等都是单绒毛膜双胎特有的并发症。

那么什么是单绒毛膜，什么是双绒毛膜？

所谓单卵双卵是指双胎是一个受精卵还是两个受精卵发育而来的呢，而绒毛膜性我们可以简单地理解为胎盘的属性，单绒毛膜双胎即是两个小孩共享一个胎盘，而双绒毛膜双胎则是各自有自己的胎盘，胎盘多为两个，也可融合为一个，但血液循环各自独立。我们来看看不同绒毛膜性的双胎。

双绒双羊：很好理解，就是各有各的胎盘，有各自独立的羊膜囊，因为子宫宫腔空间有限，有时候胎盘会融合到一起，看起来像一个胎盘。就如联排别墅，各有各的地基和房间系统。

单绒双羊：两个小孩共用一个胎盘，但是各自有独立的羊膜囊。就比如两居室房。

单绒单羊：连个小孩不仅共用一个胎盘，而且在同一个羊膜囊里。就比如单居室房间。

联体双胎：很容易理解。

前面提到的苏女士孕早期就已经确诊本次怀的是单绒双胎，她发生了单绒双胎可能出现的并发症中的特殊情况，也就是罕见的类型——双胎贫血—红细胞增多序列。这么高深的并发症，到底是怎样的呢，现在来听笔者细细道来：

1.APS 是 TTTS 的特殊形式，其特征为双胎之间血红蛋白水平存在显著差异，但不伴有明显的羊水量不一致。在不伴有羊水过多或羊水过少的情况下，供血胎儿的 MCA—PSV 增高提示供血胎儿贫血（$> 1.5 \text{ MoM}$），受血胎儿的 MCA—PSV 降低提示受血胎儿的红细胞增多（< 1.0 MoM），可诊断为 TAPS。

2. 绒毛膜双胎中 TAPS 的自然发生率达 2%，而在胎儿镜激光治疗后的 TTTS 病例中，TAPS 的发生率高达 13%。

3. 发 TAPS 的单绒毛膜双胎的胎盘，其特征表现为仅存在"极小的"动—静脉血管吻合。这些小的吻合支引起供血儿到受血儿的缓慢输血，逐渐导致血红蛋白水平的显著差异。TAPS 不伴有明显的羊水量差异，这可能与非常缓慢的双胎输血有关，能够为血流动力学代偿机制的发生提供更多的时间。

4. 续监测 MCA—PSV 筛查单绒毛膜双胎中的 TAPS 不属于常规检查，仅限用于发生 TAPS 高风险的复杂性单绒毛膜双胎病例（TTTS 或 sGR）。

5. 后诊断 TAPS 是根据供血胎儿的（慢性）贫血（包括网织红细胞增多症）和受血胎儿的红细胞增多症。产后血液学诊断标准包括双胎血红蛋白水平差异大于 80 g/L 以及网织红细胞计数比大于 1.7。

双胎妊娠属于高危妊娠，不同绒毛膜性的双胎妊娠的围产结局不同，尤其是单绒毛膜围产期发病率及死亡率为双绒毛膜双胎的 2 倍。所以建议所有双胎妊娠的孕妇应在妊娠 11+0 周至 13+6 周（顶臀长 45 ～ 84 mm）行超声检查，用以评估胎儿存活状态、孕周和绒毛膜性以及排除大的先天畸形。对母亲和胎儿做好监护工作，及时发现并处理妊娠并发症。

单绒毛膜双胎结构异常的最佳筛查方法：所有单绒毛膜双胎都应在妊娠 18 ～ 20+6 周常规进行 1 次详细的超声检查，包括胎儿心脏解剖的全面筛查（与单胎胎儿畸形系统筛查指南一致）。胎儿超声评估应从妊娠 16+0 周开始，每 2 周进行 1 次，直至分娩。

（屠丽丽）

第十六节　前置胎盘是怎么回事？

最近收到很多孕妈妈关于前置胎盘的问题，如什么是前置胎盘、会不会影响生产等问题。正常的胎盘是处于比较靠近宫底部的方向（子宫的最上端、离宫颈内口较远）。

一、什么是低置胎盘和前置胎盘？

妊娠 28 周以后当 B 超发现胎盘和宫颈内口的距离小于 2 cm，就属于低置胎盘。如果胎盘位置低于胎先露部，附着于子宫下段，下缘达到或覆盖宫颈内口，那就是前置胎盘，前置胎盘容易反复出血，引起早产。

二、前置胎盘发生的原因

前置胎盘每一位准妈妈都有可能发生。相对来说，以下几种情况更容易发生：

1. 胎盘的大小和形态异常　一般双胎或者多胎就是这样的情况。胎盘的面积大到以至于在正常的位置宫颈盛放不下，所以胎盘就往下，这样就会导致前置胎盘；胎盘位置正常而副胎盘位于子宫下段接近宫颈内口。

2. 子宫内膜病变或损伤　剖宫产、子宫手术、多次流产或刮宫、产褥感染、盆腔炎等可以引起子宫内膜炎，或萎缩性病变。受精卵植入受损的子宫内膜，子宫蜕膜血管形成不良，造成胎盘血供不足，为了摄取足够营养胎盘延伸到子宫下段以增加面积。

3. 受精卵滋养层发育迟缓　滋养层尚未发育到可以着床的阶段，受精卵已经到达子宫腔，继续下移，着床于子宫下段进而发育成前置胎盘。

4. 辅助生殖技术　使用的促排卵药物，改变了体内性激素水平，由于受精卵的体外培养和人工植入，造成子宫内膜与胚胎发育不同步，人工植入时可诱发宫缩，导致其着床于子宫下段。

三、前置胎盘有哪些类型和症状？

1. 中央型前置胎盘　完全堵住宫口（最严重）。中央型前置胎盘也叫完全性前置胎盘，往往初次出血的时间早，大约在怀孕 28 周左右，反复出血的次数频繁，量一般比较多，有时一次大量出血甚至会让准妈妈休克，或胎儿宫内缺氧。

2. 边缘性前置胎盘　到达宫口边缘还没有堵住（较轻微）。边缘性前置胎盘初次出血比较晚，多在怀孕 37 ~ 40 周或临产时，量也比较少。

3. 部分型前置胎盘　堵住一部分宫口（较严重）。部分性前置胎盘初次出血时间和出血量，介于上述两者之间。

除此之外，还有一种最最严重的前置胎盘——凶险性前置胎盘。凶险性前置胎盘是指既往有剖宫产史或者子宫肌瘤剔除术史，此次妊娠为前置胎盘，胎盘附着于原手术瘢痕部位者，发生胎盘粘连、植入和致命性大出血的风险高，临床称之为凶险性前置胎盘。

前置胎盘的诊断对孕周是有要求的，一般来说，在 28 周之前，是不诊断前置胎盘的。因为胎盘还有一定的机会"长上去"。

其实胎盘本身是不会移动的，但是胎盘下方有一部分宫颈，在分娩之前会拉长成为宫腔的一部分，这样胎盘沿着宫颈的这个位置"被动的"变远了，在生产之前，能达到 20 mm 以上就是正常的胎盘。

四、前置胎盘能顺产吗？

阴道分娩不是不可以，但是仅限于"边缘性前置胎盘、枕先露、阴道流血不多、没有头盆不称和胎位异常，估计在短时间内能够结束分娩的患者"，应该在备血、输液条件下人工破膜，如果破膜后胎先露（胎头）下降不理想或者仍然有出血或者分娩进展不顺利，应立即实施剖宫产。

五、前置胎盘是否能预防？

至今还没有可靠的方法预防。如果针对发病原因，避免因人流手术等原因造成子宫内膜损伤，可以降低前置胎盘的发生率。前置胎盘的孕妇要注意休息、多卧床，在孕晚期如果发生阴道出血，一定要及时去医院，接受治疗。

（宋学军）

第十七节　凶险性前置胎盘孕妇越来越多，我们泰然处之！

近年来随着剖宫产率的增加，二孩政策的全面放开，凶险性前置胎盘的发生率越来越高。

什么是凶险性前置胎盘？

正常妊娠时，胎盘是附着在子宫体部的前壁、后壁或者侧壁。而妊娠 28 周后，如果胎盘附着于子宫下段，下缘达到或者覆盖宫颈内口，则称前置胎盘。在前置胎盘的基础上，还有过剖宫产手术史，并且胎盘附着在原来剖宫产手术切口处的情况，我们称之为凶险性前置胎盘。

2018 年 1 月 2 日，新年的第二天，早交班时，已入住产科的凶险性前置胎盘患者小郭（化名），出现阴道少量流血，还伴随着阵发性下腹疼痛。

好在我们产科医护团队已经对她做好了充分的病情评估以及术前讨论，制定好了诊疗措施和手术方案。交班完毕，立即奔赴手术室！手术开始！进入腹腔，果然见子宫前壁下段血管怒张明显，典型的"植入型凶险性前置胎盘"。

在子宫体前壁无胎盘附着处做一横切口，顺利娩出新生儿，哇哇的哭声振作了我们产科医生的士气。接下来时间就是生命，清除胎盘，控制出血，减少出血，保住子宫。按手术原定方案，血止住了！子宫保住了！手术时间：1 小时 35 分钟！术中出血量 1500 m L，最终手术方式：剖宫产术 + 双侧髂内动脉结扎术 + 子宫下段环状缝扎术。

术后小郭安返病房。有惊无险，小郭和她的家属都舒心地笑了。看着他们的笑脸，笔者也是满满的成就感。

说起小郭，我们病区的医护人员对她可是跟家里人一样熟悉了。40 多天前，当时在家打麻将的小郭突然出现了无痛性阴道流血。急诊入院，医生紧急处置。另行 B 超以及核磁共振的进一步检查。

B 超提示：胎盘附着于子宫下段后壁，侧壁以及前壁，完全覆盖宫颈内口。核磁共振提示：见部分胎盘组织与子宫肌壁分界不清，考虑胎盘植入。

结合小郭有剖宫产史，是真正意义上的"植入型凶险性前置胎盘"！凶险性前置胎盘可是我们产科的头号敌人！

明确诊断后小郭的诊疗方案。孕29周，以卧床休息、抑制宫缩、预防感染、促胎肺成熟、纠正贫血、延长孕周为原则，当然还得管好她的吃喝拉撒，使血糖稳定、大便通畅。40多天来小郭时不时地阴道流些血，不过都在可以控制的范围内。同时监测胎儿生长发育一切正常。

凶险性前置胎盘终止妊娠的方式几乎均为剖宫产术，要在具备一定的医疗救护设备及拥有一个有经验的抢救团队的医院手术，围术期充分的准备及恰当的处理极为重要。约90%的凶险性前置胎盘术中出血超过3000 mL，10%超过10000 mL，有效减少出血量，及时组织抢救是治疗凶险性前置胎盘的关键。

专家提醒：广大瘢痕子宫的孕产妇（有剖宫产手术史的）：孕早期一定要检查是否是瘢痕部位妊娠；孕中晚期要及时行B超检查评估；怀疑凶险性前置胎盘的一定要及时就诊余姚市人民医院"高危妊娠门诊"，以便于我们对您的孕期做及时专业的管理，防治并发症，维护您和孩子的健康！

产科，这个关系着母儿两条生命的重要科室，我们医护人员肩上的担子轻重不言而明。当产科出现危重的患者时，产科、麻醉科、新生儿科、输血科以及ICU等各大科室在医院医务科的协调下，迅速组成强大的抢救团队，365天24小时，随时待命，为母儿的安全保驾护航。最后，笔者在此呼吁降低初次剖宫产率才能真正降低凶险性前置胎盘的发生率！

（刘秋兰）

第十八节　胎盘早剥命悬一线
孕晚期出血腹痛需警惕

即将足月孕妇　突发险情紧急入院

某日上午10点30分，怀孕已有39周多的孕妇王女士（化名）突然发现阴道大量出血，并且腹部疼痛难忍，急诊来院。医生立刻行相关检查后，诊断为胎盘早剥，此时产妇出血已达 700 mL，情况十分危急，直接被送往了手术室，一场惊心动魄的生死营救拉开了序幕。

反应迅速　多科室紧密协作

情况十万火急，帮助产妇娩出胎儿刻不容缓！妇产科、手术室、麻醉科和新生儿科通力合作。迅速为孕妇开通生命的"绿色通道"。麻醉、消毒、剖宫、取出婴儿等流程一气呵成，仅仅在王女士到院的 21 分钟后，就成功在其子宫取出一名男婴。术中发现，王女士的子宫表面已呈紫蓝色，宫腔内充满暗黑色血迹并向外喷涌，出血量达 1400 mL。早产儿娩出后，见胎盘母体面布满凝血块，胎盘剥离面超过 3/4。倘若时间再耽搁一些，不但子宫难以保全，母子俩的生命都面临威胁。

齐心协力　用爱守护新生

胎儿娩出，由于在缺血缺氧环境下停留时间过长，无呼吸，微弱的心跳也随时可以消失。在医生和麻醉师的全力抢救下，5 分钟后，男婴心率呼吸全面恢复，心率也逐渐上升。时间一分一秒流逝，终于，经过仔细清除植入的胎盘组织和缝扎止血，产妇的生命体征基本平稳，术后王女士和她的孩子恢复良好并如期出院。

一、胎盘早剥有多险？

胎盘早剥是指在怀孕 20 周以后或是在分娩期，正常位置的胎盘在胎儿娩出前，部分或全部从子宫壁剥离，是怀孕晚期的一种严重并发症。胎盘和母体剥离，就像大树被连根拔起，宝宝没办法获得氧供，还会出现失血，可能重度窒息、甚至胎死宫内，其围产儿死亡率高达 11.9%，比非胎盘早剥高 25 倍。产妇也有大出血、休克、凝血功能障碍的风险。

二、哪些孕妇易发生胎盘早剥？

1. 合并有重度妊高征、慢性高血压、慢性肾脏疾病、全身血管病变的孕妇容易发生胎盘早剥。

2. 受到外伤，尤其是腹部钝性创伤的孕妇。

3. 未足月胎膜早破时、双胎妊娠分娩时第一胎儿娩出过快、羊水过多破膜后宫腔压力骤降子宫骤然收缩时。

4.有胎盘早剥史的孕妇、高龄多产的孕妇。

5.其他有吸烟、吸毒、绒毛膜羊膜炎、接受辅助生殖技术、有血栓形成倾向等的孕妇。

三、如何预防胎盘早剥？

胎盘早剥这么可怕，那么孕妈妈们在日常生活中如何预防呢？

1.妊娠中晚期容易发生妊娠高血压综合征，孕妇一旦出现高血压、水肿和蛋白尿症状，应积极去医院及早治疗。

2.孕期行走要小心，特别是上下阶梯时，不要去拥挤场合，避免坐公交车，也不要开车，以免摔倒或使腹部受到撞击和挤压。

3.产前检查可及早发现异常，处理羊水过多或双胎分娩时。避免宫腔内压骤然降低。如果出现胎盘早剥，通过超声波检查可早期发现，尽快采取相应对策。

4.在妊娠过程中特别是妊娠晚期，避免仰卧位及腹部外伤。出现突发性腹痛和阴道流血应马上就诊。一旦确定胎盘早剥应迅速终止妊娠，争取在胎盘早剥6小时内结束分娩。

四、有以下症状赶紧去医院

1.阴道流血，或者破水，特别是羊水中带血轻型胎盘早剥，也就是胎盘剥离面不超过胎盘的1/3时，出血量一般较多，因为这时候以外出血为主，出多少血都能看到。而重型的胎盘早剥（胎盘剥离面超过1/3）主要以隐性出血为主，出的血都积聚在胎盘后，阴道反而很少甚至没有出血。孕妈妈们在怀孕晚期一旦出现出血，马上去医院就诊，耽误不得！

2.腹部痉挛性疼痛或出现背痛一般在孕7个月的时候会有假性宫缩出现，此时，孕妈会感觉整个肚子绷紧发硬，但不会有疼痛感，且持续时间比较短。但如果在没有腹泻、着凉或其他情况时出现莫名的小腹疼痛，并且疼痛持续时间长，并伴随下坠感，那很可能不是单纯的假性宫缩。

3.胎动异常，是孕妈妈能最直接地感受到宝宝健康状况的反应。因此，孕妈妈晚期一定要注意经常自数胎动，胎动变频繁很有可能是在向你发出"求救信号"，千万不能忽视！

怀孕是女性生命中一次难忘的体验，沿途有美好的风景，也有暴雨倾盆。希望各位准妈妈们，一定要重视孕期管理，按时产检、遵医嘱，你们的平安才是最重要的！

（陈银萍）

第三章 孕晚期

第一节 宝宝来信了

怀胎十月，等待一朝分娩，宝妈和肚子里的宝宝都即紧张又兴奋地等待着这一时刻的到来，那么分娩前，宝宝会给宝妈发来怎样的提示呢？那么就让我们一起来看看宝宝的来信吧！

分娩发动前，出现预示不久即将临产的症状，称为先兆临产。一般主要有三个：

一、假临产

不规则宫缩又称假临产。在妊娠晚期出现，随着妊娠的进展，这种不规律收缩的频率增多，而且逐渐被产妇感知。

假临产的特点是宫缩间隔时间不规律；强度不大，只感到下腹部有轻微胀痛；持续时间也不恒定，一般不超过30秒，假临产不伴有宫颈缩短和宫口扩张，并可被镇静药缓解。

假临产是正常的生理现象，有助于宫颈的成熟，并为分娩发动作准备。但过频的腹痛可以干扰孕妇休息，使孕妇在临产前疲惫不堪。这种现象在精神紧张的初产妇比较多见。

二、胎儿下降感

胎儿下降感又称"释重感""腹部轻松感"或"轻快感"。轻快感的产生是由于胎儿的先露部下降衔接，以及羊水量减少，造成子宫底位置下降，使子宫对膈肌的压力降低之故。

此时，孕妇自觉呼吸较以前轻快，上腹部比较舒适，食欲改善。与此同时，在妊娠期的水潴留也开始减轻。由于胎头下降压迫膀胱，所以常有尿频的症状。轻快感在初产妇较经产妇明显，而且由于先露部下降衔接的时间不同，故从轻快感的出现至分娩发动的时间间隔也不一样。

胎儿下降，压迫膀胱和直肠，妈妈们会感觉小便之后仍感有尿意，大便之后仍有肛门坠胀。

胎头下降，使骨盆受到的压力增加，对孕妈妈们来说腹坠腰酸的感觉会越来越明显。

三、见红

在接近分娩时，部分产妇可见阴道有少量的血性分泌物排出，称为见红。

有时还可以同时排出黏液栓。这是由于在接近分娩时，子宫下段形成，宫颈已成熟，在宫颈内口附近的胎膜与子宫壁分离，毛细血管破裂所致。如有宫颈黏液栓排出则是宫颈开始扩张的信号。见红是分娩即将开始的可靠征象，大多数产妇在见红后 24 ~ 48 小时内产程发动。

见红的出血量很少，如超过月经量应考虑有无妊娠晚期出血，如前置胎盘、胎盘早剥等。

有时候，宝宝也会给妈妈发来急电，那就是胎膜早破。胎膜早破是指在临产前胎膜自然破裂。孕妇可突然感到有较多液体自阴道流出，不可自控，通常流液量多于月经量。

宝妈们接到宝宝的来信？应该做些什么呢？

1. 如果出现"假临产"或"胎头入盆"说明宝宝已经在为生产做准备了。

2. 如果出现"见红"，那么宝妈们可以准备待产的东西来住院了。

3. 如果出现"胎膜早破"，那么宝妈们需要拨打 120，紧急来院，而且不能自立行走，需要左侧卧位。

（郑锦丽）

第二节 孕晚期的最佳睡姿——左侧卧位

如果问到孕期的睡姿，大家一定能很快速地回答"左侧睡"。是的，孕妈妈们怀孕中晚期在产科门诊检查时，医生通常会嘱咐睡觉时要左侧卧位。那么孕晚期为何要左侧卧位，对胎儿又有什么影响，来给大家科普一下。

一、建议左侧睡的原因

1.血液循环 其实建议左侧卧位的依据是人体大血管的位置，我们的脊柱位于人体的正中间，下腔静脉位于脊柱的右侧，腹主动脉位于脊柱的偏左侧（极少数人例外）。

进入妊娠中晚期，如果睡觉时依然采取仰卧位的话，沉重的子宫会同时压迫下腔静脉和腹主动脉，不少准妈妈会血液循环受影响，人会比较难过，出现心慌气短等不适症状，无法入睡。由于同样受压的情况下，静脉受影响的程度比动脉要大，所以一般会建议左侧卧位，宁愿压迫腹主动脉。这样可以让血液循环更为顺畅。

2.子宫右旋 对于一般人来说，怀孕后，尤其是孕晚期，子宫会出现不同程度的右旋。而建议左侧睡，可改善子宫的右旋程度，从而减轻子宫血管的张力，增加胎盘血流量，改善子宫内胎儿的供氧状态，有利于胎儿的继续生长发育。

二、如何左侧卧位？

一般是在进入孕晚期后，才建议左侧睡的。而左侧睡也不是 90° 的左侧卧位，而应该是 15°～30° 的左侧卧位。90° 左侧卧位有时会比较难受，而且这种姿势比较难以长时间保持。入睡时是左侧卧位，但睡着以后老是会不自觉的翻身转换姿势怎么办呢？最好是用长条枕头放在身体的一侧，这样就不会乱翻身了。

三、哪些人不适合左侧睡？

左侧睡的建议，不是强制性的。下面的宝妈可能不适合左侧睡：有心脏病或者慢性心力衰竭的宝妈。这类宝妈左侧睡心率和血压会提高，加重心脏负担。

子宫天生左旋的宝妈。子宫本身就有点左旋，你还左侧睡，会加重左旋程度（中孕期 B 超畸形筛查的时候，报告上会提示大家子宫左旋还是右旋，可以留意一下）。

四、左侧卧位难受怎么办？

其实，睡姿的衡量标准就是舒服，你要舒服，胎宝也要舒服。如果左侧卧位让你很不舒服、难受，那就果断换睡姿，换右侧。同样地，如果你发现你某个睡姿会让胎动明显增加，胎宝乱踢乱打，那很明显就是宝宝告诉你他不舒服，换睡姿啦！千万不要逼自己固定一个姿势一晚上，时常换姿势，以舒适为准。

五、不同孕期的不同睡姿

孕早期：随意。孕早期，子宫没咋增大，胎儿还小，随意睡就是，但不建议趴着睡。

孕中期：建议侧卧位。这时期要注意保护腹部，避免外力直接作用，肚子大了，侧卧会舒服点。如果下肢感觉沉重，可以仰卧位，但要用枕头稍微抬高下肢。

孕晚期：最佳睡眠姿势是左侧卧位，不宜长时间的仰卧位或右侧卧位。

（吴炯）

第三节　羊水偏少

案例：

小美（化名），怀孕 37+1 周，来院做定期产前检查，B 超检查结果显示：羊水指数 70 mm，诊断为羊水偏少。

医生建议小美住院治疗。小美本想着例行检查肯定都正常，检查完可以立马回家，结果医生的建议让小美及家人心弦紧绷。

那么为什么小美会有晚期羊水减少的情况发生呢？今天就给大家讲解下羊水偏少相关知识。

一、羊水的来源

主要来源于胚胎的血浆成分、胎儿的尿液、胎盘的表现、胎儿的呼吸系统等。

二、羊水偏少的原因

胎盘原因，胎盘出现问题，不能给宝宝供应足够的血和营养物质，从而导致胎儿中断羊水循环。

某些疾病因素导致羊水过少。某些疾病也会导致羊水过少，如慢性高血压、先兆子痫、糖尿病和狼疮等。

羊膜破裂。羊膜上哪怕只是出现一个小裂口，也会使一些羊水流出来。这种情况在你怀孕的任何阶段都可能会出现。

双胞胎或多胞胎。如果你怀的是双胞胎或多胞胎，也有可能会羊水过少。在双胎输血综合征病例中也可能会出现羊水过少，其中一个宝宝羊水过少，而另一个宝宝又过多。

胎儿畸形。如果胎儿发育不全，患有先天性泌尿系统的疾病，导致胎儿少尿或者无尿，也会导致孕晚期羊水少。

三、如何发现羊水偏少？

通过定期的超声检查，能了解孕妇子宫内羊水情况。

四、羊水偏少如何治疗？

住院治疗，医生会根据孕妇的具体情况决定治疗方案，若宝宝在宫腔内情况差，孕妇需急诊行剖宫产术终止妊娠，若宝宝情况尚可，稳定，孕妇可吸氧，同时药物改善微循环，动态监测羊水情况。若宝宝情况可，稳定，同时孕妇的身体已经做好生宝宝的准备，则可药物帮助孕妇进入产程，迎接宝宝的到来。

五、羊水偏少对母婴有何影响？

宝宝在宫内贮备差，宫缩刺激时宝宝若无法耐受，孕妇需立即行剖宫产术终止妊娠，宝宝若能耐受，孕妇则可放心地继续阴道分娩。

六、如何预防羊水偏少？

从怀孕 37 周开始，常做 B 超，如发现羊水偏少应当入院治疗。在住院期间可一日二次进行吸氧治疗，并勤听胎心音，注意胎心变化。

教会孕妇自我监测，注意胎动变化，并多行左侧卧位。同时可适当增加饮水量，提高循环血量，相对增加羊水量。每隔 1 ~ 3 天重复胎心监护，也可重复 B 超检查，以便利于及时掌握胎儿宫内情况。

孕妈妈们遇到羊水偏少的情况勿过于紧张，相信医生会给予最好的治疗方案，当然孕妈妈们也不可不重视，从而错过治疗的机会。

（杨春林）

第四节　神奇的胎动——宝宝健康晴雨表

前不久，家住余姚近郊的张女士（化名），在外院结束常规产科检查，被告知一切正常，夫妻俩默默地计算着与宝宝见面的日子，欢天喜地回家了。当天晚饭后，感觉肚子里的宝宝特别会动，夫妻俩还开玩笑说，今天宝宝也跟我们一样激动呢，动个不停，是不是他（她）跟我们有心灵感应的呀？随着夜色的加深，喧嚣重归宁静，宝宝似乎也变得懂事乖巧了，胎动慢慢地少了，安静了……第二天早上醒来，今天的宝宝似乎也特别安静，没啥胎动，张女士还以为宝宝昨晚闹腾厉害，还在睡懒觉呢，所以也没多想。直到吃过中饭，仍没感觉宝宝在动，心里隐隐有了些担心，但马上又被自己否定了，说不定宝宝在睡午觉呢……直到丈夫下班回家，她才把今天的反常情况告诉孩子他爸，倒是她丈夫警觉，拉着妻子就直奔我们医院产科，结果……想必大家已经有了答案，胎心找不到，立马做 B 超，还是没有了心搏。三天后，孩子出生了，重 2600 g，脐带绕颈缠身一周，脚后跟还套了进去，只是，再也没有了呼吸和心跳！望着他们号啕大哭的背影，心里也挺心疼，真的太可惜了……

所以今天给大家来讲讲胎动——宝宝宫内安危的晴雨表，让每一位妈妈多了解一下你的宝宝！

一、什么是胎动？

胎动是胎儿在子宫腔里的活动冲击子宫壁的动作。一般在妊娠 20 周开始自觉胎动，胎动夜间和下午较为活跃。正常情况下胎动 1 小时不少于 3 ~ 5 次，12 小时明显胎动次数为 30 ~ 40 次以上，若 12 小时胎动少于 20 次，就有异常的可能，若 12 小时胎动少于 10 次，或少于平时胎动平均数的 50%，提示胎儿缺氧。

二、孕妇测量胎动的重要性

胎动是了解胎儿宫内情况的一个重要指标，通过计数胎动，不仅可以了解胎儿在宫内的安危，还能降低胎死宫内的概率，尤其对于高危妊娠，如妊娠期高血压综合征、妊娠期糖尿病、过期妊娠或其他胎儿生长异常的孕妇尤为重要。胎动减少是胎儿宫内缺氧的一种信号，当然异常的胎动活跃也不可掉以轻心。

三、胎动的方式有哪些？

1. **全身运动**　整个身体的运动，如翻身。这种为运动量比较强，而且每一下动作持续的时间比较长，一般为 3 ~ 30 秒。

2. **肢体运动**　伸伸胳膊、扭一下身子等，每一下动作持续一般 1 ~ 15 秒。

3. **下肢运动**　也就是我们常常感觉到的宝宝的踢腿运动，这种动作很快，力量较弱，每一下胎动持续时间一般在 1 秒以内。

4. **胸壁运动**　比较短而弱，一般母亲不太容易感觉到。

四、自数胎动的方法

1. **3 次计数法**　每日早、中、晚各固定一个自己最方便的时间数 3 次胎动，每次一小时，然后把 3 次数的胎动数相加，再乘以 4，即为 12 小时的胎动数。正常胎动情况为 3 ~ 7 次 / 小时，1 小时内 3 ~ 5 分钟为一个周期，这几分钟内不管胎动几次都只能算作 1 次。

2. **1 次计数法**　每天睡觉前 1 小时，计数 1 次，每天的监测时间应该是固定的，然后将每日的数字记录下来，描绘成曲线。

五、胎动异常需就医

1.胎动剧烈并伴随腹痛。产妇如果发现胎动频繁，并伴随腹痛、阴道出血、子宫收缩，可能是胎盘早剥现象。这一现象多发生在孕中晚期，有妊娠期高血压患者易出现此症状。

2.急促的胎动后突然停止。出现这种情况的时候，产妇甚至可明显感觉到胎儿挣扎的状态，大概维持 2 ~ 3 分钟或更久，出现这一状况原因为脐带过长而出现绕颈或打结而导致的胎儿缺氧现象。

3.胎儿长时间静止或胎动逐日递减。这现象有可能胎儿已经出现了缺氧，可能产妇有羊水少、脐血流异常、妊娠期肝内胆汁淤积症等，需立即来医院就诊。

神奇的胎动，是孕期宫内安危的晴雨表，也是宝妈们自我监测胎儿最简单、方便的方法，学会自数胎动，学会自我监测，希望每一次播种，每一分耕耘，都有收获！

（冯银宏）

第五节　胎儿的求救信号，你有没有听到？

某一天早上七点，当班护士常规巡视病房，在给孕妇听胎心时，胎心监护仪上显示胎儿心跳由 100 次 / 分，逐渐往下降，最低达 60 次 / 分，立即汇报医生，行专科检查，发现产妇宫口开 2 cm，存在不规则宫缩，不能短时间内阴道分娩，需立即进行剖宫产终止妊娠，在余姚市人民医院产科快速反应团队的紧密配合下 15 分钟内将新生儿顺利剖出，母儿平安。手术过程中发现，造成胎儿心率反复下降的原因，正是这个"淘气"的"熊孩子"左手紧紧地拽着脐带，不仅拽着，还将脐带在左手结实的环绕 1 圈。原来造成胎心减慢的原因是脐带缠绕，在宫缩时引起脐带受压。

一、什么是脐带缠绕？

脐带围绕胎儿颈部、四肢或躯干者，称为脐带缠绕。90% 为脐带绕颈，发生原因与脐带过长、胎儿小、羊水过多及胎动频繁等有关。脐带绕颈对胎儿影响与脐带缠绕松紧、缠绕周数及脐带长短等有关。因脐带不拉紧至一定程度，不发生临床症状，对母儿危害不大。但脐带绕颈可致相对性脐带过短，引起脐带过短征象，有时将胎儿或新生儿致于险境。脐带绕颈占分娩总数的 13% ~ 25%。脐带绕颈 1 周占 10.7% ~ 21%，2 周者 2.8%，3 周者占 0.2%，3 周以上者更少见。

当发现脐带缠绕时，如果胎儿没有其他异常，孕妇就不必惊慌，也不必立即进行手术分娩。当脐带缠绕引起胎儿宫内缺氧时，表现出胎动减少，医生会通过电子胎心仪监护胎儿情况，观察是否有异常的图形出现，并根据当时孕妇的情况做相应处理，本文中的胎儿出现了胎心减慢，胎儿宫内缺氧，经过医生评估，选择了手术终止妊娠，最后母儿平安。当然，也有大部分孕妇即使有脐带缠绕，也未有胎儿缺氧情况发生，她们和正常孕妇一样能自然分娩，胎儿娩出时会发现脐带缠绕。

二、脐带缠绕的临床表现有哪些？

1. 彩色多普勒超声检查时，在胎儿颈部发生脐带血流信号。超声检查见脐带缠绕处皮肤有明显压迹，脐带缠绕 1 圈呈 U 形压迹；缠绕 2 圈呈 W 形；缠绕 3 圈或 3 圈以上，呈锯齿形。

2. 产程中会出现

（1）胎先露下降受阻：脐带缠绕使脐带相对变短，影响胎先露入盆，可使产程停滞。

（2）胎儿窘迫：当缠绕周数多、过紧使脐带受牵拉，或因宫缩使脐带受压，导致胎儿血流循环受阻，胎儿缺氧。

（3）胎心率变异：胎儿宫内缺氧时，可出现频繁的变异减速。

如果产前超声诊断为脐带缠绕，在分娩过程中应加强监护，一旦出现胎儿窘迫，及时处理。当然也不需要过分的担心，胎宝宝是有智商的，是很聪明的，当有不适感时会主动运动，摆脱窘境。有时你在腹部轻轻拍打胎宝宝，胎宝宝会主动向另一侧运动，离开拍打部位。当脐带缠绕胎宝宝，而且缠绕较紧、胎宝宝感到不适时，他会向周围运动，寻找舒适的位置，左动动、右动动，当胎宝宝转回来时，脐带缠绕自然就解除了，胎宝宝就会舒服地休息一会儿。当然，如果脐带绕颈圈数较多，胎宝宝自己运动出来的机会就会少一些。

三、我们要学会听取宝宝的求救信号，怎样才能听懂理解呢？

首先，孕妇要学会数胎动，胎动过多过少时，应及时去医院检查。其次，孕妇定期做好产前检查。最后，还有很重要的一点，孕妇不要因惧怕脐带意外而要求剖宫产手术。临床中大部分脐带缠绕的孩子都是顺产分娩的。提醒脐带绕颈不可怕，胎动异常请及时就医。

（施姚）

第六节　解密孕晚期的"见红"

见红，预示着分娩可能即将开始，48小时左右可以出现真正的临产，当然这不是绝对的。接下来，我们将为您解密孕晚期"见红"。

一、什么是见红？

见红是指孕晚期在无痛宫缩的作用下宫颈管扩张，宫颈管内黏液栓脱落到阴道内，表现为混有血液的一团白带称为见红。

二、见红多久会发生？

见红是分娩即将开始比较可靠的征兆。大多在分娩临近，阵痛发生前24小时出现，但个体是有差异，有的见红后马上就会临产，也有孕妇在分娩1周前或更早就出现见红的情况。所以不确定性很大，还要分析颜色跟量的多少还有性质等。见红颜色一般为茶褐色、粉红色、鲜红色。出血量一般比月经的出血量少，类似于经期最后一天的量，分泌物混合黏液流出，质地黏稠。但是如果出现持续不断的出血，色鲜红，血量比大姨妈来时还多，并且这些分泌物一点也不黏稠，在流血的同时，还伴随着腹部疼痛，这时候孕妈妈就得赶紧去医院检查是否有异常情况。

三、当孕晚期见红需要注意哪些？

1. 要注意检查胎动，如果胎动异常（不动或频繁）那么要及时就诊。

2. 判断宫缩，如果是出现了规律宫缩、强度逐渐增加，那么需要及时的住院待产。

3. 判断阴道流血量及颜色和性状，如果是鲜红色的血液超过了 50 毫升，而且不黏稠，持续流出，必须马上住院就诊，避免延误治疗。

四、分娩先兆除了见红，还有哪些？

1. 分娩前胎头入盆后，有时会压迫膀胱可引起尿频，胎头入盆后宫底下降，有时可以表现为腹部轻松感，进食量增加，呼吸轻松愉快。

2. 宫缩开始不太规则，随后逐步转为规律性宫缩，而且收缩力越来越强。随着产程的进展，宫缩持续时间可长达 1 分钟，间歇期可缩短至 1 ~ 2 分钟。

3. 阴道突然流出清亮的液体，有时含着胎脂或胎粪，称为胎膜破裂也叫破水。破水通常发生在规律宫缩开始后，胎儿娩出前。破水的孕妇应立即去医院，以防脐带脱垂危及胎儿（通常破水后 24 小时内会自然临产）。

见红之后准妈妈及家人也不要担心着急，可以先准备好产前的待产包，可以对身体进行清理，出现规律宫缩即进入医院待产。当然若是不放心以及经济情况允许的话，也可以提前进入医院待产。

（王琴）

第七节　晚期产后出血

案例 1：

小郑（化名），女，平时月经规则，在外院于 2018 年 7 月 6 日经阴道自娩一活女婴，产程经过顺利，胎盘自娩，剥离面粗糙，产后予促子宫收缩及对症支持治疗，产后阴道流血少，患者无明显不适，产后复查 B 超提示：宫腔内见内膜样回声，厚约 8 mm，予以出院，出院后患者一直卧床休息。

2018 年 7 月 18 日上午，患者无明显诱因下出现阴道流血，量较多，多余经量，伴头晕，无晕，伴较多血块，遂急诊来余姚市人民医院，检查 B 超提示：宫腔线分离 27 mm，内见条索状等回声及液性暗区，拟 "晚期产后出血" 收入院。查体：T：37.2℃；P：86 次 / 分；R：18 次 / 分；Bp：112/80 mk；疼痛评分 0 分；宫底位于耻骨联合上 1 指，质硬，阴道少量流血，会阴正切，愈合可，未拆线，未行内诊。

案例 2：

小敏（化名），女，平时月经规则，在外院于 2018 年 7 月 05 日经阴道自娩一活男婴，产程经过顺利，胎盘自娩，剥离面粗糙，产后予促子宫收缩及对症支持治疗，产后阴道流血少，产后复查 B 超提示：宫腔内呈宽约 9 mm 的条状强回声，宫腔内可及多处不均质回声，较大一处位于下段，范围约 3.7 cm×1.5 cm×2.7 cm，予以出院，出院后患者一直卧床休息。

2018 年 7 月 17 日晚，患者无明显透因下出现阴道流血，量较多，多余经量，无血块，遂急诊来余姚市人民医院，检查 B 超提示：宫腔线分离 27 m，内呈混合回声，拟 "晚期产后出血子宫复旧不良" 收入院。查体：T：37.4℃；P86 次 / 分：R：18 次 / 分；：Bp：118/67 mk；疼痛评分：0 分；宫底位于耻骨联合上 2 指，质硬，会阴裂伤处甲类愈合，按压宫底见阴道少量暗红血液，阴道内探查子宫下段未触及明显积血块。

下面笔者就抛砖引玉，给大家讲讲晚期产后出血。

近年来随着各地剖宫产率的升高，晚期产后出血的发生率有上升趋势。

产后随着子宫内膜脱落，子宫分泌的黏液等也随之从阴道内流出，这是恶露。正常的恶露有些血腥味，但是不臭，总量大约为 500 mL。一般情况下，恶露大约在产后 3 周左右就干净了。

血腥恶露又名红色恶露，这是产后第一天到第四天内排出的分泌物，呈鲜红色，含有较多的血液，量也比较多，一般可与平时月经相似，或稍多于月经量，有时还带有血块。

浆液性恶露呈淡红色，其中含有少量血液、黏液和较多的阴道分泌物，还有细菌生长。在产后 4 ～ 6 天排出。

白色恶露是在产后一周后排出的呈白色或淡黄色的恶露。其中含有白细胞、蜕膜细胞、表皮细胞和细菌等成分，形状如白带，但是较平时的白带多些。

虽然每个产妇都有恶露，但每人排出的量是不同的，平均总量约为 500 mL。各产妇持续排露的时间也不同，正常的产妇一般需要 2 ～ 4 周，少数产妇可以持续 1 ～ 2 个月。

晚期产后出血多表现为产后恶露不净有臭味，反复或突然阴道大出血可导致贫血、休克甚至危及生命。晚期产后出血指分娩 24 h 后，在产褥期内发生的子宫大量出血，出血量超过 500 mL。产后 1 ～ 2 周发病最常见亦有迟至产后 6 周发病。又称产褥期出血。

一、常见病因

1. 组织物残留，可因妊娠月份较大，或子宫畸形、子宫肌瘤等原因，也可因手术操作者技术不熟练，致使妊娠组织物未完全清除，导致部分组织物残留于宫腔内。此时除了恶露不净，还有出血量时多时少，内夹血块，并伴有阵阵腹痛。

2. 宫腔感染，可因产褥期感染等原因致使宫腔感染。此时恶露有臭味，腹部有压痛，并伴有发热，查血象可见白细胞总数升高。

3. 宫缩乏力，可因人流后未能很好休息，或平素身体虚弱多病，或手术时间过长，耗伤气血，致使宫缩乏力，恶露不绝。

4. 剖宫产术后切口愈合不良，可因切口感染等原因引起。

由于症状表现不一，治疗也不尽相同，提醒及时去医院请医生查找恶露不净的病因，并针对病因进行治疗。

二、治疗方式

既往多首选刮宫，近年来主张对于出血量少或中等，除外产道损伤或肿瘤，B超显示无明显组织残留，可先用宫缩剂及抗生素保守治疗。必要时可用雌激素促进子宫内膜修复；若子宫腔内有组织残留，可先用抗生素，48～72 h后清宫，术后继续用抗生素及宫缩剂治疗。

三、预防护理

1. 做好妊娠期保健，恰当处理好分娩过程，可明显减少晚期产后出血的发生。

2. 对有产后出血史，多次人工流产史，胎盘滞留及双胎，羊水过多，产程延长者提高警惕，做好产前保健及产时，产后监护。预防晚期产后出血的发生。

3. 产后严密观察宫缩及阴道出血量，按压宫底促积血排出。

4. 鼓励产后适当下床运动，促进恶露排出。

5. 严格剖宫产指征，加强对正常生理分娩方式的宣传，减少社会因素的影响。

产后出血严重威胁产妇生命安全，其重在预防。经过积极预防，绝大多数产后出血是可以避免的！

（邬远野）

第八节　给准妈妈们的一封信
——胎心监护知多少？

准妈妈们：

你们好！

先恭喜您即将成为妈妈了！想来每位准妈妈们都有这样的感受：怀孕期间，诸多检查让人应接不暇，其中做得最多的无创检查非B超及胎心监护莫属。今天，我们归类总结了一些准妈妈关于胎心监护都会问到的问题，并进行简单的回答，来帮助准妈妈们更好地迎接宝宝们的到来。

很多准妈妈都会问，什么是胎心监护？

其实啊，胎心监护是胎心胎动宫缩图的简称，是记录一段时间内胎心与胎动及宫缩之间的关系图。

做这个检查的意义又是什么？

通过记录一段时间内胎心与胎动及宫缩之间的关系，从而达到评估胎儿宫内安危情况的目的。因此当胎心异常时，多数情况下提示胎儿有宫内缺氧的情况。

一般做此项检查需要多少时间？

一般检查时间为 20 分钟，如果监护效果不满意，可延长至 40 分钟或 60 分钟。

为什么我朋友 34 周前都不需要做，我 32 周就让我做了呢？

一般胎心监护可在 34 周开始。高危妊娠的孕妇酌情提前。

做这个检查我需要做点什么？要不要空腹啊？

在医院，做胎心监护检查时，医院会提供所需的所有器材与耗材，准妈妈们要做的，最好是在做胎心监护前 30 分钟至 1 小时前稍进食，以免饥饿影响检查结果。尽量不要空腹。

为什么我做这个检查时好时坏呢？有时一天做好几次才能及格，好麻烦啊，我应该怎么做呢？

其实检查结果的好坏可与胎动多少，产妇的精神，是否饥饿，检查期间是否存在仰卧位综合征等有关。因此准妈妈们可选择一个自认为最舒服的姿势进行检查，最好自数胎动，尽量选择一天当中胎动较为频繁的时间段进行，避免不必要的重复。如检查期间自觉胎动少，有可能宝宝是睡着了，妈妈们可适当改变体位唤醒宝宝。

综上几点所问所答，下面罗列大致所需注意事项，记得得收藏哦！

1. 做胎心监护前 30 分钟至 1 小时前稍进食，以免饥饿影响检查结果。

2. 选一个自认为最舒服的姿势进行检查。

3. 检查期间自觉胎动少，有可能宝宝是睡着了，准妈妈们可适当改变体位唤醒宝宝。

4. 准妈妈们最好自数胎动，尽量选择一天当中胎动较为频繁的时间段进行，避免不必要的重复。

5. 一般检查时间为 20 分钟，如果监护效果不满意，可延长至 40 分钟或 60 分钟，各位准妈妈们不必太过着急。

温馨提示：

做完胎心检查后，准妈妈们也应在家自数胎动，不可一劳永逸，若 12 小时胎动少于 10 次或少于平时胎动平均数的 50%，请立即就医。

（任梦佳）

第九节　别让你的宝宝成为哪吒

电影《哪吒之魔童降世》中的哪吒传说在妈妈肚中孕育了三年，出生奇异，一身神器，能变化三头六臂、伏妖降魔、神通广大，那是不是我们的宝宝在妈妈肚子里就越久越健康，越久越好呢？

一般孕妈去医院检查，医生都会根据末次月经日期和首次 B 超检查结果推算出一个预产期。但预产期并不是孩子出生的准确时间，只有大约四分之一的孩子会遵守这个约定，如期地来到家人怀抱；还有约四分之一的孩子都会比预产期出生的晚，让家人等得心焦。如果孕期到达或者超过 42 周，宝宝还赖在妈妈子宫里不肯出来（没有要降生的迹象），便是过期妊娠了。那么什么是过期妊娠？引起过期妊娠的原因又是什么？过期妊娠有什么危害？遇到过期妊娠该怎么办呢？下面来跟随我们一起看一看吧！

一、什么是过期妊娠？

平时月经周期规则，妊娠达到或超过 42 周（≥ 294 日）尚未分娩者称为过期妊娠。月经不规则、哺乳期受孕或末次月经记忆不清的孕妇，可根据排卵期推算预产期，排卵后 ≥ 280 日仍未分娩者。辅助生育者（人工授精、体外授精 – 胚胎移植术）根据辅助生育技术日期推算预产期，达到或超过预产期 2 周尚未分娩者。

二、引起过期妊娠的原因

1. 孕妇雌激素水平低　尽管临产的机制十分复杂，血中雌激素水平的高低与临产有密切关系，过期妊娠可能与孕妇的血雌激素水平过低有关。

2. 胎盘硫酸脂酶缺乏 胎盘硫酸脂酶缺乏（placentalsulfatase deficiency）是一种罕见的伴性隐性遗传病，本病由 Ryan 1980 年报道，患此症者虽然胎儿肾上腺产生了足量的 16 α-OH-DHEAS，但由于缺乏胎盘硫酸脂酶，无法将这种活性较弱的脱氢表雄酮转变成雌二醇及雌三醇，以致发生过期妊娠。

3. 头盆不称 也就是说过期妊娠中部分胎儿较大，胎头迟迟未入盆，宫颈未受到应有的刺激，使产程的开始推迟，这是较多见的原因。

4. 遗传 有少数妇女的妊娠期较长，数胎均出现过期妊娠，有时常见于一个家族，说明这种倾向可能与遗传有关。在实际生活中，孕妇还需要根据自身情况确定引起过期妊娠的原因。

三、过期妊娠对母儿的不良影响有哪些？

1. 胎盘功能减退 分娩过程中容易出现胎儿窘迫。

2. 羊水减少 妊娠 42 周后羊水迅速减少，约 30% 减至 300 mL 以下。

3. 对围产儿影响 胎儿过熟综合征、胎儿窘迫、胎粪吸入综合征、新生儿窒息及巨大胎儿等围产儿发病率及死亡率均明显增高。

4. 对母体影响 产程延长和难产率增高，使手术产率及母体产伤明显增加。

四、发生过期妊娠怎么办？

妊娠 40 周以后胎盘功能逐渐下降，42 周以后明显下降，因此，在妊娠 41 周以后，即应考虑终止妊娠，尽量避免过期妊娠。一旦妊娠过期，则应终止妊娠。如果到了预产期，孕妈妈发现肚子还没有反应，可以到医院就诊，首先请医生核实孕周，再判断胎儿安危状况，如观察自己胎动情况、行电子胎儿监护、B 型超声检查等。

此外可以采取一些物理的方法：如加强运动，制定更合理的运动计划。多参加直立运动，直立运动可以促使胎儿入盆，同时还能锻炼盆底肌肉，如散步，选择环境清幽的地方散步，每次 20 ~ 30 分钟，早中晚三次；做产前孕妇体操，不但可以促使胎头入盆，还可以增加盆底肌肉的弹性和韧性；蹲小马步、爬楼梯等。

温馨提示：

过期妊娠对母子有害无益。如果已到分娩日期而仍不分娩，就要去医院请医生采取一些措施，让婴儿早日娩出，以保证母子的安全与健康。准妈妈都需要对过期妊娠有一定科学认识，以便防患于未然。

（孙颖超）

第十节　胎膜早破的健康指导

一、什么是胎膜早破？

胎膜早破是指胎膜在临产前破裂，称胎膜早破。分为早产胎膜早破（＞28周或＜37周）和足月胎膜早破（＞37周）。

发生胎膜早破时，很多孕妈妈常会以为自己是小便尿湿了内裤，并不知道是胎膜早破，然而，尽快确定胎膜早破是非常重要的。当孕妈妈们不明确自己究竟是胎膜早破还是尿液流出时，应及时去医院就诊检查。

二、健康指导

1. 妊娠后期禁止性交。

2. 避免负重及腹部受撞击。

3. 宫颈口松弛者，应卧床休息。

4. 孕妇的自我监测

（1）孕妇入院后及时给予宣教，并告知孕妇造成胎膜早破的原因及现状的处理措施，告知对母儿的危害，使孕妇对记疾病的知识有一定的了解，并对妊娠母儿的结局有一定的心理准备。

（2）指导孕妇每日自数胎动的方法，监测胎儿宫内情况。缺氧初期会表现为胎动频繁，缺氧后期会表现为胎动减少，如发现异常，及时告知。

（3）告知孕妇定时观察阴道流液的颜色、性状及量，如发现阴道流液较多，颜色混浊呈黄色或绿色，或伴有恶臭味时应该及时报告医护人员。

（4）告知孕妇如有头疼、发热、腹痛等症状要及时告知医护人员，警惕宫内感染的发生，破膜超过 12 小时，给予预防感染药物。

（5）如有宫缩，记录下间隔和持续的时间，及时告知医护人员。

（6）告知孕妇及家属，破水后，羊水会流出，但是不会流光，因为后期羊水的主要来源是胎儿的尿液。

5. 孕妇在胎先露未衔接，阴道流液较多的情况下，必须绝对卧床休息，以左侧卧位为主，保持头低臀高位（将床位抬高 15 ~ 20 cm，减少羊水流出避免脐带脱垂），必须向孕妇强调绝对卧床的含义及重要性，防止期待脱垂（胎膜已破，脐带随羊水从胎先露部与骨盆入口的空隙处脱出于子宫颈外口，降至阴道甚至外阴者，称脐带脱垂）。

6. 饮食　孕妇绝对卧床休息后，活动减少，肠蠕动减少，极易引起便秘，除常规进食高蛋白、高维生素的饮食外，还应对吃富含纤维素的水果、蔬菜等，预防便秘，并避免增加腹压的动作，包括用力解大便、咳嗽等。

7. 卫生　指导孕妇勤换会阴垫，每日会阴护理 2 次，保持外阴清洁，避免发生逆行感染。

8. 心理护理　胎膜早破的孕妇，特别是未足月破膜的孕妇，一般都有焦虑的心理，应及时给予健康指导及心理护理，解除孕妇的顾虑，加强信心，使其能积极配合治疗。

9. 用药指导　对于使用硫酸镁、抗生素、促胎膜成熟药物的孕妇，要向孕妇讲明用药的目的、方法、注意事项及药物的不良反应。

温馨提示：

若确诊为胎膜早破，应注意以下几点：

1. 卧床，抬高臀部。

2. 注意胎心胎动变化，必要时行 OCT 检查。

3. 注意观察体温变化，动态监测血常规及 C 反应蛋白。

4. 动态复查 B 超观察羊水情况。

5. 注意保持会阴部清洁。

6. 根据医生意见，适时终止妊娠，确保母儿平安。

（王妙芬）

第十一节　有一种痛，叫耻骨联合分离！

经常会听到准妈妈说："医生啊，我这个地方一直痛，走路、翻身时更痛，我这是怎么了？"医生检查之后告诉她："你是耻骨联合分离了！"

一、什么是耻骨联合分离？

耻骨联合分离症是指骨盆前方两侧耻骨纤维软骨联合处，因外力而发生微小的错移，表现耻骨联合距离增宽或上下错动出现局部疼痛和下肢抬举困难等功能障碍的软组织损伤性疾病。也称为耻骨联合错缝。有研究表明，约31.7%的孕产妇遭遇过耻骨联合处疼痛或不适，其中早孕期发生率约为12%，中孕期可上升至34%，晚孕期高达52%。

二、什么原因导致耻骨联合分离？

妊娠期黄体酮水平升高及松弛素的作用，使得骶髂关节、耻骨联合软骨及韧带变得松弛，耻骨联合及两侧骶髂关节出现轻度分离，从而使得骨盆出现暂时性的扩大，以利于宝宝的顺利娩出。孕期长时间站立，下蹲时用力过猛，多胎妊娠，胎儿过大，羊水过多，都会增加对骨盆的压迫。在分娩的过程中，由于产程过长、分娩时过度外展，用力不当等，都会进一步导致耻骨联合过度分离。产后腰部过于劳累，引起耻骨联合韧带的损伤，致使骶髂关节发生细微错位，耻骨联合位置在产后仍不能恢复到正常位置，形成产后耻骨联合分离症。

三、如何自检有无耻骨联合分离？

1.耻骨联合周围疼痛，提重物、走路时间长时加重。

2.行走时重心移动缓慢，即步行速度慢，走路形态像鸭子步。

3.有些还会出现腰背部、腹股沟区、大腿内侧疼痛。

四、耻骨联合分离怎么诊断？

1. 明显局部疼痛，耻骨联合处可触及增宽的间隙（图2-4）。

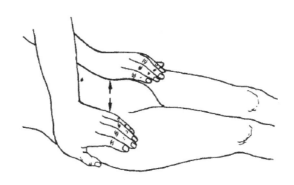

图2-4 骨盆分离试验

2. 骨盆挤压分离试验阳性。

3. 骨盆正位片耻骨联合宽度＞1 cm。由于超声的无创、无射线性，目前超声诊断也广泛用于临床中：当耻骨联合缝隙宽＞1 cm，左右错合≥5 mm 时即可诊断。

五、如何预防耻骨联合分离？

1. 孕期避免提重物和参加体力劳动，避免大幅度动作。

2. 重视孕期检查，定期产检。孕期控制体重，避免出现巨大儿，必要时在医生的指导下用托腹带。

3. 孕期坚持每天运动，餐后行走，大约半小时。可适当做屈伸大腿的练习，但要避免作腰、臀部剧烈运动。

4. 孕中晚期每天补钙，宜吃富含蛋白质、钙质、维生素的食物，如虾皮，牛奶等，多晒太阳。

5. 孕期避免过久站立，平时侧卧时，可在两腿之间放置枕头，平时动作轻柔，缓慢，疑似耻骨联合分离时，尽量卧床休息。

6. 分娩时保持正确的姿势，积极配合助产士正确用力，避免大腿过度外展，避免用力过猛。

7. 穿着骨盆带，增加骨盆支持力。

六、常见的治疗方法有哪些？

1. **卧床制动** 疼痛剧烈者需要卧硬板床休息，产前以左侧卧位为最佳，可避免发生产妇仰卧位低血压综合征，在床上移动脚和臀部时尽量平行缓慢移动，坐起时腰背部垫软枕头，避免跨坐。下床活动时双膝并拢，小步慢走，减少站立、行走时间；产后以会阴伤口健侧卧位和仰卧位交替为最佳，可避开恶露流入伤口有利于伤口愈合，产后急性期留置尿管，限制起床大小便。

2. **骨盆带** 使用骨盆矫正带进行物理固定矫正是目前常用有效的耻骨联合分离治疗方法，注意这里的骨盆矫正带和束缚带不是同一种东西。骨盆矫正带固定在胯部，向内收紧分离的骨盆，加速分离的恢复。骨盆矫正带以两侧髂骨为水平束缚骨盆，上缘不超过耻骨联合，持续到症状与阳性体征消失，功能基本恢复正常。

3. **其他** 疼痛严重时可使用止痛药物对症治疗，此外还有药物局部封闭治疗，物理治疗，手法治疗，持续性疼痛或功能障碍可考虑手术治疗。

（邱玲玲）

第四章　分娩期

第一节　自然分娩好处多　妈妈宝宝最健康

分娩对每个准妈妈来说，是一件既兴奋又害怕，既幸福又痛苦的事情。因为个人的理解、想象或者旁人的讲述，准妈妈们对分娩时的疼痛多少会产生恐惧心理，使得大多数准妈妈们为了尽量减轻分娩时的痛苦而选择剖腹产，轻易放弃了自然分娩的方式。其实，和许多的哺乳动物一样，自然的阴道分娩方式是人类长期自然选择和进化的结果，是最合理的分娩方式。但凡符合自然分娩的孕妈妈们，医生都会建议自然分娩。

一、自然分娩对宝宝的好处

1. 减少新生儿肺炎发生率　临产时随着子宫有节律的收缩，胎儿肺脏受到锻炼，肺泡表面活性剂增加，肺泡易于扩张，娩出后发生呼吸系统性疾病少，同时有规律的子宫收缩及经过产道时的挤压作用，可将胎儿呼吸道内的羊水和黏液排挤出来，新生儿湿肺、吸入性肺炎等并发症的发生可大大地减少。

2. 刺激新生儿神经发育　随着子宫节律性的收缩，胎头进入产道，产道对胎儿大脑造成挤压，胎儿脑部受压后血循环加强，刺激脑细胞，使之在出生后增强了对缺氧的应激能力，有利于大脑的发育。经此锻炼，胎儿呼吸中枢刺激，有利于新生儿娩出后迅速建立正常的呼吸反射。

3. 帮助建立免疫系统　产程的刺激使母亲和胎儿体内产生大量免疫抗体，因此，自然分娩的新生儿具有更强的抵抗力和抗感染力，而剖宫产儿却缺乏这一获得抗体的过程。

二、自然分娩对母亲的好处

1. 促进催产素分泌在自然分娩中，孕妇垂体产生的催产素使子宫的肌纤维逐步缩复，排出胎儿后，这种自身产生的催产素引起的子宫缩复依然很强，有利于产后恶露排出、子宫复原，减少产后出血，促进产后恢复。

2. 有助于母乳喂养自然分娩与身体内泌乳素水平同步协调变化是产后迅速泌乳的必要条件，自然分娩后产妇身体恢复较快，有利于哺乳。

3. 有助于产后恢复自然分娩不会影响阴道的弹性度，经过一段时间的盆底功能恢复，不会影响性生活质量，至绝经期后，阴道萎缩概率降低。

4. 有助于母婴感情自然分娩的阵痛能使孕妇大脑产生内啡肽，这种化学物质会给孕妇带来快感和满足感，有利于母婴感情的加深。

三、如何增加自然分娩的概率？

宝宝的胎位、妈妈的身体体质体重等都会影响分娩方式的选择，那孕妈妈如何做才能增加自然分娩的概率呢？

1. 掌握最佳生育年龄大多数医学专家认为，女性生育的最佳年龄是 25 ~ 29 岁，处于这一年龄段的女性顺产可能较大。随着年龄的增长，妊娠与分娩的危险系数升高。

2. 产前检查孕妇定期做产前检查，目的是减少母儿并发症，减少早产率，控制新生儿体重在 3300 g 左右，有利于阴道分娩。

3. 产前保持充足的体力和精力孕妇需要保持正常的生活和睡眠，吃些营养丰富、容易消化的食物，如牛奶、鸡蛋等，为分娩准备充足的体力。分娩时要经过充分时间的宫缩，才能迫使宫口扩张开全，以利于胎头的顺利下降。

4. 良好的分娩心理准备准妈妈们建立良好的心态，认识到自然分娩对宝宝将来生长发育的好处，树立信心；产前多了解产程中的知识，克服可能出现的紧张情绪；要相信医生、护士、助产士以及家人一定会全力的支持和帮助的。可以选择一体化陪产产房，让准爸爸们在一旁一起分享分娩时刻的艰辛和喜悦，也可以用他们的爱心和鼓励为产妇提供更充足的信心。

（余燕维）

第二节 自然分娩神助攻——导乐陪伴分娩

十月怀胎，已属不易，一朝分娩，更应温柔以待。让产房成就一段温暖的回忆，让分娩成为一种幸福的体验是现代助产人努力去践行的举措。分娩虽然是人类自然繁衍的过程，但大部分的产妇在分娩过程中会产生强烈的恐惧感、孤独感，而几乎所有的产妇在分娩时都希望有人陪伴，这时导乐分娩应运而生。

今天笔者要给大家分享一种新型的自然分娩方式——导乐分娩，让妈妈在分娩时能减缓痛苦，当然没有尝试过的孕妈妈肯定会疑问：导乐分娩是什么？导乐分娩有什么好处？需注意的一点是，导乐分娩只是为自然分娩的产妇提供照顾的观点是错误的。

一、什么是导乐分娩？

导乐分娩是一个创新的、科学的、理想的、无痛苦的产时服务新模式，也是世界卫生组织所倡导的最理想的自然分娩方式，是指具有丰富临床经验的助产士"一对一"地为产妇提供更专业化、人性化的分娩指导服务，让产妇在舒适、减缓痛苦，母婴安全的状态下顺利分娩，其优点自然不言而喻。

二、导乐分娩的优点

1.降低剖宫产率。很多产妇在分娩时由于担心疼痛，害怕分娩而选择剖宫产，若在分娩中使用导乐，在很大程度上能消除产妇的分娩恐惧，增强产妇自然分娩信心。

在分娩过程中，导乐会认真仔细观察产程的进展，在产妇出现分娩异常时，导乐会及时通知医生，同时给予助产帮助。在产程中做任何检查和处理，都向产妇及家属解释其作用、目的和必要性，让产妇和家人了解产程进展中胎心、宫缩、宫口扩张情况，从而积极配合导乐助产士。

还会向产妇介绍生产过程，帮助产妇学会呼吸调节等分娩阶段的主要注意事项和要领，在产妇分娩时，采用适宜技术，能降低产妇分娩疼痛，促进产程，进而减少分娩痛苦，降低剖宫产率。

2.有助对产妇家属进行指导除了给予产妇帮助外，导乐还会教家属如何科学帮助产妇合理营养膳食，使产妇在整个产程中具有充沛体力，让家属了解自己的角色与作用，使产妇从家属方面获得更多的亲情支持。

3.提高母乳喂养率产后协助产妇完成第一次母乳喂养及肌肤接触，并能正确指导母乳喂养，减少喂养问题，从而促进子宫收缩，减少产后出血。

有时去治愈，常常去帮助，总是去安慰。分娩是一场马拉松，需要不断地补充体力，也需要强大的心理支持，若这一路有导乐的助力，相信你一定可以顺利地到达终点！最后，希望所有的准妈妈在导乐的陪伴下，分娩时都能放松下来，更好的控制分娩节奏，享受分娩的仪式感，留下一个美好难忘的分娩回忆。

（王琴）

第三节　一头一横位的"龙凤胎"经阴道自然分娩

案例：

10月10日16时左右在产科门诊

孕妇（小郭）："医生，我怀的是双胞胎，现在怀孕36周多了，来产前检查一下。"

医生："嗯，好的。你有下腹痛或者阴道流血吗?"了解孕妇情况：经产妇，第二次怀孕，是双绒毛膜双胎，已怀孕36+3周。

孕妇（小郭）："肚子有点胀。"

医生："来，我给你检查一下看看。"

检查毕，医生："两胎儿胎心正常，已经有宫缩了，但强度不是很强，肚子胀多久了?"

孕妇（小郭）："大概4个小时左右。"

医生："宫口已经开3 cm，第一个胎先露是头位。赶紧让你老公去办理一下住院手续，我带你去做个B超检查。"

B超结果显示：下方A胎儿头位，上方B胎儿横位。接诊医生护送小郭至产科病区。

16 时 30 分左右在产科病区

病区医生："你现在处于临产状态，宫口开 3 cm，第一个胎儿为头位，可以经阴道试产，但也可适当放宽剖宫产指征行剖宫产终止妊娠。"

孕妇（小郭）："医生，哪个安全？"

病区医生："阴道试产的风险主要在于第二个胎儿为横位，需要外倒转或内倒转术，转成头位或臀位分娩，这个过程可能会有子宫破裂、胎盘早剥、若转胎位失败第二个胎儿需要剖宫产、胎心异常甚至胎死宫内等风险，但这些风险发生的概率不太高，我们医生也会尽力，如果发现异常会及时给你处理，建议你首选阴道分娩。"

孕妇（小郭）："医生，第二个胎儿横位到时候你们给挪一下就能生出来是吧？"孕妇抓住关键问题，还挺聪明的。

病区医生："是的，差不多就是这个意思。"（其实这个需要医生具备比剖宫产高几倍的手术技巧）

小郭和丈夫商量一番后，孕妇（小郭）："医生，既然都有风险，那我相信你们，我选择阴道分娩。"

做好相关的检查和准备，护送小郭至待产室，产房值班医生经验丰富，对小郭能阴道自然分娩信心满满。

19 时 20 分左右在分娩室

两个宝宝清脆的哭声响彻着整个分娩室。是小郭的龙凤胎宝宝。小郭于 19：07 平产娩出一活女婴，重 2250 g。第二胎经外倒转转为头位后徒手固定，于 19：16 平产娩出一活男婴，重 2750 g，分娩过程顺利，阴道出血少。

小郭于产后 3 天顺利出院。

随着辅助生殖技术广泛开展及高龄孕妇的增多，双胎发生率明显增加，双胎易引起妊娠期高血压、妊娠期肝内胆汁淤积症、贫血、胎膜早破及早产、产后出血、胎儿发育异常等并发症。单绒毛膜双胎还可能合并双胎输血综合征、选择性胎儿生长受限、红细胞增多—贫血序列、双胎反向血流灌注序列等特殊并发症。双胎妊娠是产科之王，可以发生产科有可能发生的并发症，是高危妊娠之最。

一、双胎妊娠的分类

1. 双卵双胎——双绒毛膜双羊膜囊。

2. 单卵双胎——双绒毛膜双羊膜囊；单绒毛膜双羊膜囊；单绒毛膜单羊膜囊；联体双胎。

单卵双胎根据发生分裂的时间不同，分别演变成为双绒毛膜双羊膜囊双胎或单绒毛膜双羊膜囊双胎；若分裂发生的更晚，则形成单绒毛膜单羊膜囊双胎、甚至联体双胎。

二、双胎妊娠在孕早期要确认绒毛膜性

如果是双胎妊娠，应该在孕 6 ~ 14 周进行绒毛膜性的诊断，因为围产儿的预后主要取决于双胎的绒毛膜性，而不是合子（卵）性。单绒毛膜双胎可能会发生一系列的特殊并发症，如 TTTS，sFGR，TRAPS，TAPS 等。单绒毛膜双胎妊娠胎死宫内的风险是双绒毛膜双胎的 3 ~ 4 倍。而且由于胎盘存在血管交通吻合的特点，如果其中之一发生胎死宫内的话，会造成存活胎儿的脑损伤，造成脑瘫等严重后遗症。因此诊断绒毛膜性对于双胎的评估及孕期管理至关重要。

三、双胎妊娠的产前筛查及产前诊断

不建议单独使用生化血清学方法对双胎妊娠进行唐氏综合征的筛查，因为较高的假阳性率。建议在妊娠 11+13+6 周通过超声检测胎儿颈项透明层和其他超声软指标来评估胎儿发生唐氏综合征的风险。建议妊娠 18 ~ 24 周，最晚不超过 26 周对双胎妊娠进行大结构筛查。外周血胎儿 DNA 也可用于双胎妊娠的非整倍体筛查。双胎妊娠的产前诊断指征基本与单胎相同。对于双绒毛膜性双胎、单绒毛膜性双胎中一胎结构异常或双胎大小发育严重不一致者应对两个胎儿分别取样检查。

四、双胎妊娠的孕期监护

由于双胎妊娠的妊娠期并发症发生率较单胎妊娠高，需要在晚孕期适当增加产检次数。

对于双绒毛膜性双胎，每 4 周一次超声监测胎儿生长情况。

对于单绒毛膜性双羊膜囊双胎，建议自妊娠 16 周开始每 2 周超声监测胎儿生长发育以及早期发现 TTTS 或 sFGR，如果确诊为 TTTS、严重的 sFGR 或 TRAPS 等均建于去具备产前诊断资质的医院进一步治疗。

单绒毛膜单羊膜囊双胎在妊娠早、中期发生双胎间的脐带缠绕导致胎儿死亡的概率比较高，医生在产前检查时应该充分告知孕妇存在的不可预测的胎儿死亡的风险。建议定期超声检查评估胎儿的生长发育和多普勒血流。此类型的双胎建议在具备一定早产儿诊治能力的中心分娩。

五、双胎妊娠早产的预测及预防

双胎妊娠的早产发生率较单胎高，既有早产史者，早产风险会更高。建议妊娠 18 ~ 24 周行超声结构筛查同时测量宫颈管长度，宫颈管长度小于 25 mm 是预测早产最好的指标。

与单胎妊娠类似，对于有早产征兆的双胎妊娠，宫缩抑制剂的应用可以在较短时间内延长孕周，以争取促胎肺成熟及宫内转运的时机。没有证据表明卧床休息、住院观察、宫颈环扎、黄体酮制剂可改善双胎的早产结局，但对于既往有早产史或多产孕妇可进行选择性宫颈环扎术改善妊娠结局可能。

六、双胎妊娠终止妊娠时机及分娩方式

对于有并发症或合并症的双胎终止妊娠时机：（1）单绒毛膜双胎出现严重的特殊并发症，如 TTTS 或 sFGR，为防止一胎死亡对另一胎儿产生影响；（2）母亲有严重并发症，如子痫前期或子痫，不能继续妊娠时；（3）预产期已到但尚未临产，胎盘功能减退者。

对于无并发症的双胎终止妊娠时机（表 2-4）：

表 2-4　无并发症双胎妊娠终止妊娠时机及分娩方式

绒毛膜性	并发症	终止妊娠时机	分娩方式
双绒毛膜双羊膜囊双胎	无	38 周	第一胎头位者可阴道试产
单绒毛膜双羊膜囊双胎	无	35 ~ 37 周	第一胎头位者可阴道试产

续表

绒毛膜性	并发症	终止妊娠时机	分娩方式
单绒毛膜单羊膜囊双胎	无	32～34 周	剖宫产
复杂性双胎	个体化		

（刘秋兰）

第四节　"剖过一次的"孕妈妈怀二胎可以选择"顺产"吗？

　　近日，在余姚市人民医院产科办公室看到这样一幕，小蓝（化名）抱着自己刚出生 3 天的宝宝，激动又欣喜地跟医生说着："医生，今天我出院了，再次来特别谢谢您，谢谢你们的团队，让我免除再挨一刀的痛苦，真的非常感谢你们！谢谢！"小蓝说的到底是什么事情呢？

　　原来，小蓝是剖宫产术后再次妊娠，顺利阴道分娩的二胎妈妈。3 年前，在老家头胎宝宝生产时，小蓝因害怕子宫收缩痛且心里有着绝不生二胎的想法，在没有剖宫产指征的情况下，选择了子宫下段剖宫产术。现如今怀上二胎，想到自己还要再次承受"剖宫产"的苦，心里就莫名地慌。

　　09 月 12 日，余姚市人民医院高年资产科医师对小蓝的情况进行各项安全评估后，告知小蓝可以进行阴道试产，小蓝欣喜万分，并表示十分愿意进行阴道自然分娩。

　　09 月 15 日，在余姚市人民医院产科医护团队的正确指导和精心陪护下，小蓝顺利阴道自然分娩，母子平安。

　　通过以上案例，笔者要告诉大家的是对于瘢痕子宫再次妊娠者来说，采取阴道试产的分娩方式，可以更为有效地降低再次施行剖宫产术所带来的风险性，降低了各类并发症的发生率，包括感染、大出血、静脉血栓栓塞，再次妊娠造成的前置胎盘、侵入性胎盘，子宫痉挛和围产期子宫切除等问题，有利于产后恢复，减轻产妇的痛苦及住院负担。

另外，通过剖宫产出生的新生儿大多存在肺液潴留现象，容易引起湿肺、呼吸窘迫综合征等并发症；而通过阴道试产分娩的婴儿，由于其在阴道分娩过程中受规律的产道挤压，可以有效避免出现此类并发症，大大降低了新生儿病死的概率。

那么，如何选定剖宫产术后再次妊娠行阴道试产者？

首先，产前评估。

阴道试产禁忌证：

1. 前次剖宫产指征依然存在。

2. 前次剖宫产为古典式、纵切口，B 超显示胎盘附着于子宫原切口或子宫下段切口愈合不良或术后感染。

3. 此次妊娠距前次剖宫产不足 2 年（相对禁忌）。

4. 有 2 次以上剖宫产史。

5. 本次妊娠有剖宫产指征。

6. 有严重内科并发症及产科并发症。

7. 多胎妊娠或臀位。

8. 孕妇年龄较大（超过 35 岁），无阴道分娩史。

9. 不具备抢救急症患者的条件。

10. B 超提示子宫原切口瘢痕厚度小于 3.5 mm。

无阴道试产禁忌证，骨盆内外径测量正常，估计胎儿 3500 g 以下，此次妊娠具有阴道分娩条件，无相对头盆不称，且在孕妇知情同意的情况下，可在具备相关医疗急救条件的医院进行剖宫产术后再次妊娠阴道试产。

当然，剖宫产术后再次妊娠进行阴道试产的重中之重是产程中的保驾护航。

对符合阴道试产指征并自愿选择阴道试产的孕妇进行试产时，以一对一全程陪伴助产方式为主，整个产程严密监护，关注宫缩、胎心及产程进展情况。根据病情变化，随时调整方案，以保障母儿安全。

因此，笔者要提醒剖宫产术后再次妊娠的准妈妈们的是切勿在不具备相关医疗急救条件的医院盲目进行阴道试产。

孕妇如有这方面的意愿（一次剖宫产术后再次妊娠阴道分娩）时，需要注意什么，或做些什么配合呢？

首先，备孕时或孕早期做好子宫 B 超评估子宫疤痕质量，排除一下子宫疤痕憩室。因为存在疤痕憩室再次妊娠可能导致子宫自发性破裂。

其次，孕期要监测胎盘位置，子宫下段肌层情况。胎盘覆盖子宫前壁下段，或肌层菲薄、缺失，可能出现胎盘植入风险，不利于阴道分娩。

再次，请在孕期中控制好体重，让出生新生儿体重尽量在 3500 g 以内，这样阴道分娩的可能性很大。胎儿越大，阴道自然分娩的成功率越低。

最后，请按期产前检查，妊娠晚期持续评估监测，听从医生建议适时入院待产。避免紧急入院而无法有效评估相关情况而错失阴道自然分娩机会。

随着我国医疗技术的不断提升，许多产妇及其家属片面认为剖宫产术较阴道分娩方式安全性高。其实不然，分娩方式的选择应当视产妇的具体情况而定，若方式选择不当，反而加大了产妇的手术风险，极有可能增加出现术后并发症的概率，甚至是出现各类事故，包括大出血、麻醉意外等。

（何刚）

第五节　医生，我怀了双胞胎，可以自己生吗？

随着广大产妇对自然阴道分娩的科学认识及无痛分娩的广泛开展，很多孕妈妈都选择了自然分娩。对于怀有双胎的孕妈来说，什么样的分娩方式才是最合适的呢？有自然分娩意愿的孕妈妈，可否选择阴道自然分娩呢？接下去通过我们的故事为大家答疑解惑。

11 月的某天，余姚市人民医院产科二病区迎来了一位双胎妈妈小叶，带有很多双胎妈妈共同的疑惑，对选择剖宫产还是阴道自然分娩产生了纠结心理，当她了解了阴道自然分娩对母体和胎儿的好处，产生了双胎阴道自然分娩的意愿。

医生在充分评估了小叶骨盆条件、胎儿的大小、胎位等各个要素，结合小叶的意愿，制定了一套安全可靠的分娩方案。在医护们的共同努力下，终于平安阴道分娩了重 2750 g 及 2650 g 的双胞胎儿子。

一、双胎妊娠的类型有哪些？

我们先来了解一下双胎的类型，根据受精卵的数量和胎儿的数量，我们可以将胎儿分为双卵双胎和单卵双胎。

双卵双胎：两个卵子受精形成，约占双胞胎的 70%。两个受精卵的遗传基因不完全相同，所以生下的宝宝就长得不像。

单卵双胎：由一个受精卵分裂形成，约占双胞胎的 30%。这两个受精卵有着相同的遗传基因，所以两个宝宝常常傻傻分不清。根据胎膜类型不同，单卵双胎又可分为 3 种：双绒双羊单卵双胎、单绒双羊单卵双胎、单绒单羊单卵双胎。

二、如何选择双胎妊娠的分娩方式？

双胎妊娠的分娩方式应根据绒毛膜性、胎方位、孕产史、妊娠期并发症、子宫颈成熟度及胎儿宫内情况等综合判断，制定个体化的指导方案，目前没有足够证据支持剖宫产优于阴道分娩。无并发症的单绒毛膜双羊膜囊双胎及双绒毛膜双羊膜囊双胎可以选择阴道试产。单绒毛膜单羊膜囊双胎建议行剖宫产终止妊娠。无并发症的双绒毛膜双羊膜囊双胎及单绒毛膜双羊膜囊双胎分娩方式的选择主要依据双胎儿的胎方位。即第一胎位头先露，在充分知情同意的基础上，可以考虑阴道分娩。

三、如何选择双胎妊娠的分娩孕周？

1. 建议对于无并发症的双绒毛膜双胎可期待至孕 38 周时再考虑分娩。

2. 无并发症的单绒毛膜双羊膜囊双胎可以在严密监测下至妊娠 37 周分娩。

3. 建议单绒毛膜单羊膜囊双胎的分娩孕周为 32 ~ 34 周，也可根据母胎情况适当延迟分娩孕周。

4. 复杂性双胎（如双胎输血综合征、选择性胎儿生长受限及双胎贫血—多血序列征等）需要结合每个孕妇及胎儿的具体情况制定个体化的分娩方案。

四、双胎妊娠阴道分娩过程中需要注意什么?

双胎妊娠的阴道分娩应在综合性实力较强的医院实施,并且由有丰富经验的产科医师及助产士共同观察产程。分娩时需新生儿科医师在场处理新生儿。产时应有能够同时监测双胎胎心的电子监护仪,严密观察胎心率的变化。另外,产房应具备床旁超声设备,临产后用超声检查对每个胎儿的胎产式和先露做进一步评估。分娩过程中需做好急诊剖宫产及处理严重产后出血的准备工作。

一对可爱的双胞胎的降临,给这个家庭带来了双倍的甜蜜和幸福,这是上天给予勇敢宝妈最好的礼物,也是阳明妇产不断前进的动力。我们将继续用精湛的技术和贴心的服务,为宝妈们保驾护航。

(何燕)

第六节 顺产时如何配合医生?这些技巧孕妈妈需要掌握!

分娩是一个比较漫长的过程,顺产的孕妇需要提前了解分娩过程以免造成过度紧张,整个产程对于准妈妈们来说,即使存在紧张的情绪也要严格按照医生要求,才能顺利快速的生下健康的小宝宝。

从确定临产开始,到胎盘娩出为止整个生娃的过程具体可分为三个阶段,下面就跟笔者一起来学习顺产时有效配合医生的小技巧吧。

第一阶段:有规则性的宫缩开始到宫口开全的整个过程,也是整个分娩过程中时间最长的产程。从这个时候开始准妈妈就要开始积极配合医生了。在宫缩停歇的中间,准妈妈可以正常的休息、睡觉、吃喝,如果当阵痛突如其来的时候,准妈妈也一定要让自己放轻松,保持安静,不要过早屏气用力,采取让自己最舒适的姿势,逐渐放松腹部,慢慢进行深呼吸。

当然宝妈们的亲密战友——产科医生、助产士会根据产程的进展情况给予相应的科疾病科普知识荟萃」

会阴侧切术后如何护理？

在床上休息时我们应取健侧卧位（没有做会阴侧切的一侧）或平躺，以防恶露口。

由于会阴伤口的疼痛会影响到准妈妈的排便情形，因此容易出现便秘现象，建期间更应摄取足够的纤维素，以利排便，必要时也可请医师开软便剂舒缓便秘

解便后护理：每次解完大小便后，一定要清洁会阴部，保持干净，建议可温水阴，再用较大只的棉棒或绵纸由前往后（由尿道口往肛门方向）擦拭，且擦过切忌由后向前擦或反复擦拭。

勤换棉垫：生产过后的恶露会持续将近一个月，为了避免感染，最好不要省，换卫生棉垫，避免湿透，让伤口浸泡在湿透的卫生垫上将会很难愈合。

适时使用抗生素：伤口若持续有红肿或刺痛感时，甚至出现脓状分泌物，或发现象，可能是伤口愈合不佳，若提早发现这些状况，应尽早就医，临床上会使用药物，否则，等到伤口出现感染后，会令日后愈合更为麻烦。

产后 24 小时可适当起床活动，但动作不宜过大，坐位时身体重心放在健侧，防口受压造成疼痛或者切口表皮错开。

拆线后的几天内，避免做下蹲用力动作，如在解便时，宜先收敛会阴和臀部后在马桶上，屏气用力常常是会阴伤口裂开的原因。

8. 避免摔倒或大腿过度外展，这样都会使伤口再度裂开。

最后，笔者再次强调，不是所有的自然分娩的产妇都需要行会阴侧切，只要产好各项检查，合理饮食，严格控制体重，做好孕期锻炼，在分娩过程中，保存体听从医务人员的指导，可以很大程度上避免会阴侧切。

（余燕维）

处理及合理的指导，在宫颈未完全打开时，不要过度用力，可能会导致子宫颈撕裂或是肿胀，避免过度喊叫，以免体力消耗过快。

第二阶段：子宫口开全一直到胎儿娩出的过程，时长大致为 2 个小时。在整个过程，医生会告诉你怎么呼吸、怎么用力，不要过度大喊大叫，浪费自己的体力。进入分娩期的时候，准妈妈需要按照宫缩节律用力，出现宫缩时就用力，宫缩停止后就要放松了。随着产程的进行，准妈妈会逐渐感觉不到阵痛的间歇，因为它似乎始终都处在宫缩的状态下。腹部会持续疼痛，这个时候的胎儿头部会逐渐的露出阴道口，向产道出口来回进出回旋。随着阴道口扩展到最大限度，抬头着冠，你会感觉到胎儿的头正在撑着，这个时候准妈妈需要配合医生停止用力，换成浅而快的呼吸，放松腹壁和肌肉，并且需要反复进行。

第三阶段：是指胎儿出生到胎盘娩出的过程，这个时候胎儿算是已经出生了，主要是胎盘娩出。这段时间很短，一般不超过 30 分钟。在 5 ～ 15 分钟后，又会再次出现宫缩，这是胎盘即将娩出的信号，没有剧烈的疼痛，产妇要听医生的指示微微用力即可。胎盘娩出后，整个分娩也就结束了！

24 小时无痛分娩，非药物镇痛分娩及导乐陪伴分娩等方式都可为宝妈们缓解疼痛，以最舒适的方式迎接宝宝们的到来。同时也希望准妈妈们都能了解分娩的过程，减轻紧张和焦虑等不良情绪，增强信心，配合医护人员，做到"胸中有丘壑，分娩自然成"。

愿所有的准妈妈都能顺顺利利地和自己期盼已久的小宝宝见面！

（黄炜炜）

第七节　会阴侧切术

在产科临床中，经常会碰到自然分娩的产妇提出一个这样要求：可不可以不要给我做会阴侧切？那今天就给大家来科普一下会阴侧切术，解答很多想自然分娩却又害怕会阴侧切的孕妈妈们心中的疑惑。

一、什么是会阴侧切术？

会阴侧切术是指在阴部神经阻滞麻醉下，在会阴部做一斜形切口。会阴切开术不仅包括侧切，还可以中切。其目的是增大阴道的开口，以方便胎儿的娩出，同时避免会阴撕裂，保护盆底肌肉。

二、哪些情况下需要行会阴侧切术？

1. 从阴道到肛门之间（专业术语称为"会阴体"）的距离太长或者太短，产妇的会阴部弹性较差，阴道狭小或其会阴部有炎症、水肿等情况时，需行会阴侧切术。

2. 胎儿较大、胎头位置不正或有产妇产力不足等情况时，会使胎头在产妇的会阴处受阻而无法娩出。此时，需行会阴侧切术（胎头若在产道内停留时间过长，不但会使产妇骨盆底的肌肉发生损伤，还会使胎儿出现缺氧、甚至颅内出血等现象）。

3. 35岁以上的高龄初产妇，或者合并有心脏病、妊娠高血压综合征的产妇分娩时，为了减少产妇的体力消耗、缩短第二产程、确保母婴安全，当胎儿头部下降到产妇的会阴部时，应行会阴侧切术。

4. 当产妇的子宫颈口已开全，胎头位置也较低，但胎儿却出现了异常变化，如胎心过快、过慢，羊水混浊不清甚至混有胎儿的粪便时，说明胎儿已有明显的缺氧症状。此时，因产妇需及早结束分娩，故应行会阴侧切术。

5. 当产妇临产时出现异常、需要实施产钳助产或胎头吸引器助产时，必须按常规实行会阴侧切术。

三、会阴侧切术后对产妇的影响

会阴部位通常只有2~3 cm长、5 cm厚，生产时可以拉伸至约10 cm长，0.5~1 cm厚。初次分娩时，会阴仍紧。会阴、阴道口伸展性相对较差的，尤其胎儿过大、母儿有病理情况急需结束分娩，手术助产时需会阴切开。若没有助产士对产妇的会阴进行保护，就会使产妇的会阴发生不同程度的撕裂，严重者甚至会发生子宫脱垂、大小便失禁等后遗症。

这不仅会影响产妇的康复，也会影响其日后的性生活。如若产妇的会阴发生撕裂，其伤口的边缘会不整齐，这样不仅会使产妇的会阴伤口愈合时间延长，而且在伤

口愈合后，也极易形成疤痕，从而使产妇在产后过性生活时有

宝宝出生后，医生会进行伤口缝合。手术及缝合的过程态下完成。缝线会在产后数周内分解吸收，不需要拆线。因较娇嫩的区域，所以需要一段时间才能完全愈合。有些新妈妈感觉有些疼痛。不过，侧切手术一般不会留下任何后遗症，对太多妨碍。

四、会阴侧切步骤

1. 麻醉。
2. 切开。
3. 缝合。

五、会阴侧切的注意事项

1. **伤口血肿** 表现为在缝合后1~2小时刀口部位出现严重痛甚至出现肛门坠胀感。此时应立即告诉医护人员，及时进行检查，时止血不够。对这种情况，只要及时拆开缝线，清除血肿，缝扎住伤口，则疼痛会很快消失，绝大多数可以正常愈合。

2. **伤口感染** 表现为在产后2~3天，会阴侧切伤口局部有红症表现，并可有硬结，挤压时有脓性分泌物。遇到这种情况，应服并拆除缝线，以便脓液流出。同时可采用理疗来帮助消炎。采取这阴部血运丰富，有较强的愈合能力，故一般1~2周后即会好转或愈

3. **伤口拆线后裂开** 有个别产妇在拆线后发生会阴侧切伤口裂开院，应立即去医院检查处理。如果伤口组织新鲜，裂开时间短，可以即进行第二次缝合，大多可以再次长好；如伤口组织不新鲜，且有分合，可用高锰酸钾溶液坐浴，并服抗生素预防感染，待其局部形成瘢会阴侧切手术很小，但因伤口位于尿道口、阴道口、肛门交汇的部位些特殊情况很易发生伤口不愈，所以要注意日常的护理。

1.

污染切口

2.

议月子

症状。

3.

冲洗外

就丢，

4.

定时更

5

烧等现

抗生素

6

止伤口

再坐

前做

力，

第八节　生活中的 3 个坏习惯加重脐带绕颈，你中招了吗?

孕妈妈们都知道，宝宝在子宫里其实并不老实，尤其是到了孕中后期，360 度转体、拳打脚踢样样来，这时候就会给自己制造一个困境：脐带绕颈。

一、什么是脐带绕颈?

脐带绕颈就是漂浮在羊水中的脐带绕在了胎儿的脖子上，多数绕颈 1 ~ 2 圈，极少数有 3 圈及以上。绝大部分的脐带绕颈是非常松的，胎儿和脐带都是在羊水中漂浮着而已，胎儿是不受影响的，完全可以通过自然分娩的方式出生。不过孕妈妈们别以为这件事不可怕就能掉以轻心，生活中的坏习惯还是有可能会加重胎儿的绕颈现象。

二、那么孕妈妈们在日常生活中应该避免哪些坏习惯?

1. **睡姿不当**　一般来说，女性怀孕到中后期，腹部隆起程度逐渐变大，孕妈妈的睡姿就会受到限制，对大部分孕妈妈而言，左侧卧的睡姿其实是最合适的。如果孕妈妈夜间睡得不安稳，突然大幅度动作的改变睡姿，则可能引起胎儿的转动而发生脐带绕颈。建议孕妈妈尽可能采取左侧卧的睡姿睡觉。如果夜间熟睡状态下容易不自觉的翻身，则建议孕妈妈借助辅助物品固定好自己的睡姿，如 U 型枕或者用垫子或被子垫在腰背部，既可以提高睡眠时的舒适度，又能避免翻身影响胎儿。

2. **运动过量**　虽然孕期运动是比较重要的，但是也不能过度。孕妇在进行大动作运动时，胎儿也会随之晃动。虽然说胎儿有羊水的保护，但是这也会引起胎儿被迫运动，从而增加了脐带绕颈的可能。在孕期，孕妈妈要选择轻柔的运动方式，如散步、瑜伽等，这样才能减少胎儿躁动。

3. **乱摸肚皮**　这件事一般发生在女性怀孕 5 个月之后，因为这个阶段腹部已经开始隆起且越来越大，看着圆滚滚的肚皮孕妈妈难免想要摸一摸。但是频繁的抚摸肚子，会让胎宝宝的活动加剧，这样就很容易让宝宝自己把自己绕住了。特别是有的孕妈妈摸孕肚的姿势不对，如摸得太用力、一圈一圈摸等，这些都可能导致宝宝脐带绕颈，孕妈妈别忽视。

三、脐带绕颈到底对胎儿有没有影响，危险有多大？

胎儿是否有危险，与脐带绕颈的松紧度有关。绝大部分的脐带绕颈对胎儿的影响不大，但是如果绕得太紧，胎儿也会有缺氧乃至窒息的危险。也因此，建议孕妈妈要自我监测胎动，当胎儿缺氧时，一般都会表现为躁动不安，胎动频繁或胎动减少。所以自我检测胎动很重要。若胎动异常应及时就医。

如何自我胎动监测：在安静环境中，最好侧卧位，在固定时间自数胎动，分早、中、晚3次，每次1小时计，并做好记录，把3次计数的胎动数相加乘以4，即为12小时胎动的总数。妊娠36周以后，应每天进行胎动计数，胎动计数12小时在30～40次和每小时3～4次以上，说明胎儿情况良好；若12小时胎动小于10次，每小时胎动少于3次，表明胎儿缺氧，应及时去医院就诊。

最后要提醒一下各位准妈妈，要对宝宝有信心，宝宝也是有智力的，他们会通过自己的智慧摆脱困境，只要能够发现及时，脐带绕颈不超过1～2周，就不需要太惊慌。另外，准妈妈还应保持乐观开朗的好心情，对宝宝的健康生长大有益处。

（余燕维）

第九节 分辨真假宫缩——临产信号大集合

随着预产期的日益临近，很多准妈妈们既兴奋又紧张。兴奋的是自己终于可以"卸货"，并且可以与自己的宝宝正式见面。而紧张的是，那宝宝究竟什么时候出来呢？有没有什么信号或者预先打个招呼呢？

笔者今天就跟大家分享下如何分辨真假宫缩——临产信号大集合。

宫缩是分娩前的征兆，通常一旦出现有规律的宫缩，就表示宝宝即将降临。但是在分娩之前大部分孕妇都会出现假性宫缩，如果不注意的话，很容易草木皆兵。

一、假性宫缩特点

1. 要想更好的分辨真假宫缩，首先应该了解假性宫缩以及宫缩的区别，这样可以更好地进行分辨。从怀孕的第三个月起，即使你还没有感觉到，你的子宫肌肉可能会发生收缩。甚至当你认为子宫在休息时，它也在一个小时内收缩好几次。

这种子宫收缩通常是无痛的，但也可能会感觉像轻微的月经痛。这种收缩间隔很不规律，也十分短暂，通常当你很累时，尤其在一天结束后，它会发生得更为频繁。

2. 到了怀孕晚期，大部分孕妇会在不同时间出现有不同程度的宫缩现象。尤其在分娩前数周，子宫肌肉较敏感，将会出现不规则的子宫收缩，持续的时间短，力量弱，或只限于子宫下部。经数小时后又停止，不能使子宫颈口张开，故并非临产。

这种宫缩无规律性，无周期性，也不太会有疼痛感。我们把这种假性宫缩也叫作"布拉克斯顿·希克斯收缩"或者是"生理性宫缩"，它被认为能够加强子宫的功能，以便应对即将到来的艰巨任务，有点像是分娩前的热身运动。只是这种宫缩情况不太明显，因此，基本上孕妇不会有感觉。

而到了怀孕晚期之后，生理性宫缩会变得明显，因此，孕妇才会有明显的感觉，大部分出现在前面、腹部下方，从无痛到轻微的不舒服，比较像是压力，而不是痛，如果改变姿势、走动、躺下休息，就不那么剧烈和难受，子宫好像一个很硬的球。

二、宫缩规律性

除了可以根据是否有疼痛感来判断之外，宫缩的时间以及规律性同样是帮助我们判断的有效方法之一。

1. 一般情况下，假性宫缩持续时间短（＜30秒）且不恒定，间歇时间长且不规律，宫缩强度不增加。宫缩发生常在夜间出现，清晨消失。

2. 作为分娩信号的宫缩则具有极强的规律性，并且间隔时间非常短。开始时，宫缩持续时间较短（约30秒）且弱，间歇期较长（5～6分钟）。随着产程进展，持续时间逐渐延长（50～60秒）且强度增加，间歇期逐渐缩短（2～3分钟）。

三、宫缩强度

一般情况下，如果是假性宫缩的话，用食指按下去会有胀痛的现象，但是子宫宫底的硬度跟额头来比又没那么硬。而且这个时候子宫也比较放松，并没有任何的紧迫感，这些都不是分娩前的症状。

而真性宫缩一般会给产妇带来疼痛感。开始的时候有的产妇感觉是在腹部，有的产妇感觉在腰部。不强烈的宫缩与来月经时的小腹疼痛一样。疼痛的强弱也因人而异。刚开始，宫缩会引起你轻微短暂的疼痛，后来疼痛渐渐加强，两阵宫缩的间隔时间缩短，疼痛时间延长。而当宫缩像浪潮一样涌来，阵阵疼痛向下腹扩散，或有腰酸并伴有排便感，这种宫缩的出现是宝宝即将出生的表现。

四、孕期如何预防宫缩发生

1. 不要走太多的路和搬重物。

2. 疲倦时，躺下休息，保持安静。

3. 不要积存压力，压力积攒后容易出现腹部变硬，最好能做到身心放松。

4. 防止着凉，空调制冷会使下肢和腰部过于寒冷，容易引起宫缩。

5. 发生宫缩时，可以尝试使用呼吸法应对。平卧，闭目，以鼻深吸气，屏气，以口深呼气放松腹部。

孕妈妈们出现类似情况时不要过于紧张，可根据以上情况辨别真假宫缩，当然除了宫缩，还有以下几种临产信号告诉你。

1. **子宫底下降**　临产前两周，准妈妈们会感觉呼吸变得舒畅些，是因为子宫底下降，上腹部会轻松一些。这时准妈妈们需要做的就是好好吃饭，好好休息，平时可以散散步，为分娩做好准备。

2. **阴道见红**　分娩前 1 ~ 2 天，准妈妈们阴道会流出一些混有血丝的黏性液体，俗称见红。如果量少，血丝比较淡，可以选择继续在家里观察。但如果见红后伴有宫缩和胎膜早破，应立即到医院就诊。

3. **胎膜早破**　准妈妈们阴道流出羊水，说明宝宝就要出生了。所以准妈妈们一定要立即平躺，以防羊水流出和脐带脱垂，应立即到医院就诊。

温馨提醒：

准妈妈们在接近临产期的时候一定要学会如何去分辨真假宫缩，以便于更好地去做临产前的各项准备，不至于发生时手忙脚乱。除了要了解真假宫缩之外，在怀孕期间还应该特别注意如果有频繁的宫缩出现，有可能会导致流产或早产，应及时至医院就诊。

（宋学军）

第十节　真假宫缩及宫缩强度的判断

相信许多孕晚期的准妈妈谈到临产问题时通常会有难以判断和把握的两点：一是如何判断真假宫缩；二是如何判断宫缩的强度。

一、如何判断真假宫缩？

1. **假宫缩**　其特点是宫缩持续时间短且不恒定，间歇时间长且不规律，强度不增加。常在夜间出现、清晨消失，表现为下腹部轻微胀痛。假宫缩一般出现在临产前 1 个月内。假性宫缩不能使宫颈口扩张，所以不是临产的征兆。这时如果经过医生检查发现宫颈口很厚并未扩张，孕妈妈需要回家等待消息，随时注意胎动以及阵痛情况，若是宫缩密集且有出血、破水情况，需要及时复诊。

2. **真性宫缩**　是规律且逐渐增强的子宫收缩，持续 30 秒或以上，间歇 5 ~ 6 分钟。其主要特点是：间隔时间越来越短、持续时间越来越长、宫缩强度越来越强。到预产期，只有伴有疼痛且有规律的宫缩，才是分娩的先兆。随着宫缩逐渐加强，会伴随宫颈逐渐消失、宫口扩张、胎头下降、出血等情况。真宫缩来临的时候，不管是初产妇还是经产妇，需要马上去医院就医。

那么，是否每一次肚子痛就一定是宫缩呢？当然不是。

在孕晚期，不是每次肚子痛都是宫缩，有时候可能是外科并发症，如阑尾炎腹痛时，会伴有恶心、发热等症状，所以还要区分宫缩痛和其他外科急腹症的疼痛。有时候你可能真的无法搞清楚这些区别，遇到这种情况你千万别犹豫，直接去医院，让医生来判断。

是否临产后每一阵腹痛都是宫缩呢？这个需要我们辨别。

准妈妈们进入孕晚期后应该学会区分间歇性疼痛和持续性疼痛。一般来说正常临产后的宫缩是有间歇期的，而若出现持续性疼痛或者两次宫缩期间子宫张力较高，腹肌紧张不放松，就要警惕胎盘早剥可能发生需及时处理。

二、如何判断宫缩的强度？

临床上，我们一般把宫缩分为弱宫缩和强宫缩两种情况，对于宫缩强度的判断，我们可以借助于一些客观的标志。为了便于理解做如下分别：

1. 无宫缩情况时：肚子通常是柔软的，就像触摸口唇的感觉。

2. 有宫缩但较弱时：肚子触之柔中带硬，像鼻子的感觉。

3. 有宫缩且强时：肚子感觉硬邦邦的，触之似额头的感觉。

准妈妈们可在自身宫缩来临时进行触摸感受，若出现剧烈刀割样疼痛应随时到医院接受诊疗哦！

（陈赟）

第十一节　"吃好，喝好，助力自然分娩！"，分娩可是一项重体力活！

计划阴道分娩的准妈妈们注意了！注意了！注意了！

分娩是一项重体力活，孕妇的机体、精神需要经历巨大的能量消耗。因此，分娩期间的饮食就显得非常重要，合理饮食，除了补充自身需求外，还能增加产力，促进产程的进展，帮助自然分娩。下面笔者给大家科普一下在分娩过程中饮食的注意事项。

第一产程时间比较漫长，一般初产妇需要 11 ～ 12 个小时，经产妇需要 6 ～ 8 个小时。在这期间由于规律的宫缩导致的疼痛使得孕妇坐立不安，睡眠休息受到严重影响，更不能够像往常那样吃饭。那么此时，我们对孕妇的建议是，尽量进食少量多餐，半流质和软性的食物是最佳的选择，如面条、面包、蛋糕、粥、馄饨、水饺等。

当快进入第二产程时，疼痛较之前剧烈而且间隔时间越来越短，孕妇本身的消耗却越来越大。此时，孕妇更需要补充能量。我们推荐孕妇进食一些简单方便、容易消化吸收的食物，如果汁、功能性饮料、白开水。同样也是少量多餐，不宜进食油腻、蛋白质过多的食物。

推荐食物中怎么没有巧克力呢？许多孕妇和家属一想到要生了，第一个反应便是准备巧克力，而且是大量的巧克力。其实，巧克力并不是分娩时补充体力最为理想的食物。巧克力是由 40% 脂肪 +50% 糖分组成。糖确实是分娩时所需要的，但巧克力自身含 B 族维生素甚少，而糖转化为能量需要 B 族维生素的帮助。因此巧克力的糖分很难转化成能量被人体所用。脂肪更是多余的，孕妈妈们身上的脂肪已经够多了，生宝宝之前已经储备了至少十几斤的脂肪，随时可分解利用完全不需要从外界摄取。巧克力并不是分娩时补充体力最为理想的食物。

还有一些家属准备桂圆炖蛋或者桂圆汤，认为桂圆汤能补气血。从中医角度来说，桂圆安胎，抑制宫缩，减缓分娩过程，增加产后出血的风险，因此产时不建议吃。

总结以上，阴道分娩过程长，消耗大，进食宜清淡为主，易消化吸收的半流质以及流质食物，并且少量多餐，以保证整个分娩所需的能量。

（龚璐琼）

第十二节　分娩镇痛，提倡"以人为本"的产科服务

分娩镇痛起源于国外，至今有 100 余年的历史，目前它在国外发达国家已经应用的非常普遍，美国分娩镇痛率已经超过 85%。但在我国此前的分娩镇痛还不是特别普遍，部分人对分娩镇痛还不够了解。

一、什么是分娩镇痛？

"分娩镇痛"就是在维护产妇及胎儿安全的原则下，通过采取正确措施，不影响子宫规律收缩，即可阻断分娩时的痛觉神经的传递，从而达到避免或减轻分娩痛苦的目的。分为非药物性分娩镇痛和药物性分娩镇痛。

非药物性分娩镇痛的方法：精神安慰法、导乐、陪产、非药物镇痛仪等，药物镇痛的方法：硬膜外神经阻滞麻醉和笑气吸入等。

"硬膜外分娩镇痛"是利用椎管内阻滞，使产痛减轻甚至消失，这种分娩方式就是我们常说的"无痛分娩"，是全世界公认的药物性分娩镇痛里效果最好、最安全的分娩镇痛方式。

大部分准妈妈尽管知道自然分娩的好处，但仍因害怕分娩时的疼痛，最终还是选择剖宫产。无痛分娩无疑是准妈妈的福音，可以让产妇不再承受分娩剧痛的折磨，也能消减女性对分娩的恐惧以及产后疲倦感，还能让产妇在第一产程得到足够的休息，为之后娩出胎儿存储体力。

无痛分娩，无须进手术室，产妇产程进入活跃期，即可要求麻醉师给予椎管麻醉药物镇痛，麻醉成功后产妇疼痛明显减轻，可自由行走。实施过程除了表皮局麻的时候能感觉到些微刺痛外，其他操作时只会有酸胀的感觉。

若遇到胎儿窘迫等特殊情况需要紧急转剖宫产，无痛分娩建立的麻醉通道，可以避免延误手术或者全麻带来的严重并发症，从而保证母婴的安全。

二、存在的误区

目前仍有部分人对无痛分娩存在着一些误区，也是导致我国无痛分娩率偏低的原因之一。

错误观点 1：无痛分娩对胎儿和母体会造成不利影响。

实施无痛分娩的麻醉药物只有剖宫产麻醉药物的 1/10 ~ 1/5，只有少量的药物吸收进入血液，由胎盘吸收的药物量更是微乎其微，所以几乎不对胎儿和母体造成不良影响。

错误观点 2：无痛分娩后会有腰痛的后遗症。

其实腰痛不是由于使用无痛分娩引起的，主要是由于产妇在孕期随着肚子和自身体重逐渐增加，腰肌和椎体承受的压力增大及生产时肌肉以及韧带受到巨大的牵拉引起的。

错误观点 3：无痛分娩就是一点也不痛。

"无痛分娩"并不是完全无痛，无痛分娩的应用是让难以忍受的子宫收缩阵痛降低成可忍受，或只是感受子宫收缩而不痛，如果整个产程都完全无痛的话，对母亲和婴儿还是有一些不确定的风险。

安全分娩排第一，并不是所有的准妈妈都可实施无痛分娩，需要麻醉医生及产房医生进行评估。

分娩镇痛的禁忌证：

1. 骨盆异常头盆不称。

2. 严重胎位异常。

3. 胎儿宫内窘迫。

4. 椎管内麻醉禁忌证。

5. 凝血功能障碍。

6. 严重脊柱畸形。

7. 背部皮肤感染。

8. 颅内压增高。

9. 麻醉药过敏。

"分娩镇痛"是现代文明产科的标志，是人类历史上的客观事实。人类一直在追求怎样才能让产妇安全、无痛苦地度过分娩过程，医务人员有责任提供此项服务。"分娩镇痛"是每一位产妇和胎儿的权利，产妇有权利享受安全、幸福的分娩服务，胎儿也有权在此过程中受到保护与善待。

（余燕维）

第十三节　产检结果让医生惊出一身冷汗…余姚市人民医院多学科合作成功救治高危产妇

"我自己都没有很紧张，反而是你们比较紧张我。谢谢你们，谢谢余姚市人民医院的各位医生，幸亏有你们这么强的团队。"9月24日，余姚市人民医院产科一病区一位特殊的产妇，顺利出院了。

一、一位让医生惊出冷汗的孕妇

一个月前，余姚市人民医院产科一病区主任宋学军的高危妊娠门诊来了一位漂亮孕妈妈。今年27岁的小姚（化名），当时已孕32周。宋主任按例详细询问孕妇病史时，了解到小姚曾在幼时因先天性心脏病做过一次手术，但具体什么先心类型什么手术方式，她都记不得了，且无法提供当年的就诊记录。宋医生的脸色顿时凝重了起来，同时给小姚进行了详细的体检和心脏听诊。听诊器一放到小姚的胸前，胸骨左缘和右缘都是Ⅲ级响亮的收缩期吹风样杂音。再观察小姚的指端和嘴唇，有轻度发绀，然而想从心超检查反究一下她的手术方式以及目前的心脏功能情况，看到的却是B超室主任王磊做出的检查结果：术型未知；功能性单心房、功能性单心室考虑，大动脉转位，右侧房室瓣中重度反流，左侧房室瓣轻度反流。

宋医生当场惊出了一身冷汗——复杂性先天性心脏病术后，简单来说，小姚患有妊娠合并严重的心脏疾病（单心房和单心室），一种极其危险的产科并发症。正常心脏是"四居室"，负责肺、体循环两条血液循环，而小姚的心脏只有"两居室"，手术可能导致心脏负担过重、循环崩溃，危及生命。

二、多学科会诊　直面"心"挑战

病情汇报妇产科主任马建婷后，立刻联系医务部，组织心内科、胸外科、B超室、麻醉科、重症监护室、新生儿科各主任进行了第一次多学科会诊。按照妊娠合并心脏病诊疗指南，小姚复杂先心术后，属于Ⅳ级重度风险，红色管理。随着妊娠进展，母儿并发症风险增加，孕妇死亡率也明显增加，最佳的终止妊娠时间为孕32～34周。

但孕妇当时并没有意识到疾病的危险性，反复要求希望能将孩子保至足月。最后，经过临床多学科专家团队综合评估，严密随访，加强监护，既能减少母亲并发症，又能保障提高新生儿的各项机能，限期手术，至孕约 36 周，啃下这块硬骨头。小姚的产检由每周一次，增加到了一周两次，经过最后几周的数次紧张而忐忑的产检，她深深明白，自己的病情绝非医生危言耸听。至孕 35 周，非常配合医生入院。

入院后，再次仔细完善各项检查，血气分析、动态心电图、心超……唯恐漏下任何一个细节。术前一天，医务部再次组织麻醉科、重症监护室、心内科、新生儿科进行了术前讨论，对麻醉方式、手术前后氧饱和度、循环容量管理、拔管时机等各个细节进行了反复斟酌，对可能出现的各种意外变化作了应急预案。

三、全方位保障　母子终平安

在马建婷主任的带领下，宋学军主任、汪棋秦医师共同参与了这场手术。麻醉科王浩杰主任负责术中麻醉，新生儿科、ICU 和心内科主任在旁随时待命。所有医护人员都做好了准备，只为确保产妇和婴儿的安危……一声响亮的啼哭声打破了手术室内凝重的气氛，婴儿顺利出生。徒手按摩子宫、持续按压下腔静脉（控制血液缓慢进入肺循环）、减量注射宫缩剂、控制液体速度……手术在有条不紊地进行。

术后新生儿因早产转到新生儿科，产妇手术结束气管拔管后转重症监护病房继续加强监护，48 小时后产妇回到普通产科病房。经过术后预防产后出血、预防性抗凝、抗心内膜炎、纠正贫血等治疗后，产妇恢复得很顺利，小宝贝也于产后 5 天新生儿科出院回到了妈妈身边。9 月 24 日，母子平安，双双出院。

四、科普：妊娠合并心脏病

妊娠合并心脏病在我国孕产妇死亡顺位中居第 2 位，仅次于产后出血，是最直接的非产科死因，发病率在我国约为 1%。像小姚这样妊娠合并功能性单心房、功能性单心室、大动脉转位的复杂先心畸形的患者更是寥寥无几。

患有妊娠合并心脏病的孕妇，母体循环系统在妊娠期、分娩期、产褥期发生了一系列适应性变化，血流动力学的改变加重了孕妇心脏负担，所以下面三个时间段是妊娠合并心脏病的危险"三关"，应警惕心力衰竭发生：妊娠 32 ~ 34 周、分娩期和产后72 小时内。因此我们要加强管理，孕前充分评估是否适宜妊娠，孕期加强监护，严格高危五级管理，分娩期多学科合作，需至实力较强的综合性医院就诊。

（宋学军）

第十四节　生死时速守护生命律动

脐带是连接宝宝和妈妈的生命线，宝宝在子宫内生长发育所有营养物质和氧气都必须通过脐带从妈妈身体传输给宝宝。脐带脱垂是指胎膜破裂，脐带脱出于胎先露的下方，经宫颈进入阴道内，甚至经阴道显露于外阴部，是产科的危急症之一。

脐带一旦发生脱垂，容易受压或有曲折，会导致血液供应不畅，随即胎儿发生急性缺氧，短时间内可导致胎死宫内，是导致围产儿死亡的重要原因，发生率为0.1% ~ 0.6%。

06 月 11 日，一场和时间赛跑的急诊剖宫产术在余姚市人民医院紧张进行。

06 月 11 日，10：58 孕妇小郑（化名）在分娩室待产过程中，突发胎心率重度变异减速。助产士立即为其进行紧急检查，发现在小郑的阴道内胎先露的前方触及了一条索状物，且有搏动感。

"不好，脐带脱垂！"

助产士立即汇报医生，同时手一直托举胎先露部（此举可以防止脐带受压，保证胎儿血氧的供应，为胎儿能安全出生争取更多的时间）。

医生迅速到场，立即评估病情，确认小郑发生脐带脱垂，迅速启动紧急剖宫产应急预案。

"脐带脱垂！立即送手术室，行急诊剖宫产术！马上通知手术室，联系麻醉科、新生儿室，启动多学科合作诊疗模式。"

产科团队立即成立抢救小组，迅速完成术前准备。助产士迅速跪上小郑的病床（确保手自始至终托举胎先露部），快速护送小郑进手术室。

手术室里，一场多学科齐心协力维系新生命的战斗已打响。消毒、全麻插管、快速精准进刀，切开子宫……监护仪发出的滴滴声配合器械碰撞的声音，所有人屏住呼吸，密切注视小郑和胎儿的情况。

两分钟后，胎儿娩出。随即以新生儿室为主的抢救小组对新生儿进行复苏。无影灯下，多科医护团队争分夺秒，默契配合，与死神展开赛跑。随着新生儿一声"啼哭"，复苏成功。大家悬着的心终于放下。事后，大家不禁纷纷感叹。

"当时真的是分秒必争，胎儿在体内多待一秒，就多一分窒息危险，一切操作都要快！"

"这场'保卫战'不是某一个人能完成的，是医院多科室默契配合，共同努力的结果。我很庆幸我在这个团队。"

从启动紧急预案至胎儿娩出，全程用时仅为 12 分钟！

对于阳明医者来说，在这场生命守卫战中，承载的不仅仅是产妇和家属的嘱托，还有医者之心，职责与本能赋予了我们对生命的敬畏之情，用温暖有力的双手，坚守了为母婴保驾护航的天职，全神贯注迎接新生命的到来。

为什么胎膜早破就必须要平躺着？

医生解释胎膜早破，如果起来走动，容易发生脐带脱垂，一旦发生脐带脱垂，胎儿会很危险。形象一点来说，子宫就像一个倒立的装满水的瓶子，子宫口就像瓶口，女性怀孕期间正常情况下子宫口是封闭的，羊水不会流出来。但是有些时候，胎膜会早破，平躺的目的是为了防止因重力作用羊水再继续往外流，特别是防止脐带脱垂。

（王琴）

第五章　产褥期

第一节　FTS 助力剖宫产术后快速康复

案例：

小李（化名），45 岁，怀着二胎的孕妈妈。因胎儿偏大，而第一胎是剖宫产终止妊娠，此次妊娠医生与孕妈妈沟通后，她仍要求行剖宫产术。

剖宫产虽是解决难产、严重并发症等问题的主要手段，但相对于自然分娩，存在着诸多明显的弊端，如术后切口疼痛、腹胀、恢复慢、易发生感染、形成下肢深静脉血栓、更长的住院时间等，尤其是对于 45 岁的超高龄产妇来讲发生术后并发症的风险越高。

在告知剖宫产可能存在的风险后，小李表现出了担忧和害怕。护理人员对小李进行了心理疏导，同时详细介绍手术的相关知识和注意事项，并告知小李会有专业的团队为其制定合理的护理计划促进术后康复。小李舒心了很多。

11 月 23 日小李顺利进行剖宫产术，经过专业护理团队的精心照护，术后恢复良好，对恢复情况表示满意，目前已顺利出院。在整个过程中我们的团队将 FTS 理念应用到护理计划中，很好的助力剖宫产术后快速康复。

一、那么上文中提到的 FTS 到底是什么呢？

快速康复外科（fast track surgery，FTS）其实是一种术后康复理念，又称为加速康复外科（enhanced recovery after surgery，ERAS），它产生于 20 世纪 90 年代，近年来在欧美一些国家及国内得以推广应用。它以减少手术应激和术后并发症、缩短患者住院时间、加快患者康复速度为目的。FTS 在外科腹部手术中已经得到了广泛应用，ASA 修订的针对妇产科的快速康复指南表明，针对妇产科患者实施快速康复护理是行之有效的。同时在剖宫产手术中运用 FTS 可有效减少术后并发症，改善产妇生活质量。

二、FTS 技术

1. 告知治疗方案、重视术前宣教，心理护理。

2. 缩短禁食水的时间。

3. 术前口服麻醉剂。

4. 麻醉后留置导尿。

5. 术中保持室温，输注液温度、腹腔冲洗液温度。

6. 术后控制液体入量。

7. 术后多方案超前充分镇痛。

8. 麻醉后不良反应对症处理。

9. 术后鼓励床上活动，24 小时内过渡到下床活动。

10. 术后 12 小时内拔除导尿管。

11. 术后 6 小时进水逐渐过渡为普食。

12. 常规母婴宣教。

三、FTS

FTS 是对传统围手术各种常规治疗护理措施的改良优化，具体体现在以下几个方面：

1. 对患者进行充分评估和宣教，缓解患者术前的紧张、焦虑情绪，使其做好最佳的心理及生理准备。

2. 超前镇痛，提高患者痛阈，使患者精神肌肉放松达到镇痛目的。

3. 后留置导尿管，提高产妇的舒适感。

4. 术中、术后体温，有利于维护机体各种代谢和生理功能的稳定。

5. 分镇痛的前提下提倡早期适量活动，以促进子宫复旧、加速恶露排出、促进肛门排气，避免静脉血栓的形成、肌张力下降等。

6. 早进食以刺激肠蠕动，帮助产妇恢复体力。

7. 母乳分泌，提高母乳喂养率。

8. 拔除尿管，可以促进产妇自主排尿，防止逆行尿路感染。

9.均有利于促进剖宫产术后恢复，降低住院天数，减少住院费用。

现今社会，医疗水平普遍提升，在新的医改形势下，医疗观念已从治病为中心向以患者为中心转变，FTS 正是顺应新医改形式的新理念，余姚市人民医院产科将在 FTS 理念的指导下继续探索更有利于产妇术后康复的医疗护理新模式，会为广大孕妈妈带来更好的护理。

（许亚芳）

第二节　中西医结合护理，促进女性产后健康

中医护理源远流长，通过几千年的发展，蕴含着极其丰富的护理学内容、方法、理念和思想。在护理事业日趋完善的今天，中医护理凭借它独特的理论体系，以及它整体性、客观性、实用性的特点，逐渐受到人们的重视。

为进一步延伸"弘扬中医国粹，服务女性健康"护理服务理念，极大提升护理服务质量，余姚市人民医院产科病房将中医护理适宜技术融入产科优质护理服务中，从而促进产妇产后健康。

穴位贴敷法是指在一定的穴位上贴敷药物，通过药物和穴位的共同作用以治疗疾病的一种外治方法。

艾盐包又称理疗包、温灸包，是中国最古老的养生保健产品，艾盐包以包内的艾盐和中药成分，通过加热敷在人体皮肤表面上方的穴位实行热灸。借其湿热的作用，渗透肌肤层，通过经络的传导、扶正祛邪、温通经络、调畅脏腑气血，活血化瘀、破血行气、舒筋活络、消肿止痛、祛风除湿、补肾助阳、养血益气等，它是一种对机体毫无损伤且具有独特保健功能的中医外治法。

中医特色护理技术是以中医理论为指导，通过刺激特定部位及穴位，脉调气血，调整阴阳而达到防病保健、治病强身的目的。

1.剖宫产术后　足三里穴药物贴敷促进肠功能恢复，有利于术后的早日恢复；涌泉穴药物贴敷可以镇静安神，降血压，促进术后康复。

2.**自然分娩后**　涌泉穴药物贴敷可以镇静安神，降血压，促进产后康复，同时配合艾盐包关元穴温灸促进产后恶露排出，缓解产后宫缩痛。

另外通过开展乳房穴位推拿按摩、耳穴压豆等个体化中医护理技术为成功母乳喂养起到了很好的辅助作用。

让我们来了解一下这些穴位吧：

1.**涌泉穴**　涌泉穴是人体足底穴位，位于足前部凹陷处第2、第3趾趾缝纹头端与足跟连线的前三分之一处，为全身俞穴的最下部，乃是肾经的首穴。取穴时，可采用正坐或仰卧、跷足的姿势，涌泉穴位于足前部凹陷处第2、第3趾趾缝纹头端与足跟连线的前三分之一处。

2.**足三里穴**　足三里，在小腿前外侧，当犊鼻下3寸，距胫骨前缘一横指（中指）。主治：胃痛、呕吐、腹胀、肠鸣、消化不良、下肢痿痹、泄泻、便秘、痢疾、疳积、癫狂、中风、脚气、水肿、下肢不遂、心悸、气短、虚劳羸瘦。是"足阳明胃经"的主要穴位之一，是一个强壮身心的大穴，传统中医认为，按摩足三里有调节机体免疫力、增强抗病能力、调理脾胃、补中益气、通经活络、疏风化湿、扶正祛邪的作用。足三里穴位于外膝眼下四横指、胫骨边缘。

3.**关元穴**　关元穴是人体的穴位。其位于脐下三寸处，有培元固本、补益下焦之功，凡元气亏损均可使用。关元穴临床上多用于泌尿、生殖系统疾患。位置位于脐下三寸即脐下四指处。

中医护理技术的融入，不仅显著提升了产妇的满意度，同时缩短了产妇康复时间，进一步强化了中医辨证施护理念。我们将在中医传承与创新中，不断优化学科内涵，真正从实质上做到"优质护理显优势，中医护理显特色"。

（罗清清）

第三节 如何科学"坐月子"
——正常产褥期的护理

对于"坐月子"这一古已有之的说法相信大家不会陌生，但是如何科学"坐月子"大家未必非常清楚。月子里吃什么好？月子里能不能洗头、洗澡？月子需要注意些什么……今天笔者就跟大家来科普一下如何科学"坐月子"，避免一些传统误区。其实在医学上这一特殊的时期称之为产褥期，而对于每一位妈妈来说做好产褥期的护理尤为重要。

一、什么是产褥期？

从胎盘娩出至产妇全身各器官除乳腺外恢复或接近正常未孕状态所需的一段时期，称产褥期，一般为6周。

二、如何"坐好月子"，顺利渡过产褥期？

1. 恶露的观察护理 每日观察恶露颜色、量及气味，正常恶露有血腥味，但无臭味，持续约4～6周。若恶露不断增多，血性恶露持续时间延长伴有腐臭味且按压子宫有压痛应引起重视及早就医。血性恶露：持续约一周左右；浆液性恶露：约2周后；白色恶露：可持续2～3周。

2. 会阴的护理

（1）每次大小便过后均应用温开水擦洗会阴部，从上而下（尿道口—阴道口—肛门顺序），勤换内衣裤及中单褥垫。

（2）会阴侧切产妇向无切口侧或平躺交替睡，轻度水肿，产后2～3日逐渐消退；轻度撕裂或侧切伤口，一般能在产后3～4日内愈合。

（3）若发现切口处有红、肿，剧烈疼痛，脓性分泌物等情况应及时就医。

3. 盆底肌锻炼——凯格尔运动 凯格尔运动，又称为骨盆运动，凯格尔运动的目的在于借着伸展骨盆底的耻骨尾骨肌来增强肌肉张力。凯格尔训练用于防治盆底肌松弛，是目前最常用效果最好、无副作用的非手术治疗盆底肌松弛的方法。

操作方法：平躺后双脚分开与肩同宽，弯曲双腿，吸气时抬高臀部，吐气时放下臀部。做缩紧肛门阴道的动作，每次收缩 3 ~ 5 秒后放松 3 ~ 5 秒，连续做 10 ~ 15 分钟，每日进行 2 ~ 3 次，或每日做 150 ~ 200 次，6 ~ 8 周为一疗程。

产妇在分娩后 42 天最好做一次盆底功能检查，发现问题尽早治疗，没有问题也要及时进行盆底康复训练，因为越早治疗、训练，效果越好。

4. 生活护理

（1）居住环境：找一个安静、舒适、干净的房间坐月子。室内温度适宜，保持光线充足，每天通风 2 ~ 3 次，每次 15 ~ 30 分钟，如果月子是在寒冷的冬天，通风时产妇和宝宝需换个房间，避免直接吹冷风。

（2）休息与活动：保证充足睡眠，劳逸结合。产妇月子里应该适当活动，经常下地走走，并在床上多做肢体活动。

（3）早晚刷牙，餐后漱口。饭前便后洗手，每次大小便过后擦洗会阴部，勤换中单。

（4）洗澡以淋浴为佳，顺产情况下，产后体力恢复了，一般就可以洗澡了；如果顺产时进行了侧切，一般产后 3 ~ 5 天就可以洗了；如果剖宫产，一般产后 7 ~ 10 天、伤口愈合了，也可以洗澡洗头了，做好保暖措施，时间不宜过长，洗后及时擦干、穿衣、吹干头发、避免感冒。

（5）勤换内衣裤，选取棉质衣物为宜。

（6）哺乳前清洗双手及擦洗乳房乳头。

（7）饮食：产后勿食人参、桂圆等活血滋补品，尽量少食生、冷、酸、辣等刺激性食物。多喝水，进富有热量、蛋白质等食物，并适当补充维生素和铁剂等。剖宫产者术后应排气后遵医嘱先进流质、半流质（如粥米汤等）后转为普通饮食。

5. 心理护理 有些产妇产后有压抑心理，常在产后 2 ~ 3 天内易哭、易激动或忧虑等轻、中度情绪反应，一般几天后渐渐消失。丈夫及亲属应理解，鼓励其倾诉心声，满足其合理需求，营造良好的家庭氛围。

最后，温馨提醒产褥期内不可同房哦！产后 42 天起需采取避孕措施，以避孕套避孕为宜。

（陈赟）

第四节 "坐月子"不再交"智商税"

年初，突如其来的新冠肺炎疫情让全国人民都体会了一把"坐月子"，网友们直呼："月子"不好坐啊！一直以来，"坐月子"是我们中国才有的传统生育习俗，历史悠久。民间也有许多关于"坐月子"的禁忌，如月子期间不能刷牙，不可洗头洗澡，必须卧躺，不可运动，更不能吹空调等。

孕妈妈怀孕生子本是件高兴的事，却被这些坐月子的老传统压的快抑郁了，每天过得也都水深火热的。然而这些"传统"真的科学吗？今天我们就来说一说关于"坐月子"的真真假假。所谓"月子"，从分娩结束到产妇身体恢复未孕状态所需的时间，大约是 6 ~ 8 周，这个阶段医学上称为产褥期，民间俗称"月子"。

一、月子期间不能洗头洗澡及刷牙吗？

坐月子时，长时间不洗澡、洗头会使汗液、灰尘等积在皮肤上，影响毛孔呼吸排毒，产生细菌，导致皮肤病；外阴不注意卫生，使细菌从外阴进入阴道等生殖器，容易发生外阴伤口愈合不良、阴道炎、子宫内膜炎等产褥感染；长时间不清洁，身体难免产生异味，影响坐月子的心情，从而影响休息。那么，应该如何保持身体的卫生呢？

1.洗澡，可淋浴，但不宜盆浴，室温 28℃左右，水温 39 ~ 41℃，时间不宜过长，避免风吹着凉。

2.洗头，产后可以洗头，但要及时吹干头发。

3.刷牙，受体内雌孕激素变化的影响，更易暴露出牙齿本身的问题，而且月子里进食大量高蛋白等食物，容易为细菌滋生提供良好环境，需每天早晚用软牙刷刷牙，进食后漱口。

二、不下床、不走路

实际上，产妇产后血液高凝，容易形成血栓，适当活动可减少下肢静脉血栓形成；并促进伤口、盆底愈合；促进子宫恢复，有利于恶露的排出；还可调节心情，减少产后抑郁症的发生。自然分娩产妇6～12小时，剖宫产产妇24小时即可下床活动。

此外，产后应该有意识地对以肛提肌为主的盆底肌肉进行自主性收缩锻炼（凯格尔运动），以加强控尿能力及盆底肌肉力量。因为在妊娠和分娩的过程，会对盆底肌肉造成不同程度的损伤，导致盆底肌肉功能障碍。我们在生活中常常可以见到：咳嗽、喷嚏、大笑、提重物时不由自主的漏尿（尿失禁）；产后阴道松弛，至性生活不满意等，这是盆底功能障碍的表现。产后42天复查，要记得去医院盆底科进行常规的盆底肌功能评估，并根据评估结果，在医生指导下进行康复训练。

凯格尔运动方法：平躺后双脚分开与肩同宽，弯曲双腿，吸气时抬高臀部，吐气时放下臀部。做缩紧肛门阴道的动作，每次收缩3～5秒后放松3～5秒，连续做10～15分钟，每日进行2～3次，或每日做150～200次，可有效促进盆底功能恢复。盆底肌康复的最佳时间是产后3个月内。

三、不能开窗，不能开空调

坐月子期间可以开窗通风，保持室内空气流通（冬天刮大风除外），妈妈们在房间里又要喂奶，又是出汗，宝宝吃喝拉撒也都在同一个房间，更需要新鲜的空气。建议每两小时开窗通风一次。冬天太冷，夏天太热都可以开空调，调到自觉适宜温度即可，但要避免空调直吹。

四、产后顿顿吃鸡蛋，喝猪蹄汤好

坐月子期间饮食需要均衡全面，产后1小时可让产妇进食流食或半流质食物，以小米粥或鸡蛋汤为主，以后可逐渐过渡到普通饮食。产褥期食物要多样、不过量，少吃多餐，荤素搭配，软硬适宜。增加富含优质蛋白质及维生素A的动物性食物和海产品的摄入，食用各种各样的水果蔬菜，保证每天摄入500 g。

产后42天左右，产褥期将结束，产妇应到医院做一次产后检查，以了解身体的恢复状况。有异常情况，可以及时得到医生的指导和治疗。最后，请果断对没有科学依据的传统坐月子说不，汲取当下科技智慧，科学坐月子，即促进身体恢复，又促使心理健康。

（王琴）

第五节　科学应对产后疼痛——做快乐新妈妈

所谓十月怀胎，一朝分娩，好不容易盼到了"卸货"的日子，很多妈妈觉得终于可以松口气了。但短暂的轻松后，又会烦恼起来，因为随之而来要面对的是产后的各种疼痛。

那么产后将会遇到哪些疼痛，妈妈们应该如何应对才能减轻疼痛，下面就听我们细细讲来：

一、会阴侧切创口疼痛

应对方法：

1. 保持会阴部清洁、干燥，排尿排便后及时用温水清洗。

2. 医务人员会根据产妇创口情况需要给予红外线照射创口促进愈合。

3. 健侧卧位：尽可能向会阴无侧切口方向侧卧，减少会阴创口部位感染和疼痛的发生；臀部下铺垫使用软海绵垫。

4. 哺乳时采取侧卧位也可减轻创口疼痛。

5. 会阴若有水肿等情况，可以在医务人员的指导下使用50%硫酸镁进行外阴的湿敷。

二、剖宫产切口疼痛

应对方法：

1. 因腹部切口较大，疼痛也会更甚，临床多采用预防用药措施，一般有镇痛泵可以持续泵入止痛药减轻，如果不适合使用止痛泵的情况下可以根据病情使用止痛针。

2. 术后在医务人员的指导下使用腹带固定切口，减少产妇活动时对切口的牵拉，减少疼痛。

3. 抬高床头约15°左右，减轻腹部切口的压力减缓疼痛的发生。

三、宫缩疼痛

应对方法：

1. 了解宫缩疼痛是产后正常现象，精神上避免过度紧张。

2. 子宫收缩良好且恶露量少者，用温热的毛巾热敷小腹部，30 分钟／次，可减轻子宫收缩疼痛。

3. 可用手掌或四指并拢轻轻环形按压小腹，加速子宫收缩及附近血液循环，缓解疼痛。

4. 转移注意力，听一些柔和的音乐放松心情。

四、乳房胀痛及乳头皲裂痛

应对方法：

1. 尽早哺乳，促进乳汁畅流，一般产后 1 小时内开始哺乳。

2. 哺乳前热敷乳房，使乳腺管畅通，但在两次哺乳之间要冷敷乳房，以减少局部充血、肿胀；按摩乳房，从乳房边缘向乳头中心按摩使乳腺管畅通，减少疼痛。

3. 配戴乳罩，托起乳房，减少胀痛；也可用生面饼外敷乳房，可促进乳腺管畅通，减少疼痛的发生。

4. 采取正确、舒适且松弛的喂哺姿势可以预防乳头皲裂，哺乳前可湿热敷或按摩乳房及乳头 3 ~ 5 分钟；可挤出少量乳汁使乳晕变软易被婴儿含吮；若已经发生皲裂，可以先吸损伤轻的乳房，增加哺喂次数，缩短每次哺喂时间，哺乳后挤一滴乳汁涂在乳头上，短暂暴露并使乳头干燥。疼痛严重时可用乳头罩间接哺乳。

5. 禁用肥皂水洗乳头；乳头皲裂严重者应停止哺乳，待乳头愈合后再正常哺乳，但需按时将乳汁挤出，或者用吸奶器将乳汁吸出再哺喂。

五、痔疮疼痛

应对方法：

1. 产后常做缩肛运动，提高肛门周围肌肉张力，促进盆腔、肠管、直肠静脉的血液回流。

2. 每天清洗外阴，局部涂马应龙痔疮膏。

3. 指导产妇产后多进食含粗纤维的食物，保持大便通畅，禁止排便时久蹲或过分用力，以防痔核脱出。

六、肌肉疼痛

应对方法：

1. 可以通过热水淋浴，全身按摩等方式来减轻疼痛。

2. 产后适当下床活动，伸展身体各部位。

重要的一点：讲了这么多应对产后疼痛的方法，还有很重要的一点：那就是要保持心情愉悦。不良的心理状态会加重疼痛的自我感官，妈妈们可以采用深呼吸放松法、愉快想象法来放松心情，以减轻产后疼痛，保证身心健康。

（许亚芳）

第六节　拒绝情绪大爆炸，学会合理"扫雷"

前几天出院电话回访时碰到一情绪很差的新妈妈，她说："自从宝宝出生后，我就没睡过一天的安稳觉，这也不能吃，那也不能吃。为了科学喂养孩子，我跟婆婆的战争不断，听到宝宝哭闹，我就烦躁不安，甚至想大发脾气，我都怀疑自己得了产后抑郁症了。"

在母乳喂养的妈妈群里随机问了十几位新妈妈，生完宝宝后半年内，是否有过一段情绪低落的时期？有近一半的妈妈表示自己会感到无助，不想讲话，烦躁，失眠或者无所适从。

所以说好多新妈妈在宝贝出生后的最初几天，尤其当这个孩子还是她们的第一个孩子，而她们对自己作为母亲的能力有所怀疑时，她们会发现有一种开心、痛苦以及筋疲力尽混杂在一起的感觉，这个时候，我们需要放轻松，学会适当的抒发。

一、产后妈妈常见的心理问题

1. 时不时感到孤独　很多时候生产后家里人为了更好地照顾妈妈跟宝宝，会请月嫂，而家里人会一切如常地生活。然而虽然妈妈有专业的月嫂照顾，但还是有一种孤独感，特别是住在月子中心，24小时陪在身边的是陌生人，有被遗弃的感觉，更会加重孤独感。

2. 有时会迷茫，无助　很多人都认为妈妈就是会懂得如何照顾宝宝，但实际不然。产后生活秩序发生了很大变化，角色的转化让妈妈们有点不知所措，因为她也是个新手，虽然她会努力将事情都做好，但这会造成她重大的损害。

3. 觉得闷闷不乐　她可能想要远离宝宝的话题，聊聊她自己。请记住，在不能外出的头几天，所有的事情都围绕着宝宝是会让人有点郁郁寡欢，所以很想找人聊聊自身的感受。

4. 需要解除压力（生理／心理）　你可能会认为有个可爱的宝宝为何会有压力，但对新妈妈来说，这不是只有可爱而已，生产后身体疲乏，虚弱，再加上作为母亲宝宝的事情想要亲力而为或者一起参与，所以可能会很紧张，需要去除压力。

5. 需要时间休息　这不是说她不爱她的孩子，长期抱孩子，产妇会感到背痛或其他部位的疼痛；频繁地哺乳导致睡眠不足，过于疲劳。她可能永远不会说出来，但她真的需要休息。

6. 希望得到关爱　新妈妈很高兴大家都关爱她的新宝宝，但她也需要关心。孕期一直处于"重点保护对象"，而产后全家的重心转到了宝宝身上，这样会让妈妈们感到被失宠，被冷落。适当的欣赏、微笑、小纵容可以帮助她解决内心的寂寞。

二、如何处理产后感到抑郁

1. 立刻找人聊天　当你感觉自己很不开心，压力很大的时候，找个人聊聊天，家人、闺蜜都好。尤其可以跟相近时间生了孩子的朋友彼此多交流，沟通，把你遇到的问题，心里的不愉快通通都说出来。

2. 进行温和运动　运动是纾解压力的一种方式，但是因为你的身体可能还没完全复原，所以让自己进行一些温和的运动就好，像是散步、伸展运动。

3. 饮食健康营养　缺乏饮食有可能会加重你的沮丧和不安。所以你应该要让自己摄取营养、均衡的饮食，帮助自己消除疲劳和饥饿。

4. **争取充足的睡眠和休息时间**　疲劳也是导致你抑郁的一个主要原因。所以，不要害怕开口，应该寻求自身以外的可以帮助宝宝的支援力量。

5. **降低对自己的要求**　虽然越来越多的妈妈提倡科学育儿，对宝宝的照顾无微不至，但宝宝的任何问题都很容易焦虑，应该适当降低自己的要求，不要过分追求完美，做一个快乐的妈妈。希望每一个准备迎接或者刚刚迎来新生命的家庭，能给新妈妈多一些关注、支持和理解，特别是爸爸，对她而言最好的心理医生是你哦。

（吴炯）

第七节　束缚带的真相，值得你了解

查看网络，我们会发现很多类似的标题：××明星谈产后恢复，用束腹带勒了两个月，一个半月体重从120斤减到94斤！

产后妈妈看到这样的标题，爱美的心是不是蠢蠢欲动了？作为新时代的女性，快速恢复苗条身材是产后的一大目标，再加上网上那些天花乱坠的宣传，使很多妈妈心动并行动，束腹带成了待产包里必备品，分娩后就迫不及待地"酷刑"加身，早早地把腰给勒上了。那么，产后使用束缚带就能变成"小腰精"吗？千万别被谣言给忽悠了，下面我们就来揭开束缚带的真相！

谣言一：束腹带能瘦腰、收腹，快速恢复产后大肚腩。

真相：束腹带只是把肚子上的肉裹起来而已，看着好像小了，但是绑与不绑，脂肪都还在那里，一旦脱下，那堆肥肉就会"重出江湖"。因此，束缚带更多的是带给我们心理上的安慰。肚子上的肥肉是日积月累起来的，想把它全部赶走，也不是一朝一夕能够办到的，需要科学的应对，合理的方法是：母乳喂养＋合理运动＋饮食管理＋充足的睡眠。

谣言二：能促进恶露排出。

真相：其实，在产后大概 4 周左右的时间，恶露就会排干净，使用束缚带反而会导致血液循环变差，影响恶露排出，严重时甚至会造成感染，引起附件炎、盆腔炎等。

谣言三：能防止子宫下垂。

真相：理想很丰满，现实很骨感。别以为在腹部绑个东西就能控制住子宫的"走位"。子宫下垂的主要原因是妊娠造成的子宫韧带和盆底肌肉松弛，但这不是一根在外面的束缚带就可以阻止的，而且绑得太紧的话，会影响血液循环，造成腹压增加，更容易造成子宫脱垂。产后恢复，最重要的是恢复盆底肌功能，它才是承托着盆腔内子宫等脏器的重要部件。我们可以通过做凯格尔运动来进行锻炼盆底肌肉，如果锻炼效果不佳，就需要到正规医院进行专业的盆底康复治疗。

一番辟谣后的你现在是不是认为：原来束缚带都是骗人的？其实，它还是有用武之地的，这就要从束缚带的派系来分析。

束缚带可以分为两派：非医用派和医用派。

非医用束缚带出生没那么正规了，说是束缚带，其实叫它塑身衣更合适，它的造型花哨繁多，属于服装类范畴。广告大肆宣传和上文辟谣的对象就是它。

而医用束缚带属于医疗器械，是名门正派，有真本领能起到促进产后恢复作用的。它多用于剖宫产术后固定腹部伤口，这样下床活动时不至于因为伤口牵拉引起疼痛。所以产后束缚带是用来保护伤口，减少疼痛使用，而不是用来减肥的。一般剖宫产术后头 3 ~ 5 天要使用束缚带，以防伤口牵拉引起疼痛，一般在下床活动时使用，不能长期绑着。使用时要遵循医生指导，以不引起伤口活动为宜，不易过紧，也不宜过松。

顺产的妈妈其实是不必使用束缚带的，只要"管住嘴，迈开腿"，健康饮食，适当锻炼完全可以成为健康又苗条的辣妈。

（许亚芳）

第八节　月子餐不是越丰盛越好，哺乳期这么吃才真的有营养！

"医生，我女儿（媳妇）生好了，给她吃什么好呢？"

在产科病房及产房门口，产科医生和助产士们经常会被问到这样的问题，今天笔者就这个问题给大家作一个"统一回复"。

哺乳期是母体用乳汁哺育新生子代使其获得最佳生长发育并奠定一生健康基础的特殊生理阶段。哺乳期妇女（乳母）既要分泌乳汁、哺育婴儿，还需要逐步补偿妊娠、分娩时的营养素耗损并促进各器官、系统功能的恢复，因此比非哺乳妇女需要更多的营养。哺乳期妇女的膳食仍是由多样化食物组成的营养均衡的膳食，除保证哺乳期的营养需要外，还通过乳汁的口感和气味，潜移默化地影响较大婴儿对辅食的接受和后续多样化膳食结构地建立。

基于母乳喂养对母亲和子代诸多的益处，世界卫生组织建议婴儿6个月内应纯母乳喂养，并在添加辅食的基础上持续母乳喂养到2岁甚至更长的时间。乳母的营养状况是泌乳的基础，如果哺乳期营养不足，将会减少乳汁分泌量，降低乳汁质量，并影响母体健康。此外，产后情绪、心理、睡眠等也会影响乳汁分泌。

鉴于此，哺乳期妇女膳食指南在一般人群膳食指南基础上增加五条关键推荐。

1. 富含优质蛋白质及维生素A的动物性食物和海产品，选用碘盐。

2. 食物多样不过量，重视整个哺乳期营养。

3. 心情，充足睡眠，促进乳汁分泌。

4. 哺乳，适度运动，逐步恢复适宜体重。

5. 酒，避免浓茶和咖啡。

既然产后及哺乳期这个特殊的生理阶段的膳食营养这么重要，婆婆妈妈以及奶爸奶妈们是如何具体操作的呢？

一、如何合理安排产褥期膳食（俗称"月子餐"）？

有些产妇在分娩后的头一两天感到疲劳无力或肠胃功能较差，可选择较清淡、稀软、易消化的食物，如面片、挂面、馄饨、粥、蒸或煮的鸡蛋及煮烂的肉菜，之后就可过渡到正常膳食。剖宫产术的产妇，手术后约 24 小时胃肠功能恢复，应再给予术后流食 1 天，但忌用牛奶、豆浆、大量蔗糖等胀气食品。情况好转后给予半流食 1 ~ 2 天，再转为普通膳食。

产褥期可比平时多吃些鸡蛋、禽肉类、鱼类、动物肝脏、动物血等以保证供给充足的优质蛋白质，并促进乳汁分泌，但并不是越丰盛越好，不应过量。还必须重视蔬菜水果的摄入。

1. 产褥期一天的膳食搭配

早餐：菜肉包子，小米红枣稀饭，拌海带丝。

早点：牛奶。

午餐：豆腐鲫鱼汤，炒黄瓜，米饭。

午点：苹果。

晚餐：炖鸡汤，虾皮炒小白菜，米饭。

晚点：牛奶、煮鸡蛋。

2. 获得充足的优质蛋白质和维生素 A 的食物

哺乳期妇女膳食蛋白质在一般成年女性基础上每天应增加 25 g。鱼、禽、肉、蛋、奶及大豆类食物是优质蛋白质的良好来源。表 2-5 列举了可提供 25 g 优质蛋白质的食物组合，供妈妈们选用。最好一天选用 3 种以上，数量适当，合理搭配，以获得所需要的优质蛋白质和其他营养素。此外，乳母的维生素 A 推荐量比一般成年女性增加 600 μgRAE，而动物肝脏富含维生素 A，若每周增选 1 ~ 2 次猪肝（总量 85 g），或鸡肝（总量 40 g）则平均每天可增加摄入维生素 A600 μgRAE。

表 2-5 获得 25 g 优质蛋白质的食物组合举例

组合一		组合二		组合三	
食物及数量	蛋白质含量	食物及数量	蛋白质含量	食物及数量	蛋白质含量
牛肉 50 g	10.0 g	瘦猪肉 50 g	10.0 g	鸭肉 50 g	7.7 g
鱼 50 g	9.1 g	鸡肉 60 g	9.5 g	虾 60 g	10.9 g
牛奶 200 g	6.0 g	鸡肝 20 g	3.3 g	豆腐 80 g	6.4 g
合计	25.1 g	合计	25.0 g	合计	25.0 g

3.获得充足钙的膳食方案

乳母膳食钙推荐摄入量比一般女性增加 200 mg/d，总量为达到 1000 mg/d。奶类含钙高且易于吸收利用，是钙的最好食物来源。若乳母每天比孕前多喝 200 mL 牛奶，每天饮奶总量达 500 mL，则可获得约 540 mg 的钙，加上所选用深绿色蔬菜、豆制品、虾皮、小鱼等含钙较丰富的食物，则可达到推荐摄入量。为增加钙的吸收和利用，乳母还应补充维生素 D 或多做户外活动（晒不到太阳要补充维生素 D）。提供约 1000 mg 钙的食物组合举例于表 2-6。

表 2-6　获得 1000 mg 钙的食物组合举例

组合一		组合二	
食物及数量	含钙量（mg）	食物及数量	含钙量（mg）
牛奶 500 mL	540	牛奶 300 mL	324
豆腐 100 g	127	豆腐干 60 g	185
虾皮 5 g	50	芝麻酱 10 g	117
蛋类 50 g	30	蛋类 50 g	30
绿叶菜（如小白菜）200 g	180	绿叶菜（如小白菜）250 g	270
鱼类（如鲫鱼）100 g	79	鱼类（如鲫鱼）100 g	79
合计	1006	合计	1005

注：不习惯饮牛奶或有乳糖不耐受的乳母也可用酸奶代替。

二、如何增加产妇的泌乳量？

1.愉悦心情，树立信心。家人应充分关心乳母，经常与乳母沟通，帮助其调整心态，舒缓压力，愉悦心情，树立母乳喂养的自信心。

2.尽早开奶，频繁吸吮。分娩后开奶应越早越好；坚持让孩子频繁吸吮（24 小时内至少 10 次）；吸吮时将乳头和乳晕的大部分同时含入婴儿口中。

3.合理营养，多喝汤水。营养是泌乳的基础，而食物多样化是充足营养的基础。除营养素外，乳母每天摄水量与乳汁分泌量也密切相关，所以乳母每天应多喝水，还要多吃流质的食物如鸡汤、鲜鱼汤、猪蹄汤、排骨汤、菜汤、豆腐汤等，每餐都应保证有带汤水的食物。

4.生活规律，保证睡眠。尽量做到生活有规律，每天保证 8 小时以上睡眠时间，避免过度疲劳。

哺乳期产妇一天食物建议量：谷类 250 ~ 300 g，薯类 75 g，杂粮不少于 1/5；蔬菜类 500 g，其中绿叶蔬菜和红黄色等有色蔬菜占 2/3 以上；水果类 200 ~ 400 g；鱼、禽、蛋、肉类（含动物内脏）每天总量为 220 g；牛奶 400 ~ 500 mL；大豆类 25 g，坚果 10 g；烹调油 25 g，食盐 5 g。为保证维生素 A 和铁供给，建议每周吃 1 ~ 2 次动物肝脏，总量达 85 g 猪肝，或总量达 40 g 鸡肝。

三、哺乳期产妇如何科学饮汤？

乳母每天摄入的水分与乳汁分泌量密切相关，因此产妇应科学饮用汤水。

1.餐前不宜喝太多汤，以免影响食量。可在餐前喝半碗至一碗汤，待到八九分饱后再饮一碗汤。

2.喝汤的同时要吃肉。肉汤的营养成分大约只有肉的 1/10，为满足产妇和宝宝的营养，应该连肉带汤一起吃。

3.不宜喝多油浓汤，以免影响产妇的食欲及引起婴儿脂肪消化不良性腹泻。煲汤的材料宜选择一些脂肪较低的肉类，如鱼类、瘦肉、去皮的禽类、瘦排骨等，也可喝蛋花汤、豆腐汤、蔬菜汤、面汤及米汤等。

4.可根据产妇的需求，加入对补血有帮助的煲汤材料，如红枣、红糖、猪肝等。还可加入对催乳有帮助的食材，如仔鸡、黄豆、猪蹄、花生、木瓜等。

四、如何科学运动和锻炼，逐步减重？

产褥期的运动方式可采用产褥期保健操。产褥期保健操应根据产妇的分娩情况，身体状况循序渐进地进行。顺产产妇一般产后第 2 天就可以开始。每 1 ~ 2 天增加 1 节，每节做 8 ~ 16 次。6 周后可选择新的锻炼方式。

产褥期保健操：

第 1 节：深呼吸运动、缩肛。仰卧，深吸气，收腹部，然后呼气。

第 2 节：深呼吸运动、缩肛。仰卧，两臂直放于身旁，进行缩肛与放松运动。

第 3 节：伸腿动作。仰卧，两臂直放于身旁，双腿轮流上举和并举，与身体呈直角。

第4节：腹背运动。仰卧，髋与腿放松，分开稍屈，脚底放在床上，尽力抬高臀部及背部。

第5节：仰卧起坐。

第6节：腰部运动。跪姿，双膝分开，肩肘垂直，双手平放在床上，腰部进行左右旋转动作。

第7节：全身运动。跪姿，双臂支撑在床上，左右腿交替向背后高举。

产后6周开始可以进行有氧运动如散步、慢跑等。一般从每天15分钟逐渐增加至每天45分钟，每周坚持4~5次，形成规律。对于剖宫产的产妇，应根据自己的身体状况如贫血和伤口恢复情况，缓慢增加有氧运动及力量训练。

前面讲了那么多，不知大家是否记得牢，为了便于大家记忆，最后，给大家总结一下。

1. 乳母每天需增加优质蛋白质25 g，钙200 mg，碘120 μg，维生素A 600 μgRAE。

2. 哺乳有利于乳母健康。

3. 营养充足均衡有利于保证乳汁的质和量及持续母乳喂养。

4. 心情舒畅、充足睡眠、多喝汤水有利于乳汁分泌。

5. 坚持哺乳和适当运动有利于体重恢复。

6. 吸烟和饮酒可对子代产生不良影响。

关注哺乳期膳食营养，科学吃"月子餐"，希望妈妈和宝宝身体都棒棒哒！

（刘秋兰）

第九节　母乳喂养，共同坚持

母乳是婴儿最理想的口粮，母乳对婴幼儿的生长、认知发育以及在预防感染性疾病等方面都有着其他喂养方式所不可比拟的优势。

一、母乳喂养有什么好处？

1. 6 月龄内婴儿纯母乳喂养最符合其生长发育所需　早期婴儿的器官、特别是消化器官发育尚未成熟，功能未健全，新生儿的胃呈水平状，胃贲门括约肌发育迟缓，吃奶后容易出现溢奶；婴儿肾脏不成熟，肾小球滤过率仅为成人的 1/4 ~ 1/2，肾小管重吸收、分泌及酸碱调节功能也较弱，对肾溶质负荷耐受有限。唯有母乳能最好满足婴儿的营养需求，在营养构成及含量上能最好的适应婴儿肠道发育特点及消化能力。

按我国母乳产后 6 个月内日平均泌乳量 750 mL 估算，其所含能量及各种营养素，能满足 6 月龄内婴儿生长发育的营养需要。母乳中的乳糖和低聚糖，可促进肠道益生菌在肠道定植和生长，有利于婴儿尽早建立健康的肠道微生态环境，促进免疫系统发育；母乳中的牛磺酸含量较多，为婴儿大脑及视网膜发育所必需；母乳中的钙、锌、铜等矿物质含量更适合婴儿的需要。

2. 母乳喂养可降低婴幼儿感染性疾病风险　母乳喂养可避免婴儿暴露于来自食物和餐具的污染。母乳含有的免疫活性物质，可帮助抵抗多种病原微生物的感染。母乳中的乳铁蛋白发挥抗菌作用。母乳中含有的溶菌酶、补体、细胞因子甚至白细胞，都可促进婴儿免疫系统的成熟。婴儿出生后的前 6 个月给予纯母乳喂养可明显降低婴儿的发病率及死亡率。WHO2013 年提出了"婴儿应该纯母乳喂养 6 个月，以达到最佳的生长、发育和健康"的全球公共卫生策略。

3. 纯母乳喂养对子代的过敏性疾病有保护作用　纯母乳喂养能有效地避免婴儿过早接触异原性蛋白质，减少对异原蛋白质的暴露水平。纯母乳喂养儿 1 岁以内极少发生过敏反应，至少可以推迟这种过敏性的发生。

4. 母乳可降低儿童肥胖风险　母乳喂养时间越长，儿童肥胖风险越低。母乳喂养对肥胖的预防作用，与其较低的蛋白质含量有关。相关研究证实，降低婴儿期蛋白质摄入量可预防儿童 2 岁时的肥胖倾向，使青少年期肥胖风险降低 13%。

5. 母乳喂养非常有利于婴儿智力和心理行为以及情感发展　多项研究分析表明，母乳喂养儿神经系统发育状况比配方奶粉喂养儿更好。而且母乳喂养时间越长，成年期 IQ 得分越高：母乳喂养 7 ~ 9 个月者 IQ 为 106，而母乳喂养不足 1 个月者 IQ 为 99.4。

6. 母乳喂养还对母亲近期和远期健康都有益处　循证医学研究证据显示，母乳喂养可促进母亲产后体质量恢复到孕前状态，可降低母亲 2 型糖尿病、乳腺癌和卵巢癌的发病风险。

二、影响母乳喂养的因素有哪些？

1. **母乳不足**　母乳不足者，鼓励让婴儿勤吸吮，双侧乳房交替吸吮，增加乳汁量最有效的方法就是排空乳房。做到按需哺乳及掌握正确的哺乳方法，多喝营养汤水，均衡营养，不吃刺激性、煎炸及影响泌乳的食物，适当吃新鲜蔬菜、水果及豆制品，指导母亲应与婴儿同步休息，保持心情舒畅，才能保证有足够的母乳。

2. **乳头皲裂**　乳头皲裂者，主要是喂奶方法不当所致，指导并协助母亲取正确的哺乳姿势及婴儿衔接姿势，做到"三贴"，即胸贴胸、腹贴腹、下颌贴乳，婴儿嘴含乳头及大部分乳晕，母亲用"C"型手势托扶乳房，并注意婴儿鼻部不要受压。哺乳时先吸吮损伤轻的一侧乳房，以减轻另一侧的吸吮力，每次哺乳结束，不能强行拉出乳头，可轻压婴儿下颌，使婴儿自己张口乳头自然脱出。由于乳汁含有抗感染物质、脂肪和蛋白质，具有抑菌、滋润、促进表皮修复功能，指导母亲喂完奶后，挤出少许乳汁涂抹在乳头和乳晕上，有助于皲裂的乳头康复，下次喂奶时用温开水擦洗乳头。乳头皲裂比较重、乳头疼痛剧烈者，可暂时停止母乳喂养 24 小时。但要定时排空乳房，以防乳汁淤积。

3. **乳头凹陷或扁平**　乳头凹陷或扁平者，主要是因为婴儿衔接乳头困难，哭闹不止，造成母亲紧张、害怕、恐惧，最终放弃哺乳。指导母亲做"十字"操，即乳头的伸展练习：将两拇指平行放在乳头两侧，慢慢由乳头向两侧方向拉开，牵拉乳晕皮肤及皮下组织，使乳头向外凸出，然后将两拇指分别放在乳头上下侧，由乳头向上下纵形拉开。以上步骤重复多次，每次练习持续 5 分钟，使乳头凸出，再用食指和拇指捏住乳头轻轻向外牵拉数次。

4. **乳房胀满和胀痛**　乳房胀满和胀痛者，最主要的原因是产后头几天没有充分做到有效的母乳喂养，婴儿吃奶后多余的乳汁不愿挤出而存留过多发生淤积、胀痛、甚至发硬。指导母亲发生乳房胀痛时，哺乳前温热敷 3 ~ 5 分钟，并按摩乳房加强哺乳。喂哺时，先喂奶胀明显的一侧，有利于吸通乳腺管，同时指导产妇正确的挤奶方法，婴儿吃不完的奶要全部挤空，以防乳汁淤积，母亲哺乳结束后，在两次哺乳间隙佩戴合适的棉质胸罩，以托起乳房，改善乳房血液循环。

5.急性乳腺炎 急性乳腺炎是由于乳头损伤或乳汁淤积导致乳腺管阻塞乳汁没法排出时，继发细菌感染，引起炎症。主要表现为乳房疼痛、局部皮肤发热、红肿，也可有全身不适和发热等表现。如感染不重，全身反应轻微，可继续哺乳，当乳腺局部化脓时，指导母亲患侧乳房应停止哺乳，以常用挤奶手法或吸奶器将乳汁排尽，促使乳汁通畅排出，并指导母亲及时到医院就诊。

三、什么情况下不适合母乳喂养?

1. 怀疑或确诊为半乳糖血症的患儿。

2. 母亲患活动性结核病。

3.HIV（人类免疫缺陷病毒）/CMV（巨细胞病毒）感染。

4. 母亲正接受同位素放疗，或曾暴露于放射性物质下（乳汁内含放射活性物质）。

5. 母亲正接受抗代谢药物或可通过乳汁分泌的药物，及其他化疗药物治疗（直至完全清除）。

6. 母亲正吸毒、酗酒。

7. 乳房 HSV（单纯疱疹病毒）感染（另侧无感染可继续喂养）。

8. 乙肝表面抗原（HBsAg）阳性的母亲，所生的宝宝出生时经过了正规预防（生后 12 小时内注射乙肝高效价免疫球蛋白，并按要求进行乙肝疫苗的接种），可以进行母乳喂养。

（宋学军）

第十节　关于母乳喂养的常见问题（一）

在产科病房，常常会碰到这么一幕。

"护士，我的奶水怎么像水一样的，就那么几滴，宝宝能吃得饱吗？他能吸得出来吗？给他喂奶粉不行吗？"刚生完宝宝的小徐（化名）对这些心中甚是不解，疑惑地问值班护士。

值班护士耐心地告诉小徐："母乳是婴儿最天然最理想的口粮，母乳根据婴儿的生长发育提供适合的营养需求。宝宝刚出生的胃只有"弹珠"那么大，几滴母乳量就够了。而且宝宝的吸吮力效果比吸奶器还好呢！"

相信小徐只是众多新妈妈中的一位，大家也有着共同的疑惑，今天笔者就给大家讲讲关于母乳喂养的常见问题。

问题一：为什么产后母乳像水一样？

母乳分初乳、过渡乳、成熟乳三个阶段。

初乳是产后 7 天内的母乳，初乳变化很大，产后开始的初乳因脂肪含量少，外观水样，随着母体内激素水平的变化，母乳的成分及量也发生改变，这种改变正好适应了新生儿的消化吸收及身体的需要。初乳的蛋白质含量比较高，高含量的乳清蛋白能被直接吸收；更有丰富的免疫球蛋白、乳铁蛋白、生长因子、巨噬细胞、中性粒细胞和淋巴细胞，这些都是提供宝宝免疫力的物质，同时可以使宝宝注射的疫苗发挥更好的疗效。另外初乳中含有大量的生长因子，可以促进新生儿胃肠道上皮细胞生长，促进肝脏及其他组织的上皮细胞迅速发育，还参与调节胃液的酸碱度提高宝宝的消化功能。初乳中含有泻剂帮助胎便的排泄，预防新生儿黄疸。

产后 7~14 天的为过渡乳，母乳成分渐趋平稳，脂肪含量逐渐增加外观乳白色。

产后 14 天后为成熟乳，成熟乳成分相对稳定。乳清蛋白含量高能被直接吸收；乳糖维持肠道的酸性环境，利于营养物质更好地吸收；仍然有较高含量的免疫球蛋白保障宝宝的免疫力；脂肪含量促进宝宝的生长发育。成熟乳消化时间一般 2 小时。

问题二：如何判断刚出生的宝宝是否吃饱？

宝宝第一天的胃与"弹珠"大小差不多，乳汁的需求每次 2~5 mL；宝宝第三天的胃与"乒乓球"大小差不多；宝宝第五天的胃与"鸡蛋"大小差不多。

通过以下几个方面可以去判断母乳是否足够：

1. 宝宝的精神状态：新生儿吸吮母乳半小时后大概可以睡半个小时到一个小时左右；

2. 宝宝的体重：新生儿会有生理性体重下降，体重下降控制在出生体重的 6%~7%；

3. 宝宝的小便情况：这是家长最简便最直观的观察方法。

出生第一个 24 小时宝宝有一次小便；第二个 24 小时宝宝有二次小便；第三个 24 小时宝宝有三次小便；第四个 24 小时宝宝有四次小便；第五个 24 小时宝宝有五次小便；第六个 24 小时开始每天更换 7 张左右比较湿透的尿不湿。以上小便次数表明母乳足够喂养宝宝。

问题三：怎么样做使母乳充足？

1. 宝宝频繁地吸吮是促使母乳喂养成功的关键。出生第一天、第二天宝宝吸吮次数在 10 ~ 12 次，每次持续时间 30 ~ 40 分钟，特别是在产后 72 小时的黄金时间段必须做到早接触、早刺激、早吸吮。

2. 按需哺乳，只要宝宝饿哭的时候就吸吮母乳。另外，妈妈感觉乳房胀痛时候就应该让宝宝吸吮。宝宝吸吮母乳没有具体的时候间隔。

3. 妈妈要树立母乳喂养的信心，并保持愉悦的心情。同时也应知晓母乳喂养的相关知识。

4. 产后适当地用温水温敷乳房，促进乳房的血液循环。同时多按摩膻中穴、乳中穴、乳根穴促进乳汁分泌保持泌乳通畅。

5. 适当食用多汤食物：排骨海带汤、鲫鱼豆腐汤、鸡汤。

6. 禁用奶瓶、奶粉。奶粉的营养成分不适合新生儿，奶粉喂饱宝宝后，宝宝比较不容易消化，很长时间不会有饥饿感，会减少对母乳的刺激，导致奶少、堵奶。奶瓶奶嘴容易对宝宝造成错觉，会导致宝宝拒绝吸吮母乳。

问题四：母乳喂养持续多长时间？

1. 6 个月内宝宝纯母乳喂养。母乳的营养足够满足 6 个月宝宝的需求，无须添加其他食物包括水。

2. 6 个月后添加辅食，继续母乳喂养到 2 周岁后断母乳。母乳喂养可以促使宝宝智力发育，母乳喂养时间越长宝宝越聪明。

问题五：母乳应该怎么储存？

1. 母乳有前后奶区分，前奶水分含量高，后奶脂肪含量高，需特别注意，在母乳喂养中宝宝前后奶都需要。

2. 母乳储存

在室温下储存 3 小时；在 2 ~ 8℃的冰箱可以储存一天；在 0℃的冰箱可以储存三

天；在冷冻的冰箱可以储存 3 ~ 4 个月。另外，需特别注意的是冷冻的母乳解冻之后不可重复冷冻。

最后，期许妈妈们都能坚持纯母乳喂养，为了您和宝宝的健康努力。

（王妙芬）

第十一节　关于母乳喂养的常见问题（二）

倡导母乳喂养，保障母婴安全，是我们的一贯宗旨。接下来我们将为大家带来关于母乳喂养的若干问题，一同助力父母，成功母乳喂养。

一、新生儿出生后要不要找"开奶师"？

其实最好的开奶师是新生儿；新生儿出生之后 1 小时之内将新生儿放在胸前喂奶，将有助于建立良好的母乳喂养模式，这时候新生儿反应机敏，精力十足。通过早刺激、早接触、早吸吮将大大提高母乳喂养的成功率。

新生儿的每一次吸吮，能有效地刺激乳头内的神经纤维；神经纤维向大脑传递信息，要求身体为新生儿提供乳汁；脑垂体，对收到的信息做出反应，释放催乳素和催产素。催乳素刺激乳房中的乳腺分泌更多的乳汁。催产素会令乳腺管周围的微小肌肉收缩，肌肉收缩会挤压乳腺管，在婴儿吃奶的时候让乳汁流出乳房。产生乳汁之后沿着输乳管传送，乳管在乳晕（乳头周围的深色区域）下面扩张变宽，形成乳窦。催乳素（也叫泌乳素）的不断分泌是保证乳汁源源不断的基础，催产素（也叫缩宫素）是让分泌的乳汁顺利的流出乳房。

要求新生儿多吸吮，吸吮的频率高和每次吸吮的时间要足够长。母乳喂养的新生儿每天通常每 24 小时吸吮 8 ~ 12 次，有的甚至更多。新生儿常会先在一侧乳房吸吮 10 ~ 15 分钟，再吃另外一侧乳房。不断的吸吮可以排空乳房，乳房排空会刺激大脑分泌更多的催乳素，从而源源不断地产生乳汁。这是一个良性循环的有效泌乳的途径。

另外，还要保持心情愉快。科学研究证实，抑郁的心情和压力会使体内肾上腺释放应激激素肾上腺素，导致乳腺周围的血管收紧，减少乳腺的血液循环，从而降低了催产素对乳腺的泌乳反射的影响。

二、新生儿转科的妈妈怎么办?

临床上会有一部分的新生儿出生后因为一些原因需要转新生儿科住院治疗，导致产后母婴分离。母婴分离后如何促使母乳分泌是新手妈妈困惑的问题，个别的新手妈妈心急会找一些不专业的机构"催乳"。

其实母婴分离后，对妈妈做好心理的疏导，不要过于担心新手儿情况，保持心情舒畅。也不要担心母乳不足而导致心情抑郁影响泌乳素的分泌从而影响乳汁的分泌。妈妈一定要有信心，相信自己的母乳足够喂养自己的宝宝。

产后 6 小时内开始挤奶或用吸奶器吸刺激乳头，每个乳房 3 ~ 5 分钟，二个乳房交替持续 30 分钟;3 小时左右一次;特别在夜间坚持挤奶，夜间催乳素的分泌比白天多，要好好地利用哦。

妈妈可以温敷乳房，延乳腺管的方向适当的、轻柔的按摩乳房，促进乳房的血液循环;同时多按摩膻中穴、乳中穴、乳根穴促进乳汁分泌保持泌乳通畅;吸出的母乳及时送新手儿室喂养宝宝。

三、正确认识生理性奶涨

个别的妈妈在产后 3 ~ 4 天的时候出现二个乳房红肿、疼痛明显，有的甚至出现腋下淋巴结的肿大。同时会伴有体温升高可以达到 38.5℃。

1. 出现生理性奶涨的原因? 产后随着胎盘的排出，雌孕激素及胎盘生乳素的下降，对体内催乳素的抑制作用解除，使催乳素迅速释放，在 3 ~ 4 天达到高峰，生成的乳汁淤积在乳房没有有效的移出所致，更伴有乳腺淋巴管的水肿;导致乳房肿胀疼痛。

2. 应该怎么处理? 出现上述的情况就是产后乳房的生理性奶涨，不用急。生理性奶涨期用冷敷，可以用卷心菜冷敷，选新鲜，菜叶薄一些的卷心菜。方法:将卷心菜清洗干净，将硬的茎剪掉，可以直接放上去，记住，菜叶要贴合乳房，通常约在 20 分钟左右，直到它们变软后更换，在 24 小时内重复使用，或直到充血消退。把卷心菜叶放在文胸里或者用保鲜膜裹上就不会影响到母乳妈妈正常活动。

让宝宝有效地吸吮；不要过度的按摩；妈妈要多休息，充足的营养。1~2天后就能缓解。

四、为什么孩子吃一边奶，另一边乳房会漏奶或者直接喷奶？

这是个正常的现象，因为孩子通过吸吮刺激产生催产素，催产素刺激乳腺管周围的微小肌肉收缩，肌肉收缩会挤压乳腺管让乳汁从乳头流出来。

五、孩子吃奶后要不要再用吸奶器或手挤等方法移出母乳？

1. 如果你的乳汁足够满足孩子的需求没有必要再用其他的方式移出母乳。

2. 如果你的母乳量不够，可以在孩子吃后再刺激乳房帮助有更多的催乳素及催产素的分泌。

3. 如果你的乳汁过多，并且经常发生堵奶及乳腺炎，建议孩子吃后再用其他的方式移出多余的母乳避免堵奶及乳腺炎的发生。

六、为什么孩子吸吮后会出现乳房的疼痛？

1. 孩子吸吮后出现的乳房针刺样疼痛是因为乳腺导管的收缩所致；可以在吸吮前后用温水温敷缓解疼痛，喂养的环境不要太冷。

2. 为避免疼痛，在乳汁充足的情况下，不要过度的移出乳汁导致乳腺导管过度的收缩。

七、乳腺炎了怎么办？

哺乳期间出现乳房局部的疼痛、肿胀、发热等乳腺炎的症状应该采取以下的措施：

1. **乳腺炎时不能停止哺乳**　只有有效的移出乳汁才是治疗乳腺炎的重要手段，停止哺乳可能会使乳腺炎恶化，甚至发生乳腺脓肿。

2. **不建议不适当的按摩**　乳腺炎期间要及时移出肿块区域外的乳汁，不要大力地按摩炎症局部，外力按摩造成的损伤会促使炎症更加厉害。

3. **不要热敷**　热敷会加快血液循环，可能会加重水肿及炎症的扩散，应该冷敷。

4. **应该遵医嘱用药**　体温高于 38.5℃服用解热镇痛药。确定细菌性感染时应用抗生素。有些妈妈错误地认为哺乳期不能吃药，会选择硬扛，这样可能会使情况变得更糟。医生会根据患者的情况选择合理的哺乳期用药，患者要遵医嘱用药，不得随意停药或更改用药的计量。

5. 合理的休息及均衡营养　有些妈妈得了乳腺炎认为是母乳太多导致，家人会给妈妈吃些清淡的饮食。其实合理均衡的营养摄入对于妈妈非常重要，可以提供机体抵抗力，帮助身体恢复。妈妈还要找机会休息，放松身体对恢复同样重要。

八、孩子离乳后，乳房里面残留的乳汁需不需要排出来？

这是一个很多妈妈都会提及的一个问题。古往今来，我们从来没有听说过关于这个问题的困扰。现在有很多的妈妈提及这个问题主要是伴随着部分"通乳机构"的兴起而出现的。

问题的答案很明确：不需要。首先乳汁就是人体的生理产物，就如血液、唾液，是由人体的某个腺体分泌的一种液体，无非是作用不同而已，因此理论上它不会造成人体的损害。

当女性怀孕分娩后乳腺腺泡分泌乳汁，满足宝宝的需要；离乳后利用乳汁移除与否，造成的垂体－乳腺腺体的负反馈，达到乳汁不再分泌的目的。至于腺体已经产生的部分乳汁，完全可以通过腺体的重吸收去除。当然这是一个过程，需要一定的时间去完成重吸收。相反，有些人盲目的听从"专家意见"而去积极地排"残奶"，反而再次刺激腺体重新分泌乳汁，导致乳汁越来越多，迁延不去。

那么离乳较长时间后一直有乳汁分泌，应该到乳腺外科就诊，排除一下乳房疾病（高泌乳素、浆细胞性乳腺炎等），当然这些疾病与"残奶"之间没有相关性，不能混淆。

不管哪种情况，我们目前积极推崇的自然离乳，也就是说通过宝宝和母亲之间自然而然地减少喂养，减少乳汁分泌，自然不存在"残乳"的问题。而中医也认为，女子乳头属肝，乳房属胃，保持健康饮食，保持情绪开朗，是预防一切乳腺疾病的根本所在。

（王妙芬）

第十二节　早吸吮——成功母乳喂养的第一步

在日常工作中，我们常常碰到这样的情况：医护人员把刚出生的宝宝抱到了新手妈妈身上，想让宝宝找奶吃……

新手妈妈："护士，我还没奶水，乳房都没涨的感觉，孩子吸不出奶的，还是再等等有奶了再吸吧？"

产妇的妈妈："她才刚刚做完手术，身体损伤这么大，就不能晚点再给孩子喂奶吗？再说了现在也不可能下奶，何必这样折腾，就不能心疼心疼刚做完手术的产妇吗？"

妈妈们的话其实代表了很大一部分产妇及家属的心声，但其实新生儿出生后 1 小时内吸吮母亲乳房就叫早吸吮，是对母体和新生儿都是非常有益的，今天我们就来谈谈早吸吮。

一、为什么要进行早吸吮呢？

1. 能刺激母亲垂体前叶分泌催产素，促进子宫收缩，减少产后出血，利于产后恢复。

2. 刚出生不久是婴儿吸吮本能最强的时机，在吸吮反射最强的时刻吸吮乳房，可以巩固吸吮反射。通过早吸吮刺激，能使母亲尽快建立起泌乳反射，早下奶，多泌乳，增强母亲哺乳自信心，有利于母乳喂养成功。

3. 增强母婴感情交流，有利于婴儿情绪稳定及婴儿大脑神经系统的发育。母婴感情的建立交流在生后 1 ~ 2 小时内最强烈。能提高产妇的自我效能感，预防产后抑郁的发生。

4. 提供被动免疫。初乳中的免疫球蛋白向婴儿提供了第一次的被动免疫，提高了婴儿的抗病能力，同时初乳可以促进肠蠕动，促进胎便排出，减少胆红素重吸收，减少婴儿黄疸发生。

5. 早吸吮可使婴儿最先接触到来自母亲身上的微生物，此微生物在婴儿肠道内生长繁殖，可降低胃肠不良反应的产生。

二、如何进行早吸吮?

顺产:新生儿出生后,若一般情况良好,医务人员尽早(60分钟内)让新生儿裸体与妈妈胸部皮肤直接接触,让新生儿趴在妈妈胸前,或者产妇侧睡,让宝宝紧贴妈妈身体,做好保暖,并且辅助新生儿含接乳头,进行吸吮,吸吮时间为30分钟以上。

剖宫产:出生后则与妈妈一起返回病房,宝宝就抱到产妇身边。将新生儿裸体趴在产妇胸前,并且辅助新生儿含接乳头,进行吸吮,做好保暖。此时产妇不能翻身,因此家属要注意观察宝宝有没有堵到鼻子,面色情况。

哺乳时要做到"三贴",即婴儿的腹部贴着妈咪的腹部、婴儿的胸部贴着妈咪的胸部、婴儿的下巴贴着妈咪的乳房。让宝宝在喝奶过程中一直含到乳晕,这样以防引起乳头皲裂!

母乳是宝妈为宝宝准备的最珍贵礼物,每个妈妈都要树立母乳喂养的信心哦,亲爱的宝妈们,你们要相信任何一位母亲,与生俱来就有哺育孩子的天性,只有母亲的乳汁才能最大限度地满足宝宝的需要。虽然母乳喂养可能会很辛苦,但是看着宝宝大口吸吮着甘甜的乳汁的那一刻,就是做妈妈最幸福的时光。

(王琴)

第十三节　正确含乳,告别乳头疼痛!

"我每次喂奶就像上刑一样!"

"我乳头裂了,宝宝一吃就钻心的疼,我怕我都坚持不下去了!"

"喂了一个月了,乳头就没有舒服过……"

"是不是喂奶就是这样疼的,只能忍着了。"

母乳喂养专家提醒:正确的含乳是不疼的,疼痛是提示哺乳异常的信号,如果感到疼痛,需要马上调整!

不佳的含乳会影响宝宝的吃奶量,大多数的新妈妈因为不佳的含乳姿势使得乳头皲裂，出血，钻心的痛。含乳不佳让哺乳困难重重，有些母亲不得不早早断奶。正确的含乳可以确保宝宝吃到乳房中的奶水，促进更多的乳汁分泌；同时让新妈妈避免产生肩胛和脊柱疼痛；避免乳头疼痛、乳房肿胀、乳头皲裂等情况。

一、好的含乳的表现

1. 好的含乳，母亲的乳头不会觉得疼痛（除非已有乳头破皮）。

2. 婴儿下巴靠近/紧贴乳房，要让宝宝含住乳晕部分，而不是仅含着乳头。

3. 不对称含乳（偏心含乳），乳晕上方会比下方露出的多。

4. 宝宝含乳时略微仰着头，上下唇要外翻，嘴唇外翻可以增加与乳房的接触面积，妈妈整体的舒适感也会增加。

5. 吸奶时，宝宝的两颊不会极度凹陷，脸颊应该是鼓鼓的。

6. 含乳时不是把乳房塞给宝宝，而是让宝宝贴近乳房。

二、如何更好地含乳

（一）正确含乳步骤

1. 首先挤出几滴奶，涂在乳头上。

2. 轻柔地用乳头摩擦逗弄宝宝的上唇或鼻子。

3. 当宝宝张大嘴时，动作轻快果断地引导宝宝含上。

4. 宝宝的下巴应当先接触到乳房，并牢固地靠到乳房上。

（二）含乳注意点

1. 妈妈的腰、背、胳膊有支撑　之所以喂奶久了就累，大多是因为没做好身体支撑。这些位置要注意：后腰、后背、手臂、脖颈、膝盖等，家人可以把家里的枕头、靠枕、哺乳枕或被子都拿出来，哪里累就垫哪里，给妈妈做好支撑。采用下图摇篮式姿势（抱喂）哺乳时，可以把枕头垫在妈妈胳膊下面，既支撑了妈妈的胳膊，也支撑了宝宝的身体。妈妈的后背、后腰也要垫上舒服的枕头。

采用半躺式姿势时，一定要支撑好妈妈的后脖颈和肩胛骨位置，抱宝宝的两只胳膊下方都不要腾空，垫好，这样宝宝的小脚也不会腾空了。

采用侧躺式姿势（躺喂），在头下垫好舒服的枕头，以便随时观察宝宝。在膝盖下垫一个小枕头，在后背也垫上枕头，容易固定自己的身体。

2. 宝宝不要穿太厚，跟妈妈胸腹相贴　宝宝穿的太厚就很难贴紧妈妈的身体，含乳角度容易错，伸长脖子也只能咬住乳头，含不住乳晕。宝宝身体应正面朝向妈妈，肚皮贴肚皮，抬头才能够到乳头，以避免拉扯乳头。

妈妈身体松弛，不要刻意努力地挺胸、俯身或弯腰弓背等。只有当宝宝昂头时，嘴巴才可以够到乳头。

3. 含乳错误，中断哺乳再尝试　如果吃上疼，或嘴巴还是张得不够大，就马上撤掉重来一遍，不要忍痛喂奶。撤乳头不要硬生生地拉出来。可以用一根干净的指头伸进宝宝嘴角，消除口腔内的负压，就可以干脆利落地取出乳头中断吸吮了。

4. 宝宝哭闹不是好时机　宝宝大哭的时候张大嘴，是不是正好塞乳头？不，这样大多都不能正确含乳，且疼。先停下来，哄一哄哭闹的宝宝，等一等，歇一会，跟宝宝说说话，等宝宝情绪平静一些后再尝试，可能是宝宝太饿了，也可能是太困了，或者太烦躁了。不要顶着哭闹坚持尝试，不要自坑地做那种成功让宝宝一次就讨厌上吃奶的事！

5. 含上却不吸了，说明不饿　有的宝宝始终都不肯张大嘴，或者本来挺顺利，但含上后宝宝就不连续吸吮了，而是含着不动，偶尔轻轻吸一下。这种表现说明宝宝并不是真的饿，很可能只是想通过吸吮安抚自己，但家长以为宝宝是饿了。此时不要做人肉安抚奶嘴了，应该提高暂时性安抚等级，改善睡眠环境，务必先让宝宝好好睡一觉，等精神恢复了，有明显饥饿感的表现了，再尝试哺乳。

每一位妈妈的乳房形态都不同，妈妈抱宝宝的熟练度也不同，如果尝试一两天都不行，或乳头已经红肿或破损时，不要再继续尝试了，以免引发更严重的问题，应该尽快找专业人士进行针对性的辅导含乳，才是对妈妈和宝宝最好的选择。

（陆杏仁）

第十四节　遇到"生理性"乳涨，宝妈们该如何应对？

当你刚生完宝宝时，你的月嫂阿姨常常会跟你说："你没奶，先给宝宝吃奶粉吧。"你的家人甚至是你自己是不是会担心饿坏宝宝，暂时没有支持母乳喂养？那么笔者告诉你，这是非常错误的方法。

你不知道，如果这样，你就错过了黄金"开奶"时间，接下来你面对的是奶涨的风险。

一、什么是生理性乳涨？

生理性乳涨通常出现在产后 3 ~ 4 天，双侧乳房均匀的对称性肿胀疼痛，但胀痛程度因人而异，严重者一触即痛。伴或不伴随体温升高，此过程一般持续 48 小时。

二、生理性乳涨的原因

第一是由于产后激素分泌引起乳房内血液、淋巴液增加；第二是妈妈在分娩后48 ~ 72 小时期间，由于胎盘娩出，抑制泌乳素分泌的闸门已打开，孕期已发育的乳腺腺泡开始增加泌乳。这双重原因导致了生理性乳涨。

三、如何正确处理生理性乳涨？

发生生理性乳涨时，宝妈们切莫慌张，笔者接下来告诉你该如何正确处理。

1. 挤奶　让宝宝更加频繁吸吮妈妈的乳房，当生理性乳涨严重导致乳房乳头乳晕肿胀明显而影响到宝宝的衔接时，可用挤奶手法先挤出乳晕周边乳窦内的乳汁，使得乳头及乳晕变软有利于衔接。

但不是每个妈妈都能幸运地让宝宝直接吸吮自己的乳房，有些妈妈可能会碰到一些意外情况。比如母婴分离，比如妈妈乳头凹陷宝宝无法衔接，这时，妈妈可以手挤奶或者使用吸奶器挤出乳汁。

2. 冷敷　生理性乳涨是乳房的水肿期，因为"热胀冷缩"的原理更需要冷敷，热敷会让水肿更加的厉害。需要注意的是，仅仅是冷敷，而不是冰敷。毛巾沾湿冷水拧干，避开乳头和乳晕（以避免降低喷乳反射）处敷在乳房的外围。

3. 外敷卷心菜（冷藏） 避开乳头和乳晕（以避免降低喷乳反射）处敷在乳房的外围。

为什么要选择卷心菜？因为它确实具有这样的作用，WHO 专门的论文讲述卷心菜消肿的植物性功效，并且安全可靠，你不用担心会有不良反应。在使用包心菜的时候，可以挑嫩薄薄的叶子来敷，如果叶子中间有粗粗的茎，可以用擀面杖滚一滚，让菜叶可以更加服帖乳房。敷过后感觉到乳房疼痛降低缓解，便可停止。

4. 外敷土豆片（常温即可） 避开乳头和乳晕（以避免降低喷乳反射）处敷在乳房的外围。外敷到变色后换掉。

5. 坚决拒绝添加配方奶 临床工作中，我们经常发现许多妈妈，忍受乳房胀痛的痛楚，给宝宝添加配方奶，其理由是"乳房胀得这么厉害，宝宝吸不出来，会累坏宝宝"。其实，宝宝勤吸吮是移除乳汁最有效的方法。

6. 切记不可过分按摩 这个是很多妈妈所遭遇过的经历，被"暴力开奶"，乳房像面团一样被人反复搓揉挤，乳房表面皮肤被弄得通红通红。很多妈妈觉得这个过程是个"噩梦"，比生孩子还疼，其实这个疼痛你大可不必遭受。真的不需要！生理性乳涨其实就是乳房水肿的过程。过分的按摩会加重乳房的水肿，更严重的是，可能还会对乳腺组织造成伤害。

7. 放松心情，寻求医院医护团队的帮助及家庭的支持 生理性奶涨严重时乳房乳头乳晕肿胀明显，会影响到宝宝的衔接，打击妈妈母乳喂养的信心，不要忘了，你的宝宝才是最好的开奶师。

8. 如果有亲戚朋友，也可"借"个宝宝过来。当然，"使用"之前要充分了解双方的健康状况。

四、如何预防生理性乳涨？

生理性奶涨的发生对于产妇来说是难受的，但不是每个妈妈都会发生生理性乳涨！预防大于治疗，宝妈们如果想要预防生理性奶涨，需要谨记并认真做到以下几点：

1. 保持乳腺管通畅，产后做到：早接触、早吮吸、勤吸吮。

母婴同室时：宝宝出生后尽早频繁地吸吮妈妈的乳房，并且不限制次数的哺乳，前一两天频繁的哺乳可以较好地避免生理性乳涨，或者生理性乳涨的时候，症状比较轻微，会比较舒服的渡过。

母婴分离时：6小时内应该学会正确的挤奶手法，来替代宝宝的吸吮，帮助排空乳房，促进乳汁分泌，保持乳腺管疏通，每3小时定时挤奶一次，包括夜间也需按时挤奶，每次每个乳房10～15分钟。

2. 产妇避免在产后头三天大量进补发奶的食物：鸡汤、鲫鱼汤等。

3. 主动认识到宝宝是最好的发奶师——可以最大限度地避免生理性乳涨的发生。

生理性乳涨的发生跟体内的激素变化相关，有别于奶结，它是一个正常的生理性过程。让宝宝尽早频繁地吸吮能有效预防生理性乳涨。

一旦发生，切莫慌张，妈妈需要做的不是找开奶师/催乳师，最好的"开奶师"其实就是躺在你旁边的那个小天使。让宝宝帮助你更多地吸吮乳房，在吸吮的间隙，配合冷敷，放松心情，48小时左右，乳涨的情况就能得到很好的缓解。

（张彧）

第十五节 新手妈妈秘籍：乳房需要"排空"吗？

"喂完奶，要将乳房排空吗？"

"乳腺炎了，一定要定时或及时排空乳房吗？"

"需要用吸奶器或手挤奶把剩余的乳汁排出来预防乳汁淤积吗？"

大多数新手妈妈会认为，排空，就是没有乳汁了，要挤到看不见乳汁了，才是空。所以，喂完奶，挤一挤，只要看到还有乳汁，她们就会认为乳房还没有空，便会继续挤奶。尤其是如果乳房有肿块，甚至出现乳腺炎的时候，就会增加挤奶的频率，一旦挤完奶，发现乳房还有一些硬块，或者红肿的现象还没有消失的时候，妈妈就会焦虑，因为乳房，没有"排空"。今天我们就来详细说说所谓的"排空"是什么，我们应不应该排空乳房。

一、什么是排空?

"空"的意思是指无内容,没有。那么是否乳房中的乳汁能够所谓真正的排空,没有了呢? 我们通过泌乳生理可以了解到,乳房并不是储存乳汁的袋子,随着宝宝吸吮,乳汁的移除,乳汁不断产生,因此乳房不可能有真正空的时候。排空乳汁的定义,是随着乳汁排出,乳房渐渐变软,重量变轻,奶水很慢才能挤出一滴,乳房内大部分乳汁都被排出,就是已经"排空"的状态。

二、喂完奶后需要排空乳房吗?

具体问题需要具体分析,我们分几个情况详细跟大家说明。

1. 宝宝够吃,正常亲喂　如果妈妈的乳汁能够维持正常的亲喂,就不需要刻意的排空乳汁。只要你是按需哺乳,宝宝自己会掌握排空度,差不多每次吃掉乳房中可用乳汁的 67% 时,乳汁将有效分泌。并且亲喂 2 ~ 3 个月后,乳汁的分泌也会与宝宝的需求达到平衡。

2. 乳汁不足,需要追奶　需要追奶的妈妈,一定要记住宝宝是最好的催乳师! 如果妈妈乳汁不足需要追奶,一定先亲喂,亲喂过后可以稍等一会儿用手挤奶或者吸奶器来帮助乳房排空,这样的话,刺激乳汁分泌,有助于追奶。晚上是泌乳的高峰,妈妈们千万不要忽视晚上的喂奶,累并快乐着吧。

3. 乳汁太多,怕乳汁淤积　如果乳汁特别多的妈妈,发现吃完奶后,乳房还是沉甸甸的,应该去想一想,为什么乳房的乳汁没有充分排出来,是因为孩子无效吸吮?还是姿势错误? 要去提升孩子移除乳汁的效率。着急的情况下可以先把乳汁挤出来,也要回过头去找原因。

如果确认孩子已经吃够,而乳汁还有多余,也要给乳房留下"奶多了,不要再多产"的信号,也就是留一些乳汁在在乳房里,等待身体减产,而不是继续"排空",这样才能避免后续出现越来越多的乳汁,从而导致淤积,乳腺炎等。

4. 已经乳汁淤积有硬块　已经乳汁淤积形成奶结或者硬块的妈妈,需要排出淤积的乳汁。奶结或硬块消失了,就不需要排奶了,正常喂奶就好。

如果实在解决不了,需经专业人员进行全面评估后,再有针对性地予以指导,余姚市人民医院设有专门的母乳喂养门诊，能为大家排忧解难。

乳汁是随吃随产，移除多少就产生多少，乳房是不能被彻底排空的。供需平衡是母乳喂养的终极状态，也是最佳状态，妈妈不会觉得涨奶、漏奶，宝宝吃就有，宝宝不吃妈妈也不会觉得涨。愿每一位母乳妈妈都能达到这种完美的平衡。

（张彧）

第十六节　有一种"堵"比长假堵车还要闹心！

每年的十一长假，"堵"都会成为关键词，今天我们不聊"堵车"，来聊聊另一种更闹心的"堵"——堵奶！堵奶，又叫"乳腺管堵塞""乳汁淤积"，是指因为各种原因乳汁长时间没有及时有效排出，淤积在乳腺管某个部位，乳汁越积越多，妈妈突然感觉出现乳房硬块，多数情况下都会伴有乳房局部疼痛，可能还有局部发红，但还没有出现发烧等其他表现。

一、常见堵奶的原因

1. 喂哺宝宝的次数和时长突然减少了，经历长时间涨奶没有及时排空。

2. 内衣穿着过紧，给乳房造成局部压力。

3. 饮食油腻，过早进补催乳汤。

4. 宝宝吸奶姿势不正确。

5. 有乳房手术史或乳房外伤的会加重堵奶概率。

7. 精神因素：妈妈疲劳或心理压力大。

二、堵奶处理方式

1. **勤喂，让宝宝频繁地吸奶**　堵奶后，正确的做法是让宝宝继续吮吸自己的乳房，因为在淤乳发生的四五个小时内，乳汁尚未变质，是可以放心哺乳的，通过哺乳，不但喂饱了宝宝，也可以治疗妈妈的乳腺炎。

2. 调整宝宝吃奶的姿势 需要宝宝正确的、足够深度的含乳，确保有效吸吮。最好让宝宝的下巴对着淤积的那个方向来吃奶。因为宝宝吃奶时，下巴是最用力的，相对来说，最容易把淤积吃通。如果是混喂，可以考虑暂时减少奶粉的量甚至完全不加奶粉。

3. 刚开始堵奶时，热敷＋宝宝吸 热敷后乳腺管会扩张，有利于乳汁的排出。但是，切记，热敷之后不能及时有效的排出，只会适得其反，让本就淤积的乳房越涨越厉害。热敷是为了帮助把奶排出来，敷本身并不能排奶。正确的热敷方法，是在喂奶前用40度左右的热毛巾敷3分钟左右，然后喂奶，最好是宝宝能把全部奶吃通、吃净。

4. 出现红肿，发炎，排奶＋冷敷 乳腺管堵塞时常常会造成乳腺管附近组织水肿。在妈妈喂完奶或通过吸奶器、手挤排完奶之后进行冷敷，有助于乳房组织水肿的消退，这样乳腺管里的乳汁流动也会更顺畅。冷敷方法有：

（1）毛巾冷敷：这是最简单的方法，把毛巾用常温水打湿敷在奶结部位即可，如果有冰水就更好了。

（2）包心菜冷敷：包心菜、生土豆片，都可以冷敷。

（3）退热贴冷敷：妈妈们为宝宝发烧备下的退热贴，在奶结时也可以发挥作用。

冷敷时间：排奶后，进行20～30分钟的冷敷。2～3个小时后没有缓解可继续冷敷一次，直至奶结症状得到缓解。

5. 吃不对，堵上加堵 不要过早进食油腻的汤水，注意膳食均衡。虽然喝汤催奶这事确实因人而异，有的人拼命喝汤，奶水都不见多；有的人喝一碗汤，甚至一杯温水下肚都会立马涨奶。但是不管哪种情况，这个时候喝汤催奶，无异于火上浇油。所以，在乳汁淤积发生时，无论是猪脚汤，还是鸡汤，还是骨头汤，请暂停油腻的汤汤水水、大鱼大肉。

6. 健康的生活方式 若妈妈们时常熬夜或长时间处于精神紧张的状态，那么体内的分泌自然也会受到影响，这就更加容易出现堵奶症状了。因此，为了宝宝的健康，妈妈们记得调整好自己的生活节奏，保持心情舒畅，多与家人交流情绪，保持良好的精神状态迎接生活。

堵奶妈妈可以通过以上方法，正确的哺乳、排空乳汁来缓解不适。但如果坚持频繁哺乳超过 24 小时，仍很难受，甚至更严重，不建议硬抗，赶紧来余姚市人民医院母乳喂养门诊就诊，接受专业人士的指导。

（梅园园）

第十七节　干货：急性乳腺炎家庭护理中的三大误区

哺乳期乳腺炎在哺乳期妈妈中发病率高达 2.5% ~ 27%，其发病速度较快，来势汹汹，会导致产妇体温上升，乳房疼痛，造成较大的心理和生理创伤。此时妈妈们容易"病急乱投医"，甚至采取一些不恰当的方法，让自己遭受更大的痛苦。今天余姚市人民医院妇产科"母乳喂养门诊"的陆杏仁老师带来干货，为大家答疑解惑，快来看看吧。

接生三十多年来，我原本以为生孩子的痛是女人一生中最难忘的痛，到母乳喂养门诊后才知道乳腺炎的涨奶痛如果护理不当，真的比生孩子还痛。在门诊和公众号咨询时，我经常会收到以下焦急的求助：

"医生，我的涨奶太痛了，比生孩子还痛，求求你让我回奶吧！"

"乳腺炎发病期间经过非医按摩后，那段时光简直是生不如死。"

为了帮助更多的奶妈们快乐哺乳，笔者结合临床经验，并参考西尔斯的《母乳喂养全书》《母乳喂养理论与实践》、北京市海淀妇幼保健院乳腺科的高雅军主任医师在育人哺乳科学会上分享的《哺乳期乳房的人工干预》和《2020 年版中国哺乳期乳腺炎诊治指南》，梳理了奶妈们患急性乳腺炎时，家庭护理中的三大误区，希望能对大家有所帮助。

误区一：乳腺炎发热乳腺胀痛时，家人往往用水温大于 50 度的毛巾热敷，而且乳房热敷时间超过 20 分钟。

结果导致：热敷乳房后体温不退反而上升，因热敷后使局部血管扩张，血液循环加快，乳房肿胀疼痛更加明显。

正确做法：乳腺炎发热乳房胀痛时，用冰箱冷藏过的湿毛巾持续冷敷额头和两侧乳房 20 分钟（乳房也可用"乳房冷敷贴"冷敷），同时用温水泡脚 20 分钟，休息 20 分钟后重复做，通过物理降温来缓解症状。

因为冷敷使局部血管收缩，渗出减少，减轻由于组织肿胀压迫神经末梢引起的疼痛，乳房冷敷压制泌乳因子，使乳汁分泌减少。同时降低细胞的新陈代谢和细菌的活力，抑制炎症的扩散。在医生的指导下选用口服乙酰氨基酚或布洛芬（乙酰氨基酚和布洛芬是哺乳期安全用药），达到降温、镇痛、消炎作用。

误区二：乳腺炎发热奶胀时，不少家人的行为，印证了我们余姚人的一句老话"心急乱投医"，而且投的往往还不是医呢。第一时间找社会上的非医去按摩通乳。

结果导致：越按摩体温越上升、乳房胀痛越明显，来门诊咨询的奶妈大部分都有非医按摩通乳的经历，有些乳腺化脓了才来医院求诊。

正确做法：避免非医大力按摩，及时寻求专业医护人员的帮助，让宝宝勤吸吮或者用正确的手挤奶，有效地移出乳汁。

因为乳房在涨奶时，泌乳细胞极度充盈，让宝宝吸吮引起泌乳反射，垂体后叶分泌催产素，这种激素会使每个乳腺周围的弹性组织收缩，挤出大量乳汁，涨奶减轻。如果这时用一双有力的大手在脆弱的乳房上按摩，使乳腺导管压力增加、破损，乳汁外溢到乳腺间质中，引起炎性反应，破坏周围腺体组织和血管、间质组织，引起局部红肿疼痛和发热加重。按摩的时间越久、力度越大，受损的乳腺组织越广泛。

误区三：乳腺炎发热或使用抗生素时，家人立即让宝宝停吸母乳，怕奶妈发热或使用抗生素后的乳汁不安全而伤害到宝宝，改用吸奶器吸奶。

结果导致：一方面吸奶器吸奶乳汁排出不畅，涨奶症状未缓解；另一方面宝宝停止哺乳，不利于乳腺炎的恢复。而且用奶嘴奶瓶喂养宝宝，会造成宝宝对乳头错觉，宝宝回归乳房困难。

正确做法：乳腺炎发热或使用哺乳期安全的抗生素后，继续让宝宝哺乳是治疗乳腺炎的最佳方案（乳腺炎发热不需要停止母乳喂养）。因为在妈妈患病之前已经接触到了细菌，与此同时宝宝也会接触到同样的细菌。妈妈发病后，乳汁中会产生大量的针对这种细菌的免疫物质，通过哺乳传递给宝宝使其得到保护。同时，患病的乳房通过不断的哺乳，乳汁流动起来，有利于疾病恢复。引起急性乳腺炎的细菌通常是金黄色葡萄球菌，医生选择的抗生素为青霉菌类（哺乳风险 L1）和头孢类（哺乳风险 L2），这两类抗生素是哺乳期安全使用的药物。

以上列举了家庭护理中常见的三大误区，我们也特别总结了以下八个锦囊，希望各位奶妈早日摆脱乳腺炎的困扰。

1. 急性乳腺炎奶妈们去急诊外科或乳腺科求诊后，别忘了来母乳喂养咨询门诊接受专业的指导。

2. 患急性乳腺炎的奶妈们要休息！休息！还是休息！重要的事情说三遍，你可要记住噢。和宝宝一起上床休息、喂奶。休息可以缓解压力，恢复免疫系统的正常运作，有利于乳腺炎的康复。

3. 奶妈们在用抗生素几天后，感到好转，还是要完成整个抗生素治疗疗程(10~14天)，否则会有乳腺炎复发的危险。

4. 喂奶时要确保宝宝含接姿势正确，避免乳头损伤，如有损伤及时治疗及护理，防止细菌进入乳管引起乳腺炎。

5. 奶妈们哺乳前要做到勤洗手。

6. 哺乳期奶妈要保证足够而均衡的营养摄入，避免油腻饮食，保持大便通畅。

7. 如果奶量多的奶妈不要过度去排空乳房，越排空奶越多，会增加乳腺炎的风险。

8. 避免母婴分室，造成错过或延迟哺乳。

很多奶妈在母乳喂养期间，存在着许多误区，走了不少弯路，想要远离乳腺炎，需要妈妈们在孕期就认真学习母乳喂养的相关知识，生产后均衡饮食，睡眠充足，保持心情舒畅。当母乳喂养出现问题时请及时咨询专业医护人员，这样才能安心享受与宝宝的温馨时刻！

（陆杏仁）

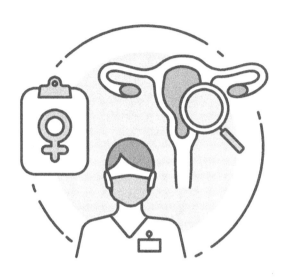

育儿篇

第一章 新生儿

第一节 产后新生儿早期保健知多少

很多宝妈尤其是初产妇在刚生下宝宝后，目光都离不开宝宝，心里也会好奇我们产房工作人员在对宝贝做些什么呢？其实在这一过程中我们是在帮助宝妈和宝贝们顺利地进行新生儿早期保健呢！新生儿出生时有哪些需要呢？

一、新生儿出生至生后 90 分钟保健措施

很简单啦，我们需要顺畅的呼吸、及时的保暖、妈妈的呵护以及甘甜的乳汁。阿姨，请给我"三个立即、两个不要、让我贴在妈咪胸膛 90 分钟"可以吗？

出生后即刻保健内容：

1. 出生时即刻报告出生时间及性别。

2. 将新生儿立即置于母亲腹部的干毛巾上。

3. 生后 5 秒内立即和彻底擦干新生儿。

4. 不做常规口鼻吸引，除非口鼻被阻塞。

5. 不做胎粪吸引，除非新生儿气道梗阻。

6. 移开湿毛巾，开始保持母婴皮肤接触至少 90 分钟，并用干毛巾遮盖新生儿身体和戴上软帽保暖。这期间不要将母婴分离，除非有紧急情况时。

"妈妈，我饿了！"当宝贝出现类似流口水、舔舌、寻找爬行等动作时我们会帮助其完成第一次母乳喂养，促进早吸吮及早开奶。当然我们医务人员会随时在旁边观察监测，每 15 分钟测量 1 次新生儿呼吸及体温。

二、新生儿生后 90 分钟至 24 小时的保健措施

"我想要这样的新型护理保健顺序。"

常规保健项目：如：新生儿体检、体重和身体测量、带手脚圈、眼部护理、维生素 K_1 的使用及预防接种均推迟至 90 分钟后进行，避免干扰这珍贵的母婴皮肤接触和第一次母乳喂养。与妈妈核对身份后，重新回到母亲的怀抱中。

三、出院前新生儿保健措施

"爸爸妈妈要回家啦，你们赶紧记下来！"

1. 指导母乳喂养知识：提倡纯母乳喂养至 6 个月，鼓励母亲按需喂养并评估母乳喂养情况。告知其喂养困难应及时联系医务人员（余姚市人民医院设有专门的母乳喂养咨询门诊及相应咨询热线等）。

2. 保暖和洗澡：母婴同室室温保持在 22 ~ 24℃，新生儿衣服包被应选取干净、柔软为宜。给宝宝洗澡时应保证室温在 26 ~ 28℃。

3. 出院前为新生儿进行全面体格检查。

4. 危险体征的识别：随时观察宝贝有无吃奶差、惊厥、呼吸增快（呼吸频率 ≥ 60 次 / 分）、三凹征、四肢活动减少、体温大于 37.5℃ 或小于 35.5℃ 等情况。若出现以上任一情况应及时就医。

（陈赟）

第二节　正常新生儿护理

在产科，经常会碰到新爸爸新妈妈们对于自己的宝宝束手无策，该如何正确护理自己的宝宝呢？笔者就跟新爸爸妈妈们讲讲正常新生儿的护理。

1. **皮肤护理**　新生儿在脐带未脱落前，应避免脐部与水的接触，沐浴时宜用无刺激性的婴儿专用香皂，沐浴后要用干软的毛巾将身上的水吸干，并可在皮肤皱褶处

涂少许爽身粉。每次换尿布后一定要用温热毛巾将臀部擦干净，并涂少许护臀霜以防红臀。

2. 五官护理　应注意面部及外耳道口、鼻孔等处的清洁，但切勿挖外耳道及鼻腔，由于口腔黏膜细嫩，血管丰富，极易擦伤而引起感染，故不可用劲擦洗口腔，更不可用针，特别是不洁针去挑磕牙龈上的小白点，以防细菌由此处进入体内而引起败血症。

3. 脐部护理　在新生儿脐带脱落之前，应注意不要沾湿和污染。洗澡后，用75%酒精棉签消毒，消毒时让宝宝脐带根部露出来后，用75%酒精棉签依脐带根部→脐带→周围皮肤的顺序擦拭。与脐带残端接触的衣物、尿布等都必须保持洁净、干燥，发现潮湿时药及时更换。要特别注意避免大小便污染。

4. 预防感染　护理新生儿时，要注意卫生，在每次护理前均应洗手，以防手沾上污的细菌带到新生儿细嫩的皮肤上面发生感染，有传染性疾病或带菌者则不能接触新生儿，以防新生儿受染。在哺乳时间应禁止探视，以减少新生儿受感染的机会。

5. 哺乳和喂养　应母乳喂养，妈妈暂时没有分泌乳汁，也要尽量让新生儿吸吮乳头，以促进乳汁分泌，并增进母婴的感情利于母体应分娩造成的产后伤口的愈合。

母乳喂养前应洗手并将乳头清洗干净。母乳的时候最好是一边乳房吸空喂饱后下次再换另一边乳房，以防残奶淤积在乳房内，如一边乳房一次喂饱后仍有多余的乳汁，则应借助吸奶器将乳汁排空，以促进乳房的正常泌乳并避免乳汁淤积或继发感染。

人工喂养时奶嘴洞大小应适中并注意温度，奶嘴喂奶时尽量不要让宝宝吸进空气，以免吐奶，而喂完之后可轻拍宝宝背部，以免积气。

此外要对奶瓶、奶嘴严格煮沸消毒。一般情况下3小时左右喂一次，每次以吃饱为原则：即宝宝吃奶后不哭不吵，且体重正常增长。

6. 温度和光线　新生儿对外界温差的变化有些不适应，适宜的室内温度应保持在25～28℃。而室内的光线不能太暗或太亮，有些家长认为新生儿感光较弱，害怕刺激眼睛，常常喜欢挂上厚重的窗帘，其实这是不宜的，应让宝宝在自然地室内光线里学会适应，而避免阳光直射眼部。

7. 睡眠和卧位　新生儿通常每天要睡18～20小时，新生儿应每隔2～3小时弄醒一次，予以喂奶。新生儿容易溢奶，因此应采取侧卧位。防止呕吐物倒流入气管导致窒息。

8. 乳腺增大　母亲怀孕后，体内孕激素、催乳素等含量逐渐增多，直到分娩前达到高峰。这些激素能促进乳腺发育和乳汁分泌，胎儿在母体内通过胎盘受到影响。因此有的新生儿会出现乳房增大。出生后来自母体的激素消失，增大的乳房也渐渐消失了。

9. 皮肤黄染　新生儿出生后 2 ~ 3 天皮肤变黄，但过 7 ~ 10 天后，逐渐减退而消失。这种现象称为生理性黄疸。

10. 马牙　新生儿齿龈边缘或在上腭中线附近常会有乳白色的颗粒，看起来像长出牙，俗称"板牙"或"马牙"，这是上皮细胞堆积形成的。一般经两周左右可自行吸收或脱落。

11. 溢奶　新生儿的食道与连接处的贲门以及胃与十二指肠连续处的幽门几乎在同一水平位上，胃的容量较小，贲门肌肉发育也尚未完善，关闭不严，容易引起胃内奶汁倒流。尤其是喂奶后立即换尿布，哭闹或多动时更会发生溢奶现象。

12. 女婴阴道出血　女婴于生后一周左右阴道有少许分泌物或黏液属正常现象。这是由于胎儿在体内受母体雌孕激素作用，出生后雌激素水平迅速下降，使子宫及阴道上皮组织脱落，医学上称为"假月经"，属正常生理现象。

13. 呼吸不规律　新生儿肋间肌较弱、鼻咽部和气管狭小，肺泡适应性差，呼吸主要靠膈肌的升降，所以新生儿以腹式呼吸为主。胸式呼吸较弱且浅，新生儿每次呼气与吸气量均小，不能满足机体对氧的需要，所以呼吸较快，每分钟可达 40 ~ 50 次，这属生理现象。

14. 下巴抖动　新生儿出现下巴不自主的抖动，不伴其他症状，属正常生理现象。这是由于新生儿神经系统尚未发育完善，抑制功能较差。

15. 打喷嚏　新生儿偶尔打喷嚏并不是感冒的症状。新生儿鼻腔内血运丰富、鼻腔狭小、鼻脸短，有外界微小物质，如棉绒、绒毛、尘埃等均可刺激鼻黏膜引起打喷嚏，溢奶反流至鼻腔中，也可引起喷嚏。

宝宝都是爸爸妈妈们的心头肉，笔者希望通过此文章对新爸爸妈妈们有所帮助，能够更加得心应手的护理自己的宝宝。

（罗清清）

第三节 抱娃姿势有讲究，教你如何正确抱新生儿

几番期待，宝宝终于出生了，新上任的爸爸妈妈们是不是有点手足无措了，即便是抱新生宝宝这一个动作，都要小心翼翼进行，生怕伤到宝宝。特别是新手爸爸们，由于之前几乎没有机会接触小宝宝，加上动作、用力都拿捏不准，很容易对新生宝宝造成伤害。下面就学学抱新生宝宝的小技巧吧。

一、抱起新生儿的四个步骤

1. 把手放在宝宝头下　把一只手轻轻地放到宝宝的头下，用手掌包住整个头部，注意要托住宝宝的颈部，支撑起他的头。注意不要夹着宝宝的腋窝抱起来！这个姿势宝宝会觉得很不舒服。而且新生儿的头颈还很软，无法支撑起自己的头部，采用这种姿势有可能会让宝宝的颈部受伤。

2. 另一只手去抱屁股稳定住头部后，把另一只手伸到宝宝的屁股下面，包住宝宝的整个小屁屁，力量都集中在两个手腕上。

3. 慢慢把宝宝的头支撑起来　这个时候，就可以慢慢地把宝宝的头支撑起来了，注意一定要托住宝宝的颈部，否则他的头会往后仰，这样会不舒服。妈妈要用腰部和手部力量配合，托起宝宝。

4. 把宝宝抱起来，并确认手的位置　两只手都用力，把宝宝从床上抱起来，然后确认一下手的位置，正确的位置应该是一只手托住宝宝的头和颈部，一只手托住宝宝的屁股。

二、抱宝宝时要注意什么呢？

1. 在抱宝宝之前，妈妈应洗净双手，摘掉手上的戒指，以免划伤宝宝娇嫩的肌肤，并待双手温暖后，再抱宝宝。

2. 抱宝宝时，动作要轻柔，妈妈应当始终微笑地注视着宝宝的眼睛，动作不要太快太猛，即使在宝宝哭闹时，也不要慌乱。多数宝宝喜欢妈妈用平稳的方式抱着自己，这使他们感到安全。

3.抱宝宝时，要经常留意他的手、脚以及背部姿势是否自然、舒适，避免宝宝的手、脚被折到、压到、背部脊椎向后翻倒等，给宝宝造成伤害。

4.满3个月前，宝宝颈部力量很弱，还无法支撑自己的头，所以妈妈在抱起和放下宝宝的过程中，应始终注意支撑着他的头。

5.由于新生宝宝的颈部肌肉尚未发育完全，3个月以内的宝宝都应采取横抱的方式，不建议长时间竖抱，这是因为竖抱宝宝时，宝宝颈椎将承受头部的全部重量，造成颈部的损伤进而影响到宝宝的发育。

让我们好好的来抱抱可爱的宝宝吧！

（卢霞飞）

第四节　新生儿抚触

宝宝从妈妈温暖的羊水中来到这个陌生的世界，内心充满了惶恐和不安，出生后他们响亮的哭声不仅是心理需求的表达，更是内心世界的陈述。新生儿抚触可以增加宝宝的安全感，也是一种很好的感情交流方式。爸爸妈妈通过抚触向宝宝传达爱意，宝宝亦可以通过抚触最初认识自己的爸爸妈妈。

一、什么是新生儿抚触？

新生儿抚触，也叫新生儿触摸，是一种通过触摸新生儿的皮肤和机体，刺激皮肤感受器上传到中枢神经系统，促进新生儿身心健康发育的科学育婴新方法。

在人类感觉器官中，最早的发展是触觉，婴幼儿通过触摸获得情绪上的满足，感觉到安稳、舒适、温馨和喜悦，更可以感受到父母亲的疼爱和关怀。所以，适当地给予孩子温柔的抚摸，不但可以刺激宝宝感觉器官的发育，也可以增进宝宝的生理成长和神经系统反应，更可以增加宝宝对外在环境的认知，在触摸的过程中，也能增进父母与宝宝之间的感情交流，促进宝宝心理健康地成长。

二、如何进行新生儿抚触？

1. 新生儿抚触前准备

（1）将房间温度调至 26 ~ 28℃，放一些柔和的音乐，并确保 15 分钟内不受干扰。

（2）准备好婴儿润肤油、毛巾、尿布、衣服等。

（3）选择适当的时候进行抚触，不宜太饱或太饿。

（4）操作者取下手表、戒指等，避免抚触时伤及新生儿，用洗手液、流水洗净双手。

2. 新生儿抚触步骤

（1）前额：双手拇指放在眉心，其余四指放在宝宝头两侧，拇指由眉心至太阳穴，3 ~ 5 次。

（2）下颌：两拇指放在下颌中央向，其余四指放在宝宝脸颊两侧，双手拇指向外上方按摩至耳后下方，画出微笑状，3 ~ 5 次。

（3）头部：两手指尖相对，手心向下放在前额上，食指与发际相平，双手同时抚过头顶至脑后，3 ~ 5 次。

（4）胸部：（顺畅呼吸循环）双手放在宝宝胸前两侧肋缘，右手向上滑向宝宝的右肩，复原，左手以同样的方法进行，3 ~ 5 次。

（5）腹部（有助于肠胃活动）左手放在婴儿的右下腹向左下腹，顺时针方向划半圆；右手紧跟着左手从右下腹部沿弧形按摩。避开脐部，动作轻柔（或画出 I–L–U）。

（6）手部：捏挤扭转，反反复复。

将婴儿的双手下垂，用一只手捏住其胳膊，从上臂到手腕部轻轻挤捏，然后手指按摩手腕，用同样的方法按摩另一只手。搓滚小棒手：双手夹住小手臂，上下搓滚，并轻捏宝宝的手腕和小手。在确保手部不受伤害的前提下，用拇指从手掌心按摩至手指。

（7）腿部：捏挤扭转，反反复复。

按摩婴儿的大腿膝部、小腿，从大腿至踝部轻轻挤捏，然后按摩脚踝及足部。

搓滚小棒腿：双手夹住小棒腿，上下搓滚，并轻捏宝宝的脚踝和脚掌。在确保脚踝不受伤害的情况下，用拇指从脚后跟按摩至脚趾。

（8）背部：舒缓背部肌肉。分分合合上上下下，双手平放背部从颈部向下按摩，然后用手尖轻轻按摩脊柱两边的肌肉，再次从颈部向底部迂回运动。

3.新生儿抚触口诀

（1）头部：展展眉；笑一笑；摸摸头。

（2）胸部：交叉胸；顺时针；旋转肚。

（3）四肢：捏捏手；捏捏脚。

（4）背部：横摸背；竖摸背。

边按边数数，宝宝快长大。

三、新生儿抚触的好处

1.促进婴儿的生长、行为发育和协调能力。

2.增强机体免疫应答。

3.减轻机体对刺激的应激反应。

4.缓解结肠胀气。

5.增强自我认知能力。

6.促进母婴情感交流。

7.增强婴儿睡眠，减少婴儿哭闹。

四、新生儿抚触的注意事项

1.对新生儿每次抚触15分钟即可，一般每天进行3次抚触。要根据婴儿的需要，一旦感觉婴儿满足了即应停止。

2.婴儿出牙时，面部抚触和亲吻可使其脸部肌肉放松。

3.开始时要轻轻抚触，逐渐增加压力，好让婴儿慢慢适应起来。

4.不要强迫婴儿保持固定姿势，如果婴儿哭了，先设法让他安静，然后才可继续。一旦婴儿哭得很厉害应停止抚触。

5.不要让婴儿的眼睛接触润肤油。

（黄桑桑）

第五节　新生儿脐部护理

肚脐，中医学称之为"神阙"。当胎儿还在妈妈肚子里时，通过脐带吸取母体营养成分及排泄代谢物。当新生儿呱呱坠地时，医生会剪断连着母亲和胎儿的脐带，此时，脐带失去保留意义，慢慢地脐带会从根部脱落，从出生剪断脐带到从根部脱落大约需两周的时间。

脐带剪断后便形成了创面，这是细菌侵入新生儿体内的一个重要门户，轻者可造成脐炎，重者往往导致败血症和死亡，所以脐带的消毒护理十分重要，在长出痂而从根部脱落前需保持清洁，避免造成细菌感染，因此需要精心护理。

新生儿出生断脐后如何护理是最常令宝爸宝妈头痛的一件事。其实，没有那么难，住院期间，医护人员会很细心地进行脐部消毒等护理措施，并且会细致地教会宝爸宝妈如何护理好脐带。当出院回家以后，宝爸宝妈就可以正确的护理照顾，直至脐带干燥脱落为止。

一、新生儿脐部护理方法

1. 准备好快速手消液、75% 酒精棉签、碘伏棉签、污物盒。

2. 操作前，我们必须进行手消毒，保证手卫生。室温在 25℃左右。

3. 轻轻解开新生儿衣服，充分暴露新生儿脐部。

4. 一只手固定暴露结扎的脐带，另一只手拿起酒精棉签，用画圈的方式以脐窝为中心顺时针擦拭。

5. 更换棉签，再消毒一次，避免同一根棉签重复擦拭已消毒部位。

6. 消毒完毕，轻轻整理好新生儿衣服。

二、新生儿脐部护理注意事项

在脐带结扎 24 小时内，应观察宝宝脐周出血情况，若出血较多，应重新消毒、结扎。宝宝的脐带脱落前或刚脱落脐窝还没干燥时，脐带和脐窝一定要勤消毒，以每天消毒 2 ~ 3 次为宜。用 75% 酒精棉签或者碘伏棉签。

宝宝的脐带脱落前或刚脱落脐窝还没干燥时，一定要保证脐带和脐窝的干燥，因为即将脱落的脐带是一种坏死组织，很容易感染上细菌。所以，脐带一旦被水或尿液浸湿，要马上应用干棉球或干净柔软的纱布擦干，然后用酒精棉签或者碘伏棉签消毒。

一般情况下，宝宝的脐带会慢慢变黑、变硬，2 周左右会正常脱落。如果宝宝的脐带一个月后仍未脱落，要仔细观察脐带的情况，若无感染迹象，如红肿或化脓、大量液体从脐窝中渗出等情况，将宝宝抱至住院病区护士站，由专业人员将脐带残端剪除。

脐带残端一经脱落，肚脐就形成了。在脐带残端自然脱落的过程中，肚脐周围常会出现轻微的发红，这是脐带残端脱落过程中的正常现象，宝爸宝妈不用过于担心。但是，如果肚脐和周围皮肤变得很红，而且用手摸起来感觉皮肤发热，或者肚脐的渗出液像脓液或有恶臭味，那很可能是肚脐出现了感染，要及时带宝宝来院就诊。

（罗清清）

第六节　婴儿游泳——带宝宝重温妈咪羊水内畅游环境

随着时代的进步，越来越多的父母开始注重新生儿的身体锻炼与疾病的预防。其中，婴儿游泳成为大多数父母的首选方式。

什么是婴儿游泳呢?

婴儿游泳指自宝宝出生至一周岁期间，在设有安全保护措施以及专业护理人员一对一的看护下，根据孩子的月龄，身体部位采取相应的早期保健活动，分为主动游泳与被动游泳。游泳会对宝宝的心理，生理等方面产生非常多的好处。

好处一：促进心脏发育

婴儿在游泳的过程中需调动全身肌肉，因此耗氧量也会有所增加，同时水对宝宝的皮肤有压迫效果，可以促使宝宝外周静脉血液的循环，从而提高宝宝的心功能。

好处二：促进神经发育

游泳时水的浮力会让宝宝在潜意识里努力保持自身的平衡，这种意识源于人类的自我保护本能，因此当宝宝遇到此等情况时，便会不由自主地将这种需求通过身体传递给大脑皮层，有效促进大脑皮层的发育，进而提升宝宝的脑神经发育。

好处三：促进新陈代谢

在宝宝不断地蹬腿游泳过程中，促进孩子的排便。通过运动消耗能量，促进排便等方法加快宝宝的新陈代谢，提高宝宝的免疫力。

好处四：促进体格发育

游泳过程中，宝宝的手脚得到充分的伸展，不停重复游泳这个动作，刺激宝宝的骨骼、关节和韧带的发育，同时起到锻炼肌肉的效果。使孩子有个健康的好身体。

温馨提醒：

1. 一星期游泳约 1 ~ 2 次为宜，每次约 15 ~ 20 分钟即可。

2. 孩子感冒或身体不适时不宜游泳或可随时停止游泳。

3. 游泳完毕，最好在 15 ~ 20 分后喂食。

4. 须在专业人员的看护下进行。

（任梦佳）

第七节　新生儿睡眠这些事儿，新手爸妈必看！

面对刚出生的宝宝，新手爸妈永远是十万个为什么。看到宝宝呼呼大睡，爸爸会问：宝宝为什么一直睡觉啊；看到宝宝睡时哼唧，妈妈会问：宝宝是不是不舒服啊……带着种种疑惑，下面我们就来了解一下新生宝宝的睡眠。

一、新生儿睡眠时间

睡眠是每个人正常生活中不可缺少的一部分，良好的睡眠能消除疲劳，有利于机体的新陈代谢，促进生长发育。NSF 专家们给出了一个大致的睡眠时长的建议：0 ~ 3 个月推荐为 14 ~ 17 小时，但 11 ~ 19 个小时都可能是正常的。

睡眠时间是有个体差异的，家长不需要刻意追求书本上的数字，只要你家宝宝白天精力充沛，正常吃奶，体重按年龄增加，就说明孩子睡眠是充足的。新生儿的睡眠模式不论是成人还是宝宝，我们的睡眠都是由深睡眠和浅睡眠两个阶段不断循环组成。

婴儿的睡眠大部分是浅睡眠。浅睡时常常有吸吮动作、噘嘴、身体扭动、使劲/脸憋得通红、肌肉颤动、偶尔发声，呼吸不规则这些表现都是正常的。这个时候不要去打扰宝宝，浅睡眠对宝宝的大脑发育很重要。与成人相比，新生宝宝睡眠中的浅睡眠所占的时间比例较大，并且新生儿睡眠与成人另一个不同点在于成人入睡后直接进入深睡眠，而4个月以内的小婴儿则先进入浅睡眠20分钟后，才进入深睡眠。这也可以解释为什么宝宝明明睡着了，但睡得不沉，容易被周围的声音惊动。这些实际上是由宝宝的睡眠特点决定的，并非存在睡眠问题，只有等到宝宝进入深睡眠时才不会醒。

二、新生儿的睡眠安全

前不久的“婴儿趴睡窒息”新闻引发了许多关注。很多我们习以为常的睡眠习惯，其实隐藏着很多危险因素。AAP的安全睡眠指南及中国婴幼儿睡眠健康指南给出了以下建议：

1. 仰睡是相对安全的睡姿，但是对于吐奶比较严重的宝宝，可以在吃完奶后在父母的关注下侧睡，如果宝宝已经会翻身了自己从仰睡翻成趴睡，也不用特地翻宝宝。

2. 除了紧绷的床垫外，婴儿床上不能有任何的东西，包括抱枕、毛绒玩具等，防止这些物品阻挡宝宝的正常呼吸或盖到他脸上造成窒息。

3. 和爸爸妈妈睡一房间，但不要同一张床。爸爸妈妈面临的选择通常有三种：同床睡眠，同屋不同床睡眠、单独房间睡眠。在生后的第一年建议可以采取宝宝与父母同屋但单独小床睡眠的方式。

4. 另外不能在汽车座椅、推车或摇椅上睡眠超过60 ~ 90分钟，不能将婴儿床放在有人抽烟的室内等。

三、如何帮助新生儿睡个好觉

1. 舒适的环境

保持室内温度在 20 ~ 24℃、湿度在 50% 左右且空气良好。可以将灯光调暗，同时尽量减少噪音。宝宝穿着衣服要与环境温度相适应，避免太热。即使天气很冷也不要在宝宝身边放热水袋或电热毯。

2. 健康的母乳喂养

一般奶液在新生儿胃中排空时间短，约 3 小时即可排空。新生儿需要按需喂养。当宝宝饥饿时，也会影响睡眠质量。而对于刚出生的宝宝，如果夜间睡眠持续时间比较长，这个时候妈妈就需要叫醒宝宝吃奶。夜间吃奶间隔一般不应超过 4 小时。对于大一点的宝宝来讲，如果宝宝生长发育良好，晚上睡眠持续时间超过 4 小时，也不必叫醒宝宝吃奶，不用像新生儿那样定时吃奶。

3. 警惕肠胀气

睡前哭闹，吃好不入睡、睡眠不安容易惊醒可能是肠胀气引起。可以给宝宝进行腹部按摩，介绍一种"I LOVE U 婴儿按摩排气操"。

4. 创造安全感

初来乍到的新环境，宝宝缺乏安全感。我们可以通过"裹襁褓"模拟子宫环境让宝宝觉得安心舒适。学会正确的裹襁褓方法，可以有效帮助新生儿睡眠，但是不要包裹太紧，尤其是像过去紧紧包裹双腿的方法是绝对错误的！宝妈也可以借助防惊跳睡袋，让宝宝和自己都有一个好睡眠。

（杨恩）

第八节　一篇有味道的科普，宝宝便便知多少？

当妈以后，宝宝"吃喝拉撒"成了全家人最关心的问题，关于宝宝的"吃喝"，我们的公众号前期已经科普过"母乳喂养"的相关知识，今天就来说说："拉"——宝宝的便便。宝妈在养育过程中常常会因为宝宝的便便次数、颜色或味道的变化而焦心不已，由此可见，粑粑在宝宝的成长过程中，扮演着多么重要的角色。

从某种程度，宝宝的便便可以反映宝宝健康状况，但每个宝宝个体有差异，除了次数，还要结合便便性状、颜色、量的变化等，那么，你了解宝宝的便便么？怎么样的便便才算正常？宝宝几天不拉便便怎么办？接下来我们将一起解开宝宝的各种便便之谜。

一、宝宝每天拉几次是正常？

对于不同的孩子，不同的喂养方式以及孩子的胃肠道耐受情况来说，每个孩子都是不同的。如果是母乳喂养的孩子，大便次数可能较多，可能一天 4 ～ 6 次不等，最多不能超过喂奶的次数。如果是吃奶粉的孩子，大便次数可能一天 2 ～ 3 次，最多不能超过 6 次，如果超过这个范围，那么就考虑孩子是腹泻病的范畴了。另外对于孩子的大便来说，不能光看次数，更重要的也要看孩子大便的性状。

新生儿：一般一天是 4 ～ 6 次，肠胃反应快的宝宝，甚至可以达到 10 次左右。

全母乳喂养：便便更稀、次数更多，宝宝在满月前，每吃一次奶就拉一次大便都是正常的。

纯奶粉喂养：宝宝排便会在两天 1 次，到一天 3 ～ 4 次这个范围便便会更成型，黏稠一些。

混合喂养：排便次数介于纯母乳喂养和奶粉喂养的情况之间。

添加辅食后：次数会变少，一般在一天 3 次，到三天 1 次之间。

二、什么样的便便是健康的便便？

为了更直观地了解宝宝多种多样的便便：我们来看图说话（各位看官请先憋一口气，我们开始），首先来看正常便便有哪些：

黑绿色：刚出生的胎粪，像柏油一样黏稠，无臭，2 ～ 3 天后排尽。

黄色：纯母乳喂养，有颗粒，无臭，略带酸味，每天 2 ～ 8 次。

黄绿色：前奶吃多了，后奶没吃够，注意让宝宝吸空一边的乳房再换另一边。

淡黄色：配方奶喂养，糊状，有明显的臭味，每天排便 1 ～ 2 次。

棕绿色：开始添加辅食，逐渐接近固态，颜色更接近成人（吃特殊食物，比如紫红色的甜菜，便便也可能变色）。

深绿色：吃铁剂、含强化铁成分的辅食，黏稠或偏干。

但是如果出现以下性状的便便，说明有异常情况，请及时就医：

灰白色：偏灰白，甚至像粉笔白色，可能有严重的肝脏或胆囊问题。

深黑色：不是胎粪，质地黏稠，可能是消化道出血。

血红色：混有鲜血，可能是消化道活动性出血，大肠、直肠出血。

绿色：带有黏液，可能是病毒感染。

三、宝宝好几天没有便便怎么办?

"我家宝宝已经好几天没有便便了，是不是便秘?"

如果宝宝两三天，甚至四五天不排大便也没有痛苦的表现，排出的大便仍然是黄色软便，没有硬结，量也不是特别多，那很可能是宝宝在攒肚。

攒肚，是一种民间的说法，一般在宝宝满月后出现，是宝宝在满月后消化能力逐渐提高，对母乳充分地消化、吸收，导致每天产生的食物残渣很少，不足以刺激直肠形成排便而产生的现象。这是一种正常的生理现象，妈妈不用太紧张。据调查，大约有 50% ~ 60% 的宝宝会出现攒肚现象，其中大多是纯母乳喂养的宝宝。

关于攒肚和便秘，我们可以从以下几方面来区分（图 3-1）。

	攒肚	便秘
便便的性状	软便，稀糊状，排便不费劲	便便比较干、硬，排便费劲
精神状态	精神状态、食量、睡眠等一切正常	睡眠不稳，烦躁不安，排便时哭闹
发生时间	只发生在宝宝2~6个月	任何阶段都可能发生
喂养方式	纯母乳喂养	人工喂养、混合喂养，已添加辅食

图 3-1 攒肚与便秘

四、如何预防宝宝便秘？

多吃蔬菜水果多喂水：较小的宝宝可以适当多喂温开水（6个月内纯母乳喂养的宝宝不用额外添加开水），使便秘得到改善。吃辅食的宝宝可以多吃一些纤维素丰富的蔬菜泥水果泥，促进大便柔软，加快肠胃蠕动，帮助排便。需要注意的是，对于有憋粪的习惯性便秘的宝宝，过多的纤维素可能造成粪便嵌顿。

按摩：按摩可以促进肠蠕动，让宝宝躺在床上，妈妈用右手掌根部按摩宝宝的腹部，按照顺时针方向，边揉边推，每次持续10分钟，每天做2~3次，但要注意手法不要过重。

定时排便：一岁半左右的宝宝可以开始进行如厕训练，如让宝宝坐便盆，形成良好的排便习惯。按时训练半个月至一个月，可逐渐见效。

足够活动量：两岁以下孩子可以多爬，多下地行走，还不能下地的宝宝可以通过被动操、被动翻身促进宝宝肠蠕动。

（许亚芳）

第九节　新生儿皮肤问题：新生儿红斑和新生儿湿疹

新生儿出生后不久，妈妈们对于宝宝身上发出的红点都有很多疑问：

"医生，这个是什么呀？红斑？湿疹？"

"护士，那这个我们要怎么护理呢？"

那么，今天我们就来科普新生儿红斑和新生儿湿疹。

一、新生儿红斑

新生儿红斑又被称为新生儿过敏性红斑、新生儿毒性红斑或新生儿荨麻疹，是一种良性能自愈的皮肤病。很多宝宝出生2~3天后皮肤出现红斑、丘疹、风团或脓疱为特征，约有 30% ~ 70% 的宝宝会发生本病，多发生在胸背部、四肢近端、面部，不累及掌跖部位（手心脚心），一般 1 ~ 3 天后会自行消退，之后又有可能会反复。脓疱为无细菌性生长，由大量嗜酸性细胞填充。新生儿红斑的病因不明，可能与新生儿出生后外界刺激引起的非特异性反应有关；或肠道吸收物质的毒性作用引起的。

二、新生儿红斑日常如何护理？

1. 皮肤护理　选择纯棉质地的衣服。勤用清水洗澡，少用浴液，尽可能降低对宝宝皮肤的刺激。轻度红斑不需要特殊治疗，不要过度捂热。重度新生儿红斑，可在专科医生指导下使用外用药物。

2. 家里环境　环境温度不要太高，预防过多出汗。室温冬季保持在 20 ~ 22℃，夏季 24 ~ 28℃。每天定时通风，保持室内空气流动、清新。

3. 注意饮食　要坚持母乳喂养，促使新生儿更好地排出肠内毒素。妈妈尽可能食用营养、清淡饮食，避免食用刺激性食物。

三、新生儿湿疹

婴儿湿疹是婴儿时期常见的一种皮肤病，属于变态反应性（或称为过敏性）疾病，起病大多在生后 1 ~ 3 个月，3 个月以后逐渐减轻，1 ~ 2 岁以后大多数患儿逐渐自愈，一部分患儿延至幼儿或儿童期。多见于头面部，如额部、双颊、头顶部，以后逐渐蔓延至颈、肩、背、臀、四肢，甚至可以泛发全身。初起时为散发或群集的小红丘疹或红斑，逐渐增多，并可见小水疱、黄白色鳞屑及痂皮，可有渗出、糜烂及继发感染。患儿烦躁不安，夜间哭闹，影响睡眠，常到处瘙痒。由于湿疹的病变在表皮，愈后不留瘢痕。新生儿湿疹病因复杂，一般认为与变态反应有一定关系，主要病因是对食入物、吸入物或接触物不耐受或过敏所致。

四、新生儿湿疹日常如何护理？

1. 保持皮肤清洁干爽，给宝宝洗澡的时候，选择中性温和的沐浴露，沐浴结束后立即用纯棉浴巾擦干。宝宝的头发亦要每天清洗，若已经患上脂溢性皮炎，仔细清洗头部便可除去疮痂。如果疮痂已变硬粘住头部，则可先在患处涂上橄榄油，过一会儿再洗。

2. 避免接触过敏源，避免受外界刺激，父母要经常留意宝宝周围的冷热温度及湿度的变化。患接触性皮炎的宝宝，尤其要避免皮肤暴露在冷风或强烈日晒下。夏天，宝宝运动流汗后，应仔细为他抹干汗水；天冷干燥时，应替宝宝搽上防过敏的非油性润肤霜。除了注意天气变化外，父母不要让宝宝穿易刺激皮肤的衣服，如羊毛、丝、尼龙等。

3. 修短指甲，若患上剧痒的异位性皮炎或接触性皮炎，父母要经常修短宝宝的指甲，避免抓挠致破，继发感染。

4. 产妇避免食用具有刺激性食物，同时鱼，虾等食物非常容易产生过敏源，鼓励产妇增加新鲜蔬菜和水果的摄入，接触新生儿前后注意清洁双手。严重的湿疹需要咨询医生后再用药。

（杜静）

第十节　关于宝宝颜值你需要知道的小秘密

随着一声响亮的啼哭声，小丽（化名）在经历了几个小时的阵痛后终于生下了宝宝。她迫不及待要看一眼宝宝长得怎么样，当助产士把宝宝抱给小丽看时，小丽"哇"叫出了声，连忙问道："为什么小家伙长得这么丑！这是我生的吗？"小丽的语气从兴奋期待转为惊讶怀疑。

原来小丽的宝宝是因为刚出生时受到产道挤压，头部变得尖尖的，鼻子扁扁的，头还长长的。助产士："别担心，随着宝宝的发育，头颅会慢慢长圆，一般需要1～2周。但是因为受到产道挤压，肺功能和抵抗力就会好很多哦。"听了助产士小姐姐的话，小丽这才放心下来。

很多宝妈在怀胎十个月的过程中，肯定都无数次的幻想过了宝宝的长相。想象中的宝宝眼睛大大的、皮肤白白嫩嫩的、粉嘟嘟的小嘴巴，光是想想就要萌化人心了。但是现实生活中新生儿的样子跟想象中的样子是有很大差别的。在日常工作中，我们经常会听到亲爸亲妈对自己宝宝的"嫌弃"，这是为什么呢？除了上面的头型情况，笔者还罗列了以下几种症状。

一、胎脂

妊娠 5 个月左右的胎儿皮脂腺能分泌脂性物质——胎脂，以保护皮肤免受羊水浸软。一般在早产的体表最多，足月儿次之，过期产儿最少。出生后胎脂有保护皮肤免受感染和保暖作用，但当皱褶处的胎脂，发出酸酸的味道了，这时可刺激皮肤引起褶烂。故对腋下、腹股沟、颈下等皱褶处积聚较多的乳白色黏稠胎脂要用消毒纱布蘸油或撒粉轻轻地擦去，部分胎脂能被皮肤吸收。

二、粟粒疹

因皮脂腺堆积在鼻尖、鼻翼、颜面部位形成小米粒大小黄白色皮疹，脱皮后自然消失。仔细看宝宝鼻尖和额头那里的白色点点就是的，不是那几个红坨坨哦。就像白色的痱子点在粉嫩的鼻尖和额头上，煞是可爱。宝宝稍微大一点就看不到了。

三、过敏性红斑

多数发生在洗澡之后，部分新生儿对光线、空气或肥皂、毛巾、温度等刺激都会出现红斑，多者可融合成片。面部和躯干四肢都可以有，其中以躯干部较为多见，2 ~ 3 小时候自然消失。但亦有此起彼伏，约一周左右自愈，无须特殊治疗。

四、青记

一些新生儿在背部，臀部，常有蓝绿色色斑，此为特殊色素细胞沉着所致。俗称青记或胎生青痣。多数在 2 ~ 3 岁消退，个别 7 ~ 8 岁时自然消退。

五、新生儿胎毛

宝宝刚出生时，身上会有许多细细的绒毛，这层细细的绒毛叫"胎毛。胎毛通常是在孕晚期形成的。大多数足月的宝宝出生时都有胎毛。胎毛一般会出现在宝宝身体的特定部位，包括背、肩、耳朵和前额。胎毛通常在宝宝出生后的第 1 周就会脱落，但也可能等到几个月后才脱落。所以妈妈们千万别担心哦。

看了这些症状，不得不说，可千万别嫌弃你刚出生的宝宝"丑"，这是新生儿独有的面貌。随着时间，宝宝们的变化会特别大，皮肤会越来越白嫩，眼睛越来越有神，头发也会变得浓密乌黑。从以前的"丑"会变得越来越漂亮。所以在此期间，妈妈们，记得拿起相机将宝宝的一点一滴都记录下来，见证宝宝变美的过程吧！

（吴丽娜）

第十一节 小宝宝的指甲该不该剪？

作为一名产科医护人员，查房时，经常会发现宝宝手指甲抓脸的状况，宝宝的水嘟嘟肥嫩嫩的脸会出现一条条红色的抓痕，严重的还会出现血痕！宝妈宝爸常会心痛不已！但是又碍于家里老人说不可以剪指甲，于是就戴手套或者戴袜子，避免抓脸，但是这个方法不可取，严重影响宝宝感知发育。

新生儿不能剪指甲风俗是没有科学依据的。新生儿的指甲长得特别快，1～2个月大的新生儿指甲以每天 0.1 毫米的速度生长。若手指甲长了若不及时剪短，指甲会藏污纳垢，也可能会因抓破皮肤而引起感染。新生儿的手整天东摸西摸闲不住，易沾细菌，在吸吮自己的手指时，易把细菌吃进肚子引起腹泻，所以在宝宝成长之后是需要剪指甲的。

一、给小宝宝修剪指甲的最佳时机

0～1岁：建议在宝宝熟睡时进行修剪。因为熟睡中的宝宝对外界敏感度大大降低，妈妈就可以放心进行修剪工作了。

1～2岁：熟睡后当然还是一个好时机，但这个阶段的宝宝睡眠时间逐渐减少，妈妈也可以尝试在他喝奶或做安静游戏时给他修剪。

2～3岁：这个阶段的宝宝已经能领会大人的意图了。妈妈不妨明确告诉他剪指甲的目的，并要求他配合，在剪完后给予鼓励和表扬。当然也要注意：尽量不要剪伤宝宝或在宝宝情绪不佳时强行剪指甲，以免他对剪指甲产生反感或抵触情绪。

二、给小宝宝修剪指甲的方法

将宝宝放在床上平躺着，妈妈支靠在床边，握住宝宝的小手（注意要在宝宝小手的相同方向）。分开宝宝的五指，捏住要剪的手指，最好不要一整排手指同时抓住一起剪，这样比较不容易控制，如果宝宝反抗的话，就会比较容易伤害到宝宝。

先剪中间再修两头，控制好要修剪的长度，指甲两侧的角不能剪得太深，否则长出来的指甲容易嵌入软组织内，成为"嵌甲"。嵌甲会损伤指甲周围的皮肤，造成皮下组织的化脓性感染，引发甲沟炎或其他炎症。

对于指甲缝里面的污垢，千万不能用指甲剪或者其他硬物直接挑出来，应该在剪完指甲后再清洗。剪完指甲后，要将指甲修一下，不要有尖角留着，因为宝宝比较喜欢抓来抓去，容易抓伤自己。发现宝宝手上有肉刺的时候，千万不要用手强行拔除，以免拉扯伤害皮肤组织。应该用剪刀在肉刺的根部剪掉，尽可能剪得干净点。

三、小宝宝剪指甲需要注意什么？

一般不建议给 1 个月以内的宝贝修剪指甲，因为此时宝贝的指甲还没有完全成形。但是如果宝宝的指甲特别的长，或者特别坚硬就毋庸置疑的修剪！

建议在宝贝熟睡时或者情绪稳定时修剪，因为这个时候宝贝对外界刺激的敏感度比较低。为了宝贝的安全起见，建议家长使用儿童专用指甲剪给宝贝修剪。一周 1～2 次即可，别忘了脚指甲也要剪哦。

（吴丽娜）

第十二节 新生儿酷刑——挤奶头，家长们千万别害了孩子！

作为产科工作者，我们经常会被一些新生儿家长问道：

"医生，我家宝宝需要挤乳头吗?"

"听说乳头不挤出，长大后奶头容易凹陷，影响她以后喂奶的，是这样吗？"

"男宝宝不挤乳头，以后乳房会长得很大吗？"

每次听到这样的问题，心里真的为这些宝宝着急，或许还有更多宝宝的小乳房正在接受着酷刑——挤奶头，笔者今天要告诉你，这种行为没有任何科学依据和益处，应该摒弃。

一、初生宝宝的乳房为什么会出现肿大呢？

这是胎儿在出生前通过胎盘得到母体给予的相应激素所造成的。例如从母体中得到的黄体酮，能刺激新生儿乳房增大充盈；泌乳素可促进新生儿乳房泌乳。妈妈怀孕时雌性激素水平升高，胎儿体内雌激素水平也相应升高，孕激素受到抑制，随着脐带的剪断，新生儿从妈妈体内获得的雌激素慢慢降低，对新生儿体内的孕激素作用减弱，就会出现新生儿乳房肿大及泌乳等现象。但这种现象大多2周或再长一些时间后能自行消退。

其实，大部分新生儿都会有乳头凹陷的情况，这都是正常的，随着宝宝的生长发育，就会慢慢恢复正常，只有少部分宝宝在长大后依然内陷。但是新生儿时期挤乳头不能预防也不能治疗乳头凹陷，反而会带来一些严重的后果。

二、新生儿挤捏乳头会带来什么危害？

新生儿出生以后，从子宫内被"保护"的生活环境到外界"自我成长"的复杂环境中，其免疫球蛋白低下，白细胞的吞噬能力差以及其他免疫功能也相对不足，对细菌的抵抗能力非常低。此时家长如果徒手挤压宝宝的乳房，细菌很容易从乳头挤压破损处进入体内，引起化脓性乳腺炎，严重时还能引起败血症。因此，千万不要盲目挤压宝宝的乳房。如果宝宝乳房肿大、泌乳的同时伴有乳房处皮肤发红、肿胀，触之孩子哭闹不安，考虑乳腺炎，应该及时到医院就诊。

现有的科学证据证明，给新生儿挤乳头这种做法，是无法改变未来的乳房形状和乳头内陷等情况的。因为乳房的形态、大小等是跟我们的基因、后天的营养状况等因素相关的，而和新生儿时期给予的外在暴力，是没有相关性的。所以挤乳头无法改变乳头形状，反而可能影响乳腺正常发育甚至不发育。

妈妈们平时要注意对宝宝乳房的呵护，平时多注意宝宝清洁，在给宝宝清洗乳房部位的时候，用毛巾或手轻柔清洗宝宝的乳房，以免伤到宝宝娇嫩的皮肤；注意保持乳头干燥，最好给宝宝穿干净的棉质衣服。希望每位妈妈能给予宝宝最科学的呵护，愿每位宝宝都能健康快乐地成长。

（王琴）

第十三节　说说关于"新生儿低血糖"的那些事

说起"血糖"，大家首先会联想到的是"糖尿病"。的确，糖尿病患者需要监测血糖已为大众所理解和接受。但是在产科临床工作中，对新生儿的血糖监测，家属更多的是心疼自己的宝宝需要隔几个小时扎针测血糖这件事，因此会有很多不理解、不配合的现象。我想这主要是由于家长们缺乏对新生儿低血糖相关知识的了解，不明白监测血糖的意义。因此我们就来说说"新生儿低血糖"的那些事。

一、什么是新生儿低血糖？

1. 诊断标准：< 2.2 mmol/L。
2. 干预界限：< 2.6 mmol/L。

新生儿低血糖是新生儿的血糖低于所需要的血糖浓度，宝宝出生后会动员肝脏储存的葡萄糖分解糖原和启动糖异生来维持正常的血糖水平。但部分新生儿由于不能适应宫外生活，对血糖不能适当调节，可发生暂时性或严重低血糖。健康足月低血糖的发生率1% ～ 5%，早产儿和小于胎龄儿的发生率为15% ～ 25%。

二、新生儿低血糖高危因素

1. 早产儿。
2. 足月小样儿、巨大儿。
3. 母亲患有糖尿病。
4. 围产期缺氧。

5. 羊水污染史。

6. 新生儿溶血、换血。

7. 败血症、低体温。

8. 胰岛细胞发育不良。

三、新生儿低血糖的危害

持续的低血糖可造成新生儿脑细胞能量代谢障碍、脑细胞肿胀、软化、坏死，使中枢神经系统出现不可逆的损伤，进来带来婴幼儿远期社会认知不良、智能、运动发育障碍、脑瘫等严重后果，如果延误治疗，甚至可造成新生儿死亡。低血糖持续时间越长，脑损伤程度就越重。

四、新生儿低血糖有哪些表现？

大多数低血糖新生儿缺乏典型的临床症状，根据低血糖程度的不同，临床表现也有所不同。有症状者主要表现为：反应差、低体温、阵发性发绀、震颤、眼球不正常转动、惊厥、呼吸暂停、嗜睡、拒食，亦有多汗、苍白及肌张力低下等，随着葡萄糖供给及血糖水平的恢复，上述症状可迅速逆转。然而严重持久的低血糖可引发全身急性反应与神经系统障碍，造成永久性脑损伤，进而导致不同程度的神经系统后遗症。

五、新生儿低血糖的预防

1. 在产前及产程中孕妈妈最好吃一些含热量较高的食物，既可以补充自己体能，也可以输送给宝宝更多营养成分（如果妈妈在怀孕前或怀孕过程中任何时段发现血糖高，请及时就诊）。

2. 存在高危因素的新生儿进行血糖监测。

3. 早吸吮，注意母乳喂养频率，在新生儿出生后的 24 小时内应喂养 10 ~ 12 次。

4. 注意保暖。

5. 鼓励与母亲的亲密接触：有助于维持新生儿正常体温和降低能量消耗。

新生儿低血糖没有典型的症状，往往容易被忽视，对于有高危因素的宝宝，宝爸宝妈们平时应该多注意观察，以便能及时发现异常，及时治疗干预。

（许亚芳）

第十四节　新生儿卡介苗接种相关知识

"护士，我家宝宝的左手臂有个脓疱，要怎么办，是要去外科看看吗？"严妈妈抱着孩子在病区走廊急促地向护士站走去并焦虑地问道。

"不要紧张，让我看看。"护士看后对严妈妈解释："这个是出生后接种卡介苗出现的正常反应，脓疱会自行吸收，不要把它刺破。"

今天笔者给大家来普及一下新生儿接种卡介苗的相关知识。

一、为什么新生儿要接种卡介苗？

结核病是由结核杆菌引起的人畜共患的慢性传染病，在各种组织器官中形成结核结节和干酪样坏死灶，是一种蔓延于世界各地的常见病、多发病。结核病对人类的危害已有数千年的历史。自20世纪50年代以后，全世界结核病的流行有明显下降，除归功于结核病的化学药物应用外，卡介苗的预防接种也起到了很大的作用。

作用：卡介苗（BCG Vaccine）是由减毒牛型结核杆菌悬浮液制成的活菌苗，具有增强巨噬细胞活性、活化T淋巴细胞、增强机体细胞免疫的功能，可以使机体产生细胞免疫应答，用于预防儿童粟粒性肺结核和小儿结核性脑膜炎。

卡介苗属于国家免疫规划疫苗，由政府统一采购，免费接种。卡介苗是每一个健康的新生儿必须接种的疫苗，一般在新生儿出生后24小时内进行接种。

二、新生儿出生24小时内都可以接种卡介苗吗？

卡介苗接种也有禁忌证，有下列情况之一者不能接种：

1. 低体重儿（体重 < 2500 g）不主张接种，体重恢复正常后补种。

2. 已知对该疫苗的任何成分过敏者。

3. 患急性疾病、免疫缺陷、免疫功能低下或正在接受免疫抑制治疗者。

4. 患脑病、未控制的癫痫和其他进行性神经系统疾病者。

5. 有下列情况之一者谨慎接种：家庭和个人有惊厥史者、患慢性疾病者、有癫痫病史者、过敏体质者、哺乳期妇女。

三、接种卡介苗后要注意些什么?

接种后建议宝宝穿柔软宽松的内衣,注意保持接种部位的清洁。

四、接种卡介苗后会有哪些"正常"反应?

接种卡介苗后,接种局部有与自然感染同样的病理变化,如充血、浆液性渗出和细胞浸润,以后发生坏死和液化。接种后接种局部皮肤及局部淋巴结发生反应是正常现象,正常反应的程度与接种方法及个体差异都有密切关系。

皮内接种后,在接种处皮肤略有红肿,可隆起一凸痕,约半小时后便可消失,此为非特异性反应。2 ~ 3 周后出现特异性反应,局部发生红肿的丘疹状浸润硬块,逐渐软化形成白色脓疱,可自行破溃并结痂,2 ~ 3 个月后大部分可愈合,痂脱落后局部留下永久性凹陷的疤痕,俗称"卡疤"或"卡痕"。

五、出现脓疱后应该怎么处理?

很多的妈妈会像严妈妈一样发现孩子的左手臂出现脓疱,都很担心。

如果宝宝的脓疱已经形成,那么接种的目的也就基本达到了,脓疱不要刺破,不用消毒处理,会自行破溃并结痂。也不要经常用手去触摸。

给新生儿勤剪指甲,勤换内衣,保持接种部位清洁,避免其他细菌感染。局部反应不能热敷。

即使你不小心把脓肿弄破了,对接种效果也没有什么影响。但需要注意破损处的卫生,保持干燥防止感染。

六、没有卡疤是不是接种不成功?

不是的!卡疤率不等于接种成功率。卡介苗接种后并非每个人都会留下卡疤。

据北京结核病中心对 318 名新生儿时期接种过卡介苗婴儿的观察,在接种卡介苗3 个月时经 PDD 试验全部阳性,但在接种后第 3 年观察,接种局部发现无卡疤的有 19人(6%);瘢痕直径为 1 ~ 2 mm、瘢痕无法辨认的有 22 人(7%)。

只要有明确的卡介苗接种史,不管有没有卡疤,都不需要再补种卡介苗。

七、卡介苗的异常反应有哪些?

凡接种局部溃疡直径 > 10 mm 或 ≥ 12 周不愈者,或者腋下淋巴结肿大 ≥ 10 mm 者,甚至出现化脓、破溃者,均为接种卡介苗的局部异常反应。

严重罕见的全身异常反应有卡介苗骨髓炎和播散性卡介苗菌感染。

此外,接种卡介苗后还有发生过敏性皮疹、过敏性紫癜等的报道。接种卡介苗后的异常反应是极罕见的。

八、接种过卡介苗就不会得结核病了吗?

随着卡介苗的广泛应用,有效形成了人群免疫屏障,从而降低了结核性脑膜炎和播散性结核病的发病率和死亡率,但是因为个体差异,并不是所有人接种后都会成功;另外即使接种成功,随着时间的推移,免疫力也会下降,在抵御反复大量毒性强的结核杆菌感染时仍有可能发病。因此婴儿即使接种了卡介苗,也不能认为一劳永逸,还应尽量避免与有传染性的结核患者接触。

(吴丽娜)

第十五节　新生儿黄疸怎么办?

产科是一个迎接新生命的地方,每天都有很多新生儿呱呱坠地,但也总有些烦恼常常伴随,其中常见的一个当属新生儿黄疸。

一、什么是新生儿黄疸

新生儿黄疸(neonatal jaundice),是未满月(出生 28 天内)新生儿的黄疸,是指新生儿时期,由于胆红素代谢异常,引起血中胆红素水平升高,而出现以皮肤、黏膜及巩膜黄染为特征的病症,是新生儿中最常见的临床问题。分为生理性黄疸和病理性黄疸。

二、新生儿黄疸的分类

临床上最常用的有两种分类方法：

1. 根据引起黄疸的原因　生理性黄疸（新生儿发育过程中的一种正常现象，其胆红素升高是一过性的、暂时的，往往可以自行消失）。

病理性黄疸（其中包括各类病理性因素引起的黄疸，如母乳性黄疸、新生儿 ABO 溶血等）。

2. 根据血中胆红素水平的升高程度　重度高胆红素血症（TSB 峰值＞ 342 μmol/L，即 20 mg/dL）。

极重度高胆红素血症（TSB ＞ 427 μmol/L，即 25 mg/dL）。

危险性高胆红素血症（TSB ＞ 510 μ/L，即 30 mg/dL），除此以外的归属于轻、中度。

注：TSB 指「血清总胆红素值」。

三、新生儿黄疸诊断检查

1. 血清总胆红素值：是诊断高胆红素血症的金标准（即能最直观、最准确的能够体现血液中胆红素值水平的检查），是直接胆红素（结合胆红素）与间接胆红素的总和。

2. 经皮胆红素值：为无创性检查，用黄疸仪照一下皮肤就能测得。

四、生理性黄疸与病理性黄疸的区别

生理性黄疸一般在生后 2 ~ 3 天开始出现，4 ~ 6 天达到高峰（经皮胆红素值 ≤ 12.9 mg/dL），持续 7 ~ 10 天可消退；

病理性黄疸则可能出现更早（生后 24 小时内），更快（每天上升幅度超过 5 mg/dL），更高（足月儿大于 12.9 mg/dL，早产儿大于 15 mg/dL），以及更加持久（黄疸持续时间往往超过 2 ~ 4 周，甚至长期不退）。

当然，以上的标准也不是一成不变的，如早产儿的生理性黄疸也可能比正常足月儿来得更早、更高、更持久。

对于正常足月儿，生理性黄疸的确不需要特殊的治疗，大多可自行消退。

但生理性黄疸是一个排他性诊断，在排除其他病理性因素之前，永远不能明确一定是生理性，所以仍需要密切监测新生儿黄疸值的变化情况，一旦超出了正常值，最好还是到医院就诊，完善相关检查以排除病理性因素。

若确诊为病理性黄疸，应积极干预治疗，以免病情恶化。

（罗清清）

第十六节 新生儿"日光浴"能退黄疸吗？

妈妈们十月怀胎迎来全新的小生命，心中甚是欢喜，但为宝宝出现的新生儿黄疸担忧已成为一个普遍的现象。有些宝妈们听说晒太阳能退黄疸，于是在病房里常常会看到宝宝在窗边进行"日光浴"的场景。

一、晒太阳真的能退黄疸吗？

1958 年英国的 Cremer 提出太阳光可以将不溶于水的胆红素转变成溶于水的光红素，通过尿液排出，有退黄的作用，称为光疗。光疗的效果与光源、暴露的面积和距离有关。视觉光谱中蓝光和绿光效果最佳，能让胆红素的转换效率达到最高，太阳光中也有这些成分。所以晒太阳能够帮助退黄在理论上是成立的。

二、虽然理论上站得住脚了，但实际操作可行吗？

首先来看看晒太阳的效果如何。太阳光是"七色光"，其中的蓝色或绿色光成分（辐射量）并不高，而且不暴露足够长的时间和足够大的面积，如全身皮肤暴露，其实是没有实质性的效果。要知道，医用的蓝光箱治疗时，婴儿几乎全裸（除了眼部和会阴遮盖），灯管距离婴儿为 40 cm 左右，而且光照的时间一般超过 24 小时；然后宝宝是在保温设备的保护下，与此同时还采取了必要手段预防光疗带来的副作用，例如及时补液预防脱水。

所以，通过"日光浴"来退黄，并非想象中那么简单美好。晒太阳能帮助退黄是不假，但是效果却很有限。因为光源的质量你不可控，光源的距离你也不可控，你还不敢把宝宝脱光光长时间的接受太阳的洗礼，所以想要通过晒太阳来治黄疸收效甚微。

三、新生儿晒太阳的坏处

1.**晒伤**　大量的研究证实了晒太阳与皮肤癌的关系，位于热带和澳大利亚的一些地区，皮肤癌的发生率会增高。20世纪70年代，人们发现了太阳光线暴露的强度与皮肤癌和其他一些皮肤病的关系，到20世纪90年代，证实了紫外线导致皮肤癌的机制。美国也曾经做过儿童皮肤癌的调查，发现男孩的发生率为3.4%，女孩为3.9%，与太阳光的累计暴露量有关。那么婴儿呢？有人会说婴儿又不会发生皮肤癌。是的，婴儿期的确不会发生，但婴儿的皮肤薄，且没有自主避光的能力，紫外线的暴露会比我们想象的严重，即使不是十分强烈的阳光，也容易造成晒伤。

2.**受凉**　晒太阳，需要身体尽可能地暴露，穿着衣服仅晒脸效果很有限，然而新生儿对温度要求极高，所以晒太阳的时候容易造成新生儿受凉，尤其是在寒冷的秋冬季节。

新生儿黄疸分为生理性黄疸和病理性黄疸。生理性黄疸为一种正常的生理现象，其高峰期为出生后第4、第5天左右，随后逐渐下降。对于生理性黄疸父母无须过分担心，更没必要过分干预，只要加强喂养，让宝宝多吃多拉，自然会慢慢好转。如果是病理性黄疸，父母应当给予一定重视，遵医嘱及时接受治疗。

AAP建议：

1.六个月内的婴儿不应该直接暴露在太阳光下。

2.婴儿外出时，衣着要覆盖全身，包括四肢，要戴帽。衣着要凉爽透气舒适，最好是棉质。

3.衣物要致密，不能采用编织较松的材料。判断的方法是，拿起衣物不透光。

4.上午十点到下午四点太阳光最强。

5.戴太阳眼镜。

6.使用防晒霜；6个月以内的婴儿尽量用衣物遮光，对不能覆盖的区域如面部、颈部和手部可以涂抹防晒霜；6个月以上的婴儿可以全身涂抹防晒霜，但要避开眼睛。

（许亚芳）

第十七节　宝宝哭闹不止，可能是"肠痉挛"惹的祸

　　婴儿的第一声啼哭宣告着一个新生命的诞生。这声啼哭带来的是激动、是欢欣、更是幸福。可所谓养儿不易，新手妈妈们随即会因为宝宝的各种"啼哭"而困扰，不知所措。宝宝饿了会哭；尿了、拉了会哭；需要安抚时也会哭，但是如果宝宝在没有任何征兆的情况下突然出现剧烈的哭闹，难以安抚，那妈妈们就要留心了，宝宝可能发生了肠痉挛。

一、什么是肠痉挛？

　　肠痉挛是指新生儿阶段所出现的以腹痛、哭闹不安为主要表现的一种病症，主要是由于肠壁平滑肌阵发性的强烈收缩而引起的阵发性腹痛，是儿童的常见疾病，尤其在婴儿期更为常见，通常从 2 ~ 4 周开始，90% 的宝宝到 4 个月左右都会好转。

二、肠痉挛怎么判断？

　　小婴儿在肠痉挛发作时，主要表现为：

1. 持续难以安抚的哭闹，喂奶也不总能让宝宝安静下来。

2. 阵发性哭闹不安。

3. 尤其在傍晚或晚上发作较多。

4. 哭闹同时面颊潮红、腹部胀满紧张、双手握拳、双脚向上蜷起或不停蹬腿。

5. 非疼痛期的婴儿精神状态良好，可以正常进食。

6. 可因婴儿排气或排便而终止。

三、为什么会发生肠痉挛？

　　婴儿由于神经系统对肠蠕动调节功能不稳定，副交感神经易兴奋，导致蠕动过强，发生肠痉挛。发生肠痉挛的诱因有许多，如机体对食物不耐受；寒冷受凉；喂养不当等；小婴儿多数是牛奶蛋白过敏而引起的。

四、发生肠痉挛该如何应对?

1. 喂奶后及时给宝宝拍嗝。

2. 按摩 如果宝宝只是一般哭吵，可以先通过给宝宝取暖、排气，将双手搓热，以肚脐为中心按顺时针方向轻轻按摩宝宝的腹部，有助于肠道内气体排出。

3. 变换睡姿 可让宝宝侧卧位或让宝宝趴在腿上，按摩背部，"飞机抱"是一种颇为有限的缓解肠痉挛的抱姿。

4. 襁褓作用 可用小被子将宝宝轻轻包裹起来，这样不仅保暖还能给予宝宝安全感。

5. 喂养 母乳喂养的母亲要避免食用牛奶、奶制品、鱼和蛋等容易导致宝宝过敏和辛辣刺激的食物；人工喂养的宝宝可以选用水解酪蛋白的配方奶。

6. 妈妈们要放轻松，保持乐观，避免紧张、焦虑、烦躁，因为不良情绪是会传染给宝宝的哟。

7. 但如果宝宝起病急、症状比较严重，或不能确定是否为肠痉挛时，应该及时到医院就诊，以免延误治疗。

最后要告诉大家，母乳喂养的孩子发生肠痉挛的频率和程度要比配方喂养的孩子轻很多，所以坚持母乳喂养是预防婴儿肠痉挛很好的方法。

（许亚芳）

第十八节 宝宝异物窒息别慌乱，学学婴儿版"海姆立克急救法"

近日，开往云南昆明的 G405 次列车上，一名 6 个月的婴儿被食物卡后，据铁路部门称，在列车长和 4 名北京大学医学生的联合施救下，孩子转危为安，孩子的爷爷希望能够找到当时车上参与救治的 4 名北大学生，当面表示感谢。

看了上面的新闻，我们很庆幸，有这几名会急救技能的好心人及时出手施救，挽救了婴儿的生命。我们都会好奇，他们是用了什么技能呢？那就是——"海姆立克急救法"。

"海姆立克急救法"的创始人是一位外科医生——海姆立克，《世界名人录》中称他为"世界上拯救生命最多的人"。此方法是利用肺部残留气体，形成气流冲出异物的急救方法。一般情况下主要用于解除异物阻塞呼吸道的急救方法。今天我们就来讲讲婴儿版的"海姆立克急救法"。

宝宝，总是喜欢用嘴去探索世界，但是他们并不知道那些东西是安全的，有些小物件如果卡在了喉咙里，这个时候家长要赶紧采取行动，避免长时间卡喉导致窒息。因此，父母掌握"海姆立克法"是非常必要的。正所谓家长多上心，才能少伤心。

一、如何判断宝宝是否发生了气道梗阻？

部分梗阻：咳嗽，喘息、咯咯的呼吸声，发出哮声或无法发出声音。

完全性梗阻：面部、口唇发绀，严重的会意识丧失。

一旦判断宝宝被异物卡喉了，不要用手指抠喉咙，更不要将婴儿双脚抓起倒立拍打背部，要立即实施正确的急救法解除气道梗阻。

二、0～1岁婴儿的海姆立克急救法

1.把婴儿抱起来，一只手捏住孩子颧骨两侧，手臂贴着孩子的前胸，另一只手托住孩子后颈部，让其脸朝下，头部低于胸部，趴在救护人的膝盖上（图3-2）。

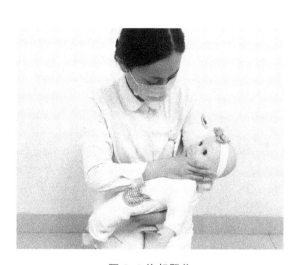

图 3-2 抱起婴儿

2. 用大人的掌根，向前向下拍孩子两肩胛骨中间位置，连续拍击 5 次（图 3-3）。

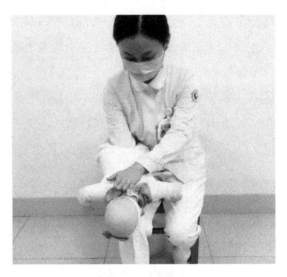

图 3-3　连续拍击

3. 如果上述操作异物没有出来：用手掌固定住孩子枕部，把孩子翻过来，保持头部低于胸部的姿势。用另一只手的食指和中指指腹部位发力，以一秒每次的频率，按压孩子胸骨乳头连线交叉部位 5 次（图 3-4）。

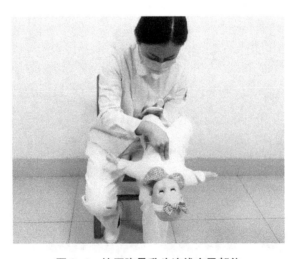

图 3-4　按压胸骨乳头连线交叉部位

4.循环拍背压胸的动作，直到异物排出，孩子发出哭声。

还需要注意：如果孩子失去意识或呼吸暂停，要停止施救，立即进行心肺复苏。危险发生同时拨打120。

（许亚芳）